主编 金义成

小儿推拿精粹

ESSENCE OF PEDIATRIC TUINA

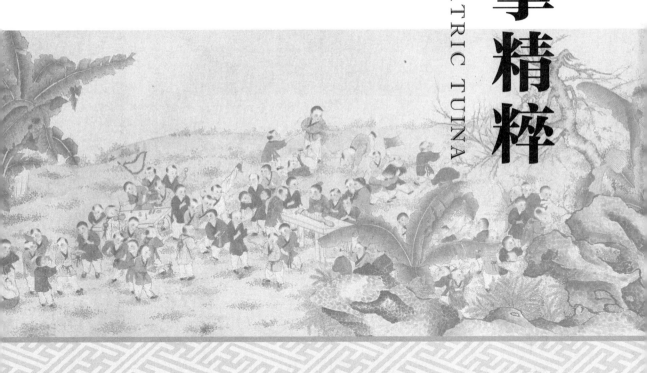

河南科学技术出版社
·郑州·

图书在版编目（CIP）数据

小儿推拿精粹 / 金义成主编. —郑州：河南科学技术出版社，2020.8
ISBN 978-7-5725-0020-6

Ⅰ.①小… Ⅱ.①金… Ⅲ.①小儿疾病—推拿 Ⅳ.①R244.15

中国版本图书馆CIP数据核字（2020）第112548号

出版发行：河南科学技术出版社
　　　　　地址：郑州市郑东新区祥盛街27号　　邮编：450016
　　　　　电话：(0371) 65788613　　　65788628
　　　　　网址：www.hnstp.cn

策划编辑：马艳茹

责任编辑：高　杨

责任校对：王晓红

整体设计：张　伟

责任印制：朱　飞

印　　刷：河南瑞之光印刷股份有限公司

经　　销：全国新华书店

开　　本：787 mm×1 092 mm　1/16　　印张：24.5　　字数：412 千字

版　　次：2020年8月第1版　　2020年8月第1次印刷

定　　价：168.00元

如发现印、装质量问题，影响阅读，请与出版社联系并调换。

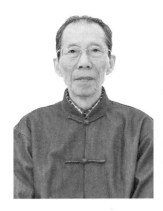

主编简介

金义成，主任医师、教授。海派儿科推拿创始人、丁氏一指禅推拿第四代传人代表。上海中医药大学、上海中医药研究院专家委员会委员，上海中医药大学老教授协会副会长，中国中医药研究促进会中医儿科医师合作共同体工作委员会顾问，中华中医药学会少儿推拿传承发展共同体名誉主席，世界中医药学会联合会小儿推拿专业委员会顾问，中国中医药研究促进会小儿推拿外治分会名誉主任，中国针灸学会小儿推拿专业委员会学术顾问，山西省河东中医少儿推拿学校名誉校长，中国民间中医医药研究开发协会仲景国医推拿分会名誉会长及中医膏摩疗法分会顾问，海派儿科推拿分会会长。曾任上海中医药大学附属中西医结合医院推拿科主任、上海中医药大学小儿推拿研究室主任。

金义成教授学承一指禅推拿、滚法推拿、少林内功推拿及小儿推拿，尤以小儿推拿见长，是全国小儿推拿领域学术带头人。他首次全面系统地整理了中国推拿学的文献、推拿学的历史成就，开创了推拿发展史研究的先河；从庞繁的历史医著中全面搜寻有关药物推拿的药摩方数百首，使得药摩这凝结着祖先智慧的方法在当今得到重视和延续。此外，金义成教授作为上海中医药大学的一名资深教授，在坚持 50 多年推拿一线临床工作的同时，致力于小儿推拿学科的建设和发展，撰写专著 40 余部，编撰、指导拍摄相关教学影片和视频 8 部；还传授了二、三、四代弟子数百人，其中不乏栋梁之材。

在重视继承和临床的基础上，着力创新是金义成教授毕生努力的方向和追求的目标，他不仅对传统中医儿科理论提出新的见解，还在手法的具体应用方面有不少更加切合儿科推拿临床的变通之法。他所创立的海派儿科推拿融汇百家、兼收并蓄。临床应用的穴部也不局限于小儿推拿特定穴，经络及相关穴位同样也是其重要内容；临床应用范围在婴幼儿的基础上扩展至 14 岁儿童，适应证相应地增加了许多，包括小儿内、外、伤、五官科等方面的疾病，体现了"传承、包容、创新"的特征。

小儿推拿精粹

主　编　金义成

编　委　（以姓氏笔画排序）

王广东　王文奕　王雨艳　冯燕华

司梦冉　刘鲲鹏　纪　清　李　强

沈一菁　张　昊　陈志伟　苗成凤

金义成　郑　莉　高校校　康莉娣

蒋诗超　储宇舟　鲁蒲莹　蔡君豪

学术秘书

蒋诗超　司梦冉　蒋诗超

前言

——开卷有益

晋代陶潜在《与子俨等疏》中说："开卷有得，便欣然忘食。"

宋代王辟之《渑水燕谈录》卷六有："太宗日阅《御览》三卷，因事有阙，暇日追补之，尝曰：'开卷有益，朕不以为劳也。'"

书是人类的良师益友，是人类进步的阶梯。读书可以让我们开阔视野，增长知识。我们看的是书，读的却是世界。

想当初，笔者刚学习推拿之时，总觉得有关记载推拿的历史资料甚少，不仅是在中医发展史的书籍中对推拿言之甚少，即便是在推拿教材里也难觅影踪。

为此，便时时留心，尤其是留校任教之后，更加处处在意。久而久之，发现有关推拿的历史文献还真是不少。

诸如，值得我们欣慰的是，前人给我们留下了不少的小儿推拿文献，特别是明清时期的小儿推拿著作。这些著作是前人智慧的结晶，对我们开展小儿推拿医疗、教学、科研工作大有裨益。

再如，在学习中，不仅知道了在甲骨文中有相关按摩的记载，而且得知上古时期已有专门从事按摩工作的人——"付（拊、跗）"。此人治病的效果可人，故而被称为俞（上古无俞姓，俞通愈）拊。对此，《史记·扁鹊仓公列传》有记："臣闻上古之时，医有俞跗，治病不以汤液醴酒，（而以）镵石、挢引、案扤、毒熨，一拨见病之应。"《汉书·艺文志》中除了有《黄帝内经》《黄帝岐伯按摩》之外，还有《泰始黄帝扁鹊俞拊方》二十三卷。

至于有关的推拿文献，很多是散见在中医现存的书籍中，只要不断搜寻，假以时日，还是可以大有收获的。

拙著《小儿推拿》面世之后，深受读者青睐，曾先后7次印发。该书距今已有三十多个年头，在这期间，又不断发现新的历史资料，这些均有赖于"开卷有益"。

前人留下的宝贵遗产，理应为大家所享有，不该秘不示人而私藏。故而在同仁的努力和帮助下，现如今在原《小儿推拿》的基础上，重新整理成《小儿推拿精粹》付梓印行；是书除了包含大量的明清时期小儿推拿著作的文献外，还有当下小儿推拿的相关经验。

我深信《小儿推拿精粹》的出版，将会为小儿推拿事业的进一步发展、薪火相传大有帮助。希冀大家也能"开卷有益"，让我们一起为儿童健康做出新的贡献。

金义成

二○一九年仲夏

目　录

第一篇

常识篇

在小儿推拿学习中，经常会遇到一些问题，是大家所关心和讨论的，且这些问题又是必须掌握和知晓的。因此，本篇将小儿推拿中有关的常识予以一一介绍：首先是小儿推拿的发展历程；其次是大家关于小儿推拿补泻的不同见解，如旋推为补、直推为清，补泻在男女的运用等；再次是介绍小儿推拿介质，如常用的单方（葱姜水、蛤粉）及复方，也就是膏摩方；然后介绍小儿推拿次第，也就是操作顺序，如头面部次第、手部次第等；最后简要谈谈小儿推拿的时间问题。

一、小儿推拿史话

中国是一个历史悠久和具有优秀文化传统的国家，是世界文明古国之一。随着历史演进和时代的发展，中国医药学也在不断地发展和提高，不仅积累了丰富的临床实践经验，还形成了独特的、完整的理论体系，而且中医学的分科也越来越细。小儿推拿学就是在中医推拿学、儿科学的基础上发展和形成的。它在小儿保健、疾病预防和治疗方面起着十分重要的作用。

（一）小儿推拿学形成的基础

按摩是人类最早的医疗方法之一。手不仅是劳动的器官，也是劳动的工具。人们在生产劳动和生活中，遇到损伤和寒冷时，就会很自然地用手去抚摩，经过手的抚摩，觉得疼痛和寒冷减轻或消失，从而认识了抚摩的作用。这些抚摩的方法，为推拿学的形成和发展奠定了基础。

在中国古代文献中，有不少关于医药起源的传说，其中有伏羲制九针的故事。九针中就有用于按摩的"圆针"和"鍉针"。从人类发展史来看，首先应该为手的运用，而后才会使用工具，所以针具的产生也和最早的推拿方法有关。

早在公元前14世纪，关于推拿和儿科的知识已有文字记载。在从商代殷墟出土的甲骨文卜辞中就有专指推拿和儿科的记述［见图1–1（2）］。例如，"付、拊、跗）"字，就是像用手抚摩腹部之形；""""（殷）字［见图1–1（1）（2）］，是后世医字的初文和本字的一种，像人病卧于床，用工具按摩其腹；""［见图1–1（3）］（疛）像人仰卧于床，用手抚摩腹部。卜辞中还有小儿常见病龋齿的"龋"字等。

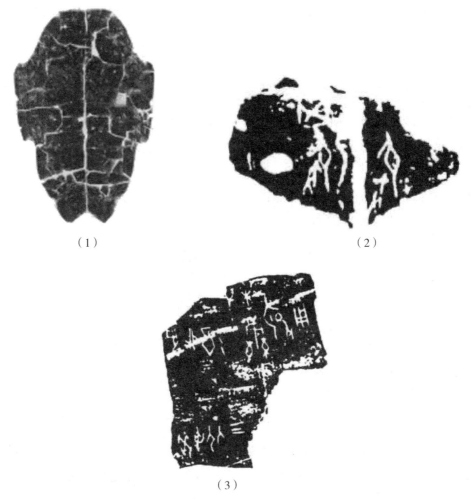

（1）

（2）

（3）

图1-1　甲骨文拓片

　　战国时期名医扁鹊曾经用按摩、针砭、汤液、热熨、药物等综合疗法治愈了赵太子（一说为虢太子）的危险病候。扁鹊博学多能，时而为"带下医"，时而为"耳目痹医"，时而又为"小儿医"。从马王堆三号汉墓中出土的秦汉以前的有关医学文献的帛书《五十二病方》中，不仅有"婴儿索痉""婴儿病痫"的记载，还有推拿治疗"婴儿瘛"和"癫"的记载。

　　《黄帝内经》（以下简称《内经》）是我国现存最早的医学经典，成书约在战国末期，其中不仅有许多按摩的记载，也有不少关于儿科方面的记述。

　　如《素问·异法方宜论》：中央者，其地平以湿，天地所以生万物也众，其民食杂而不劳，故其病多痿、厥、寒、热，其治宜导引按跷，故导引按跷者，亦从中央出也。《素问·血气形志论》：形数惊恐，经络不通，病生于不仁，治之以按摩醪药。《素问·举痛论》：寒气客于肠胃之间，膜原之下，血不得散，小络急引，故痛。按之则血气散，故按之痛止。

又如《灵枢·卫气失常篇》：十八岁已上为少，六岁已上为小。《灵枢·逆顺肥瘦篇》：婴儿者，其肉脆血少气弱。《内经》中不仅对儿科范围的划分和体质特点做了描述，还对小儿生长发育的过程有了论述。如《素问·上古天真论》指出"女子七岁，肾气盛，齿更发长"及"丈夫八岁，肾气实，发长齿更"。

总之，《内经》作为一部最早的中医学经典，为中医各科提出了理论的指导。

《汉书·艺文志》中不仅载有《黄帝岐伯按摩》十卷，还有《泰始黄帝扁鹊俞拊方》二十三卷、《妇人婴儿方》十九卷。

据《史记·扁鹊仓公列传》记载："臣闻上古之时，医有俞跗，治病不以汤液醴酒，（而以）镵石、挢引、案扤、毒熨，一拨见病之应。"西汉名医淳于意曾以"下气汤"治婴儿"气鬲病"。《三国志·华佗传》中华佗用"四物女宛丸"治小儿"下利病"。

东汉张仲景创造性地提出了包括理法方药在内的辨证论治的理论体系，他所创的治伤寒方113首、治杂病方216首，被临床各科广泛沿用至今。在《金匮要略》中，他指出"膏摩"是古之方法，具有"勿令九窍闭塞"的功效。还首次记述了用人工呼吸和胸外心脏按摩的方法救治自缢死的病人。

两晋南北朝时，保健按摩时尚，在当时的一些著名养生论著中有不少保健按摩的内容。儿科著作里也出现不少，如王末钞的《小儿用药本草》二卷、《杂汤丸散酒煎薄贴膏汤妇人少小方》九卷、徐叔响《疗少小百病杂方》三十七卷、《范氏疗小儿药方》一卷等。

葛洪在《肘后备急方》中最早记述了危害小儿最大的"天行发斑疮"（天花）的典型症状和流行特点。值得提出的是，他在书中所记述的用指甲掐刺人中"救卒中恶死"的方法，以及用拈脊和颠簸法"治卒腹痛"的方法，也是现今小儿推拿临床所常用的行之有效的方法。

据《隋书·经籍志》所载，南朝时期已设有小儿科。当时设有"太医署"，《隋书·百官志》记载当时的太医署中有对学员进行教学的按摩博士。唐代的太医署中有按摩博士、按摩师、按摩工、按摩生等职别。《唐六典》中说按摩科学生由按摩博士负责教授"消息引导之法，以除人八疾，一曰风、二曰寒、三曰暑、四曰湿、五曰饥、六曰饱、七曰劳、八曰逸，凡人支节脏腑积而疾生，宜导而宣之，使内疾不留、外邪不入。若损伤折跌者，以法正之"。由此可见，当时的推拿科不仅是高等学府中的科目，而且主治范围广泛，其治疗手段除推拿外，还包括导引。

隋唐时期，各专业的学制不尽相同，如体疗（内科）为7年，疮肿（外科）、少小（小儿科）各为5年，耳目口齿为4年，角法（拔火罐）为3年。

在隋唐时期，许多医学著作中记载有按摩、儿科方面的知识。

隋代巢元方《诸病源候论》五十卷，分67门，1 720论，几乎每卷之末都有按摩导引的方法。其中专论小儿诸病的六卷，计252候，对小儿诸病的认识和证候的描述都较详细。

孙思邈撰写《千金要方》和《千金翼方》各三十卷。《千金要方》中有"少小婴孺方"，载有儿科方320首，《千金翼方》中有养小儿、小儿杂病等。并有不少用于小儿的膏摩方，如"治逆生方""除热丹参赤膏方""治少小腹胀痛方""治小儿重舌方""治小儿鼻塞不通及涕出方"，还有用葱管击打法治小儿初生不啼的方法。

王焘的《外台秘要》中第三十五、第三十六两卷为"小儿诸疾"专卷，载儿科用方400首之多。

另据《诸病源候论》卷四十五中记载："中古有巫方，立小儿《颅囟经》，以占夭寿，判疾病死生，世所相传，始有小儿方焉。"但经考证，我国第一部儿科专著《颅囟经》，可能出于唐末宋初，该书中提出了小儿为"纯阳"之体的观点，论述了小儿脉法，以及关于小儿惊、疳、癫、痫、痢的证治。

唐代王超在《水镜图诀》中记述的小儿指纹诊法，是最早的验指纹法，为小儿病诊断法的一种。

宋代，儿科从少小科改称为小方脉科，已成为一个专科。《元丰备对》："太医局九科学生额三百人，大方脉一百二十人，风科八十人，小方脉二十人……"宋代医学教育规定"所习……小方脉《难经》一部、《巢氏病源》六卷、《太平圣惠方》十二卷"。而且在当时"诸医生每三人内，置小方脉一名。只有二人，亦置一名"。由上可见，中医儿科学的独立发展虽然始于晋唐却盛于宋。两宋时期，儿科专著日益增多，儿科学理论体系渐臻完善。《太平圣惠方》对天花和麻疹的发病病机做了初步分析，该书中指出："腑热生于细疹，脏热生于痘疮。"约在公元10世纪时，四川峨眉山人发明了用鼻吹痘苗法预防天花的方法。北宋名医钱乙总结出小儿面部望诊的"面上证""目内证"。对急、慢惊风有较详的论述，并明确区别惊和痫。对小儿的生理病理均有独到的认识，他认为胎儿在母腹中时是"五脏六腑，成而未全"，出生之后是"脏腑柔弱""全而未壮"，而且小儿得病之后，具有"易虚易实，易寒易热"的特点。钱乙在临床上，明"五脏所主"，创立了五脏证治法则，总结了一套五脏辨证的方法。由于钱乙在儿科方面的显著成就，故而被后人尊称为"儿科之圣"。留传下来的宋代儿科名著有《小儿药证直诀》《小儿卫生总微论方》《小儿病源方论》《幼幼新书》等。当时的医学巨著《圣济总录》中有"小儿门"，共十六卷。

按摩在宋代，虽未列入医学分科，但有关论述并不少见。在《太平圣惠方》《圣济总录》中均有很多膏摩方，《圣济总录》中还对按摩做了专门的论述。小儿推拿在民间应用也较多，苏轼在《苏沈良方》中记有河北赵郡一老翁用掐法治脐风时说，"此翁平生手救千余儿""应手皆效"。

中国医药学在金元时期又掀起了一个百家争鸣的高潮，当时名医辈出，各家专长对儿科的发展具有积极的意义。如寒凉派代表刘河间在《宣明论方·儿科论》中说："大概小儿病者纯阳，热多冷少也。"善于攻下的张子和提出："养生当论食补，治病当论药攻。"擅用温补的李东垣，他的"脾胃学说"在儿科中应用很多。滋阴派的朱丹溪首创"阳常有余，阴常不足"之说，认为"乳下小儿常湿热多""小儿食积、痰热、伤乳为病，大概肝与脾病多""小儿易怒，故肝病最多。肝只是有余，肾只是不足"。这些医家的学术思想，都对儿科理论的丰富起了重要的作用。还要说明的是，当时曾世荣所著的《活幼新书》不仅有利于启蒙学者，并能大致反映出金元时期儿科学的概况。

（二）小儿推拿学的形成和发展

从前面的内容可以得知，按摩学盛于隋唐，儿科学盛于宋。正是按摩学和儿科学的成熟，为小儿推拿学的形成奠定了坚实的基础。中医按摩，从明代开始又称为推拿。

明代小儿推拿的著作有《太乙仙传小儿推拿法》《医门秘旨》《补要袖珍小儿方论》《保幼全书》《万育仙书》《按摩经》等。《太乙仙传小儿推拿法》末页印有"万历新春之吉出，林刘氏乔山梓行"，万历新春应为1573年。《医门秘旨》（1576年）卷之十一有"推拿掌法图"。《按摩经》又称《小儿按摩经》，被收在杨继洲编著的《针灸大成》（1601年）之内。《按摩经》为四明陈氏所编著。陈氏依据中医传统理论，提出治病当"视病之虚实，虚则补其母，实则泻其子"。并认为"小儿之疾，并无七情所干，不在肝经，即在脾经；不在脾经，即在肝经。其疾多在肝、脾两脏"。在诊法上，陈氏指出当"先观形色，切脉次之"。还强调了验指纹的方法。在辨证上，提出要"先别五脏，各有所主，次探表里虚实之由"。对小儿推拿穴位，除日常通用的经络穴位之外，记载了数十个特定穴位。小儿推拿手法有数十种，除掐、揉、按穴之法外，还有推、运、搓、摇、摩等，并有复式操作法18种。对于小儿推拿，陈氏认为是"以手代针之神术也，亦分补泻"。此外，对于小儿初生调护也论之甚全。总之，陈氏在其著作中对小儿推拿从诊法、辨证、穴位、手法、治疗方法做了全面系统而简明的论述，对后世小儿推拿的发展起了十分重要的作用。

明代另一本小儿推拿专著《小儿推拿方脉活婴秘旨全书》（1604年），系太医龚廷贤所著，是流传最早的单行本。龚廷贤，字子才，号云林山人，又号悟真子，江西金溪人。其书分为3卷，其书崇钱乙的学术思想，对小儿蒸变、病因病机、推拿穴位、手法、治疗方法均有阐述。特别是对小儿推拿十二手法（复式操作法）论之甚详。该书曾被曹炳章先生誉为"推拿最善之本"。他还著有《种杏仙方》《本草炮制药性赋定衡》《鲁府禁方》《复明眼方外科神验全书》《万病回春》《云林神彀》《寿世保元》等。

1605年，周于蕃编著的《小儿推拿秘诀》出版。周于蕃，蒲圻（今湖北赤壁市）人。其著先后4次刻行，对后世影响很大。清代张振鋆在其所编著的《厘正按摩要术》中引用甚多。其书除记载诊法、推拿手法、穴位等之外，尚有推拿汗吐下说、节饮食说、字法解。

还应指出的是，明代除上面提到的3本小儿推拿专著之外，更早将小儿推拿作为专门论述的有《补要袖珍小儿方论》。《袖珍小儿方》（1413年），原为徐用宣辑明以前小儿诸家验方，分72门，方共624首，各证齐备。至1574年又经庄应祺加以增补为《补要袖珍小儿方论》。卷十中有"秘传看惊掐筋口授手法论""穴道诀·手穴经络图""男左女右图""穴道脚面图""家传秘诀""总穴图、辨证穴法""入门看法秘诀""杂症诀法""消肿方"等。在卷一中有许多诊法歌诀，如"入门候诀""察形色之图""命门部位歌""小儿无疾病歌"。从其以后印行的小儿推拿著作来看，有不少是受其影响的，有些内容和该书大同小异。

明代儿科学又有新的发展，当时的名家大都继承前人的学术思想，并有所发展。如薛己在辨证时，特别重视脾肾及脾肾与各脏之间的关系，他说："凡脾之得病，必先察其肝心二脏之虚实而治之。盖肝者脾之贼，心者脾之母也。"又如另一儿科名医万全，在钱乙"五脏所主"的基础上，提出"肝常有余、脾常不足""心常有余、肺常不足""肾常虚"的观点；并效法东垣，重视调理脾胃，认为"五脏以胃气为本，赖其滋养……如五脏有病，或补或泻，慎勿犯胃气"。

此外，明代儿科学的发展，还见于对小儿痘疹的防治方面。专著有《痘疹金镜录》《痘疹心法》《痘疹慈航》《痘疹心印》等。

清代中医小儿推拿的发展，主要表现在有关著作日益增多和诊疗水平的不断提高。可以说，小儿推拿学始于明而盛于清。

清代小儿推拿专著影响较大的，有熊应雄的《小儿推拿广意》、骆潜菴的《幼科推拿秘书》、夏云集的《保赤推拿法》、张振鋆的《厘正按摩要术》。此外，还有夏鼎的《幼科铁镜》，以及陈复正的《幼幼集成》。而徐崇礼的《推拿三字经》原为抄本，现代经传承和刻印，也广为人知。

熊应雄，字运英，东川（今四川东部）人。他所编辑的《小儿推拿广意》（1676年），由湖北陈世凯（紫山）重订付印，共分上、中、下三卷。上卷首列总论，说明治疗"当分六阴六阳，男左女右，外呼内应""推拿一道，真能操造化夺天功"。次叙各种小儿诊法，并特别强调望、闻二诊的重要性。再是推拿穴位和操作方法，图文并茂。中卷分述20门儿科常见病证及其推拿方法。下卷列举常用方剂180多首。

骆潜菴，字如龙，历阳（今安徽和县）人。著有《幼科推拿秘书》五卷，是书著于1691年，刊于1725年。该书文理通顺且简要，插图清晰。其中除有42种推拿法之外，还有13大手法（复式操作法），并对小儿推拿特定穴位与经络的关系做了初探。

徐崇礼，字谦光，号秩堂公，登州宁海（今山东半岛东部）人。他所编著的《推拿三字经》（1877年），以三字为句，通俗易记。其治疗方法具有取穴少而操作次数多的特点。书前有推拿代汤药的歌赋。

夏云集，字英白，号祥宇，新息（今河南息县）人。他著的《保赤推拿法》

（1885年）简要实用，虽然仅有86种推拿方法，但对后世有一定的影响。如《推拿抉微》《增图考释推拿法》就是以此书为蓝本而编写的。

张振鋆，原名筱衫、醴泉，号惕厉子，宝应（今江苏宝应）人。著有《厘正按摩要术》（1888年）四卷。卷一除常用诊法辨证之外，还有诊胸腹法，尤能补先贤之缺，充医家之识见；卷二搜集先贤外治良方；卷三经络穴位绘图详尽；卷四列有24种病证。该书主要内容虽出于周于蕃的《小儿推拿秘诀》，但经其厘正增补后更为充实。该书还首次提出了小儿推拿八法。该书另一突出之处是所辑前人资料，均载明出处，为后人学习和研究小儿推拿提供了很好的资料和方法。上海千顷堂印行时，该书被易名为《小儿按摩术》。张振鋆另著有《痧喉正义》。该书与《小儿推拿广意》《幼科推拿秘书》都曾历经刻行。

夏鼎，字禹铸，号卓溪叟，安徽省贵池县（今安徽省池州市贵池区）人。据《贵池县人物志》载："夏鼎，字禹铸，康熙八年武举。精岐黄术，尤善为小儿医。……著《幼科铁镜》六卷，精理奇方，多前人所未发，海内传之。"《幼科铁镜》（1695年）一书，很多出自他的切身经验。书前提出"九恨""十三不可学""十传"，提倡医事道德；主张以望面色、审苗窍的方法辨别脏腑的寒热虚实，对望指纹和某些推拿穴位的位置和方法、惊风的列名提出了疑义。夏鼎擅长小儿推拿，认为有些小儿病，可以以推拿代药。书中的"推拿代药赋"为研究推拿的功效具有参考作用。尽管该书并非推拿专著，但后世小儿推拿书籍引用甚多。

陈复正，字飞霞，广东惠州府（今广东省惠州市惠阳区）人。编纂有《幼幼集成》（1750年）六卷。陈复正对望小儿指纹既不全面肯定，也不全盘否定，而是进行了客观的分析，他所归纳的"当以浮沉分表里、红紫辨寒热、淡滞定虚实"为后世所采纳。他还主张小儿勿轻易服药，应取综合治疗。书中介绍的"神奇外治法"，是行之有效的小儿推拿法。

此外，清代另一本小儿推拿专著《推拿指南》系河南南阳唐元瑞（字系祥）根据自己的心得体会，并选以往小儿推拿专著之精微于1905年编撰而成，共分七卷。前五卷辑自各家，第六卷为药物性味、十八反、十九畏及汤方。增补的第七卷甚有特色，主要是各种眼疾的推拿治疗方法，计有61种，这是以前推拿专著中少见的，为推拿治疗眼病提供了资料。

值得重视的还有一本《理瀹骈文》（1865年）。该书由清代"薄贴专家"

吴尚先（约1806—1886，原名安业，字师机，浙江杭州人）编著，计六卷。该书虽不是推拿、儿科专著，却是一本论述外治法的重要著作。作者不仅在书中批驳了一些人所谓"外治非前贤所尚，其法多有未备"及"外治为诡道以欺世"的谬论，并指出"外治之理，即内治之理"。其致力研究和总结的各种外治法，特别是有关"煎抹"和"炒熨"等法，对推拿有很好的参考价值。

总之，历代不仅许多儿科著作中有推拿方法，明清以来又有了不少小儿推拿专著。

辛亥革命以后，由于当时政府采取排斥和歧视中医的政策，甚至于妄图取缔中医，使中医濒于绝境。但由于中医学本身具有强大的生命力，它深深扎根于民众之中，有广泛的群众基础，加之中医界的团结奋斗，虽然中医面临着非常困难的局面，但仍有一定程度的发展。这个时期出版的小儿推拿著作有《推拿易知》《推拿抉微》《窍穴图说推拿指南》《推拿捷径》《小儿百病推拿法》等数十种，还翻刻印行了一些明清时期的小儿推拿专著。

1949年新中国成立之后，由于国家的重视和中医政策的贯彻，随着中医推拿和儿科的进展，小儿推拿也得到了很大发展。

在医学教育方面，小儿推拿学的教学工作在不断开展和提高，不仅成为推拿学和儿科学一个组成部分，而且已经作为一个推拿学的分支学科。在1961年有了专门的教材，即《小儿推拿学》，并整理出版了多种小儿推拿专著。

在临床方面，随着实践经验的总结，推拿治疗范围不断扩大，包括新生儿疾病、传染病、内科病、外科病、五官科病、骨伤科病等近百种，并对许多病证的治疗取得令人满意的效果。

当前，应用现代科学手段研究小儿推拿的工作正在不断地开展和深入。通过科学研究，不仅令人信服地证实小儿推拿的防治效果，还对小儿推拿的原理进行了探索。

改革开放之后，随着人民生活水平的改善和提高，人们对健康的认识日益增长，尤其是对儿童的健康更是如此。在人们对化学药品毒副作用深感担忧的同时，逐渐热衷于传统的自然疗法——小儿推拿。小儿推拿具有防治并举的特点，不仅在中医院校设有相应课程和中医医院有相关科室，即使是中医儿科专家和西医儿科专业人士，对小儿推拿也有了新的认识。小儿推拿在民间开展得更是如火如荼。现在全国有数个小儿推拿二级学会，各省市级的小儿推拿专业委员会有十几个。

今后如能加强小儿推拿医疗、科研、教学机构的建设和管理，尽快培养更多的小儿推拿人员，继承、发掘、整理历代小儿推拿的学术理论和临床经验，在不断提高医疗质量的同时开展科学研究，我国所独有的小儿推拿这门学科必将有更加光辉灿烂的前程，会为发展世界儿童卫生健康做出更大的贡献。

二、推拿补泻

"虚者补之，实者泻之"，是中医治疗的基本原则之一。"补"乃补正气之不足，凡能补助气、血、津液等人体基本物质和增强人体生理活动的治疗方法，即谓之"补"。诸如补益气虚、血虚、津液不足等。"泻"是泻邪气之有余，凡能祛除邪气和抑制邪气亢盛的治疗方法，即谓之"泻"。如泻火清热、通下导滞等。

古人在长期的医疗实践中，认识到推拿具有补泻的作用。如《素问·阴阳应象大论》说："其慓悍者，按而收之……气虚宜掣引之。"《素问·调经论》："按摩勿释……移气于不足，神气乃得复。""虚者，聂辟气不足，按之则气足以温之，故快然而不痛。"随着对推拿补泻作用的认识不断深化，对这方面内容的总结也更为丰富，如《圣济总录》中指出："大抵按摩法，每以开达抑遏为义。开达则壅蔽者以之发散，抑遏则慓悍者有所归宿。"

关于推拿手法的补泻，在小儿推拿中是很强调的。有关这方面的总结，也是基于《内经》而加以发挥的。如《素问·病能论》中有"其中手如针也，摩之，切之"。《按摩经》在"认筋法歌"中述及用掐法治疗惊风之后，指出"以上数法，乃以手代针之神术也，亦分补泻"。至于手法补泻的方法，也与针刺法相似，如《针灸传真》中说：指针无疏于金针，金针补泻不外上下迎随，指针补泻亦不外上下迎随。金针之进退补泻法，则为指针之进退补泻法。不过金针刺入也深，指针按下也浅。……针芒有向上向下之分，指头亦有向上向下之别。针头有左右搓转之殊，指头亦有左右推掐之异。行针有提插捣臼之法，用指亦有起落紧缓之势。知用针之诀者，即知用指之诀焉。

在小儿推拿中补泻，除去方向、快慢、轻重、男女等原因之外，认为其手法本身也是一种因素，因手法不同，其刺激的效应也不相同。如分推、合推同样用于大横纹处，前者可分利气血，后者可理气血。又如揉法，具有"和"的作用。补泻手法的应用，各家不尽相同，甚至完全相背，主要在五经穴的操作方面。这是因为一是为师承，历史上缺少交流；二是对文献理解不同；三是多为复方操作。对此，我们认为当求同存异，逐渐求同化异。不同的补泻大家都认为有效，很有可能是推拿的良性刺激，具有双向调节、平衡经气的作用。小儿推拿补泻根据操作方式不同，古代各位医家有不同见解，受制于时代限制，以及各自实践工作的认识，从而对于小儿推拿的补泻认识不同。

通过对这些补泻方法的整理，希望丰富读者对于古人操作方式的理解，以期在此基础上，获得更多更深的认识。

（一）按照"方向"确定补泻方式

这种补泻方式与操作的方向相关，比如"旋推""上下""顺逆""内外""向耳、向眼"等，通过对不同方向的操作体现补泻。

1. 按照"旋推"来区分补泻

在小儿五指螺纹面上之脾土、肝木、心火、肺金、肾水等穴，用旋推法为补。

【文献辑录】

《按摩经》：（脾土）曲指左转为补，直推之为泻……

《医学研悦·附刻小儿推拿》：一掐脾土，医指左转为补。

《幼科铁镜》：大指面属脾……曲者旋也，于指正面旋推为补，直推至指甲为泻。

《幼科铁镜》：病在脾家食不进，重揉艮宫……再加大指面旋推，脾若初伤推即应。

2. 按照"上下"来区分补泻

在用直推法时，有向上为补，向下为清，上下来回推则平补平泻。

【文献辑录】

《小儿推拿方脉活婴秘旨全书》：推上为补，下为清。

《小儿推拿广意》：肾水一纹是后溪，推上为补下为泄。

《小儿推拿广意》：如肾经或补或泻或宜清，如清肾水，在指节上往下直退是也。

《万育仙书》：（马郎手掌歌）……脾土在大指梢节，从梢推至三关，谓之清。……从三关推至大指尖，谓之补。

《幼科铁镜》：推上为清，下为补。

《保赤推拿法》：向上推清小便，向下推补肾。

《小儿推拿直录》：小横纹与肾水节。往上推而为之补。往下推而为之泻。

《推拿述略》：五指有五脏具焉，以本脏推上为补，推下为泻。

3. 按照"顺逆"来区分补泻

在用推法和揉法、摩法时以顺向为补，逆向为泻。顺向是指向左做顺时针或顺经络走向，逆向是指向右做逆时针或经络走向。做一指禅推法时，以顺经推为补，逆经推为泻。推手上五个经穴时，以向指根顺推为清。

【文献辑录】

《补要袖珍小儿方论·秘传看惊掐筋口授手法论》：吐泻在涌泉穴左右转，左转补吐，右转补泻。

《补要袖珍小儿方论·秘传看惊掐筋口授手法论》：（涌泉穴）治小儿吐泻，本穴掐左转揉之，男儿吐即止。右转揉之泻即止，左转吐，右转泻。

《医学研悦·附刻小儿推拿》：右旋为泻，左旋为补。

《推拿秘旨》：补泄诀，左转补，右转泄，补泄相须，四六分用乃为得宜。寒热温凉，穴中去推，虚补实泄。

《小儿推拿广意》：……往右顺运为补，往左逆运为泻。

《小儿推拿直录》：推五经者……往左顺运为补，往右逆运为泻。

《幼科铁镜》：寒则旋推从艮入坎，热则旋推从坎入艮。

《幼科铁镜》：大指脾面旋推，味似人参、白术……食指泻肺，功并桑皮、桔梗，旋推止嗽，效争五味、冬花。

《保赤推拿法》：（运内八卦法）从坎到艮左旋推，治热，亦止吐。从艮到坎右旋推，治凉，亦止泻。掌中离南、坎北、震东、兑西、乾西北、艮东北、巽东南、坤西南。男女皆推左手。

《厘正按摩要术》：推肺俞。肺俞在第三椎下两旁，相去脊各一寸五分，对乳引绳取之。须蘸葱姜汤，左旋推⟳属补，右旋推⟳，属泄，但补泄须分四六数用之，治伤寒。"

4. 按照"内外"来区分补泻

小儿推拿在做推法或者摇法时，有向里为补，向外为泻的说法。

【文献辑录】

《小儿推拿秘诀》：寒证往里摇，热证往外摇。

《医学研悦·附刻小儿推拿》：（赤凤摇头）医用右手大指食指拿病儿大指，头摇摆之，向胸内摆为补，向外摆为泄，（又云）医将一手拿病儿曲池，将一手拿病儿总心经摇摆之，为摇肘肘，亦向胸为补，向外为泄。

《小儿推拿广意》：运太阳，往耳转为泻，往眼转为补。

《幼科推拿秘书》：补者，往指根里推也。如推脾土，须屈小儿大指，从指之外边，侧推到板门，此为补。伸儿指者非也，泄者，向指根往外推也……

《幼科推拿秘书》：屈小儿大指内推为补，直指外推为清。

《幼科推拿秘书》：里推为补，外推为清。

《小儿推拿直录》：三推运太阳，往耳后往转为泻，往眼转为补。

《小儿推拿辑要》：用两大指运儿太阳，往耳转为泻，眼转为补。

（二）按照"性别"的操作不同来区分补泻方式

传统小儿推拿中有男左女右操作不同区分补泻的说法。以男女来区分补泻带有很明显的时代特征，在如今的临床中已经没有这样区分，不过，作为古人一种朴素认识论有必要将其辑录如下。

【文献辑录】

《补要袖珍小儿方论·秘传看惊掐筋口授手法论》：（涌泉穴）治小儿吐泻，本穴掐左转揉之，男儿吐即止。右转揉之泻即止，左转吐，右转泻。女儿则反之。

《小儿推拿秘诀》：三关六腑有推退之说，以三关上推上者向手膊推，六腑下推下者向手掌推，虽有推退之名，而实皆谓之推也。又脾土有推补之说，以医人用左手大食二指，拿病者大指巅男左大指，女右大指，直其指而推，故曰推，取消欲食之意。屈其指而推，故曰补，取进饮食之意，虽有推补之名，而实则皆谓之推也。

《医学研悦·附刻小儿推拿》：一掐外劳宫，左转男为补，右转女为补。

《小儿推拿广意》：男子推上三关为热为补，退下六腑为凉为泻。女子推下三关为凉，推上六腑为热。男顺女逆，进退之方，须要熟审。

《小儿推拿直录》：（补泻法歌并图诀）男人补法式⊙，泻法式⊙。女人补法式⊙，泻法式⊙。此推拿不易之法也。

《推拿述略》：男则重揉太阳以发汗，重揉太阴以止汗。女则重揉太阴以发汗，重揉太阳以止汗。

（三）按照阴阳确定补泻方式

根据阴阳辨证，确定补泻方式。

【文献辑录】

《幼科推拿秘书》：（大补泄抑法）子后火盛者，是阳火宜泄之。午后火盛者，是阴火宜补之。先热后寒者，是阴干阳，先泄后补。先寒后热，是阳干阴，先补后泄。日间病重者，宜抑阳。夜间病重者，宜抑阴。

（四）按照"方向、性别、时辰"等特征确定补泻方式

一些医家将多种因素均考虑其中，即"方向、性别、时辰"等特征综合确定补泻方式。

【文献辑录】

《幼科推拿秘诀》：补泄分明寒与热，左转补兮右转泄。男女不同上下推，子前午后要分别。寒者温之热者凉，虚者补之实者泄。手足温和顺可言，冷厥四肢凶莫测。十二经中看病源，穴真去病汤浇雪。

《小儿推拿直录》：补泻须分寒与热，左施为补右为泻。男左女右上下推，子前午后有分别。十二经中有病源，穴对症真无差失。寒者温之热者凉，虚者补之实者泻。不偏不倚谓之中，察其寒热而为也。

《小儿推拿辑要》：五经者……往上直为推，往右运为补，往左运为泻。先须往上直推过，次看儿之寒热虚实。心肝肺指，或泻或补。大指脾胃，只宜多补。如热甚可略泻，如肾经或补或泻，或推往指根清之。

（五）按照"速度"来确定补泻方式

使用手法时，常以速度来确定补泻方式，即手法快疾者为泻、缓慢者为补。

【文献辑录】

《厘正按摩要术》：急摩为泻，缓摩为补。

（六）按照"力度"来确定补泻方式

推拿操作中，手法用力的强弱不同，其补泻作用也不相同，常以轻为补、重为泻。如掐法通常作为泻法。

【文献辑录】

《素问·阴阳应象大论》：……其慓悍者，按而收之……气虚，宜掣引之。

（七）按照"手法"来确定补泻方式

手法的补泻，除去方向、速度、力度等因素之外，其手法本身也是一种因素，因手法不同，其刺激的效应也不相同。

如分推、合推同样用于大横纹处，前者可分利气血，后者则可理气血。又如揉法，具有"和"的作用，《厘正按摩要术》中认为该法可以和气血，可以活经络，而脏腑无闭塞之虞。临床实践证明，推拿手法的确具有补泻作用，正因如此，推拿才具有扶正祛邪、平衡阴阳、调和脏腑、疏通经络等作用。离开推拿手法，也就难以说明这些作用的存在。

【文献辑录】

《按摩经》：和阴阳，从两下合之，理气血用之。

《保赤推拿法》：和者，医以两手之指，由儿两处经穴，合于中间一处也。

《厘正按摩要术》：（周于蕃曰）揉以和之，揉法以手宛转回环，宜轻宜缓，绕于其上也。是从摩法生出者，可以和气血，可以活经络，而脏腑无闭塞之虞矣。

然而究竟手法的方向、轻重、快慢、刺激的实质怎样才为补，怎样才为泻，尚有待科学的分析和研究，而且应考虑手法所作用的部位。事实上，历代医家对手法的补泻看法并不一致，有的观点则完全相反。在目前，这些意见也未取得一致。但并不能因此就不讲究手法的方向、轻重、快慢和刺激的性质。《灵枢·经水篇》中指出："审切循扪按，视其寒温盛衰而调之，是谓因适而为其真也。"《串雅内编·绪论》中说："用针要知补泻，推拿要识虚实。"对于手法补泻实质问题的研究也要积极进行。

三、药 摩

药摩又称药物推拿，是指在推拿时配合用药的方法。古时因所用的药剂以膏剂居多，故古称膏摩法。它是指辨证后，将适合的药物制成膏剂，均匀涂敷于患处或穴位处，施以各种推拿手法，促进药物吸收，使手法和药物互相作用和配合，调整经络脏腑气血，从而提高疗效，达到治病防病的目的。

在小儿推拿中，历来注意配合药摩。一是因为小儿肌肤娇嫩，辅之以药摩，可以润肌肤，防破损。《厘正按摩要术》中也指出："春夏用热水，秋冬用葱姜水，以手指蘸水推之，水多须以手拭之，过于干则有伤皮肤，过于湿则难于着实，以干湿得宜为妙……内伤用香薷少许，和水推之，外感用葱姜煎水推之，抑或葱姜香薷并用入水推之，是摩中之手法最重者。凡用推必蘸汤以施之。"二是可以借助手法，使药力渗透，手法和药物二者相得益彰，增强疗效。诚如《圣济总录》中所说："则摩之用药，又不可不知。"

历代流传的药摩方，既有单方、复方之分，又有药炭、药散、药汁、药油、药酒、药膏等多种剂型。《医门秘旨》提到"夏秋用青蒿生姜油粉，春冬用葫荽葱油粉，张热遍身擦之，五七遍愈"。这些都是对于药摩不同使用场景的详细描述。

关于我国劳动人民使用药摩的记载至少可以上溯到两千多年以前，早在《山海经》中已有用中草药涂抹治病的记录。代表先秦医药学成就的长沙马王堆医书中，即数处可见将药物燔炭用于按摩的记载。至于以"车故脂"即车轴润滑油作为溶剂制作药油，将帛浸透药汁并阴干用作按摩药巾，更是闪烁着当时医家的智慧之光。在《内经》仅有的十二首古方中，有一首"马膏方"，即是我国最早的药摩方。

通过对文献整理，将常用药摩单方、复方介绍于下，希望通过这样的方式，让药摩这一方法重新被重视和使用，也为从古方经典中探究真知，应用到现代生活带来新的途径。

（一）单方

1. 水

水作为最基本的推拿介质，主要起到滑润皮肤的作用，同时，也可以根据不同需要，通过给予不同温度的水，起到一定辅助推拿的作用，如冷水、滚水、温水等。

【文献辑录】

《小儿推拿秘诀》：医以右手大指面蘸汤，于鼻两孔，着实擦洗数十次，谓之洗井灶，以通其脏腑之气。随用两大指俱蘸汤，擦鼻两边数十下。

《小儿推拿秘诀》：凡推，俱用指蘸汤水推之。但太湿，恐推不着实，太干，恐推伤皮肤，要干湿得宜。拿则不用水。

《小儿推拿秘诀》：治肚疼……上滚水推……

《小儿推拿秘诀》：治火眼……上滚水推，或茶汤推亦可。

《小儿推拿秘诀》：治气肿……上滚水推，或淡醋亦可。

《保赤推拿法》：先掐总筋清天河水……浇新汲凉水于儿掌心。

《推拿述略》：心经火炽烦躁昏迷等症，用冷水涂掌心内，从坎至艮转旋推之，或用冷水涂总筋上左右两边分开推之，并（且）内推处微微吹风。可代清凉药剂。

《厘正按摩要术》：蘸水，由横纹推至天河，为清天河水。蘸水由内劳宫推至曲池，为大推天河水。蘸水，由曲池推至内劳宫，为取天河水。均是以水济火，取清凉退热之义。

《厘正按摩要术》：推须着力，故推必蘸汤，否则有伤肌肤。

《厘正按摩要术》：（退六腑法）法主凉，病热者用之。将儿手掌向上，蘸开水，由阴池推至曲池下面，须推三五百次，量人虚实施之。一法，蘸开水，由手背一窝风中间，直推至肘肘，凉法也。

《厘正按摩要术》：（推中指法）法治寒热往来。医用左手大指、无名指，拿儿中指，以中指、食指托儿中指背，蘸汤以右大指推之。

《厘正按摩要术》：（取天河水法）法主大凉，病热者用之。将儿手掌向上，蘸冷水由天河水推至内劳宫。如蘸冷水由横纹推至曲池，为推天河水法。蘸冷水由内劳宫直推至曲池为大推天河水法。

《厘正按摩要术》：（水中捞月法）法主大凉。将儿掌向上，医用左手拿住，右手滴凉水一点于内劳宫，即用右手四指扇七下，再滴凉水于总经、天河两穴。又吹四五口，将儿中指屈之，医以左大指捏住，右手捏拳，将中指节自总经按摩到曲池，横空二指，如此四五次，在关踢，凉行背上。往腑踢，凉入心肌。切勿轻用。一法将儿手掌心，用冷水旋推旋吹，如运八卦法。四面环绕，为水底捞月。

2. 姜水

姜水指以生姜作为主药，加入水中制作的介质。生姜味辛，性微温；归肺、脾、胃经。具有解表散寒、温中止呕、温肺止咳、解毒的功效。

【文献辑录】

《针灸大成·按摩经》：（急惊）……以生姜热油拭之，或在腕上阴阳掐之。

《小儿推拿方脉活婴秘旨全书》：姜水推之生冷忌，上马揉之汗不歇。

《小儿推拿方脉活婴秘旨全书》：指节数番姜水抹，米泔须用洗丹田。

《小儿推拿方脉活婴秘旨全书》：各推五十用生姜，走磨入土皆数次，取肝灯心洗口汤。

《小儿推拿方脉活婴秘旨全书》：入水数次姜推汗，麝香敷向涌泉真，洗口细茶忌风乳，却能起死致安宁。

《小儿推拿方脉活婴秘旨全书》：赤痢……揉掌清肠龟尾摩，半百各加姜水抹，黄连甘草起沉疴。

《小儿推拿方脉活婴秘旨全书》：热泻……揉脐五十同清肾，姜水推之立便轻。

《小儿推拿方脉活婴秘旨全书》：冷泻……各加五十推姜水。

《小儿推拿秘诀》：马蹄惊……姜水推……

《小儿推拿秘诀》：水泄惊……姜水推之……

《小儿推拿秘诀》：乌鸦惊……姜汤推……

《小儿推拿秘诀》：肚胀惊……姜水推之……

《小儿推拿秘诀》：呕逆惊……姜水推之……

《小儿推拿秘诀》：看地惊……姜汤推……

《小儿推拿秘诀》：痰疟……用姜汤推……

《小儿推拿秘诀》：头肿……姜水推之……

《厘正按摩要术》：速用生姜煨熟，捣汁半小杯，略入麻油调匀，以指蘸取，摩两手足心，兼用搓揉以通经络，俟其热回，以纸拭去之。

3. 葱水

葱水是指以葱白作为主药，加入水中制作的介质。葱白性温，味辛；归肺、胃经。具有发表，通阳，解毒，杀虫的功效。

【文献辑录】

《小儿推拿方脉活婴秘旨全书》：葱水推之蛤粉擦，手足中心太阳穴。

《小儿推拿秘诀》：潮热惊……上葱水推之……

《小儿推拿秘诀》：宿沙惊……上用葱水推……

《小儿推拿秘诀》：撒手惊……上葱水推之……

《小儿推拿秘诀》：治食疟……葱水推……

《小儿推拿秘诀》：治红痢……上葱水推之……

4. 葱姜水

葱姜水是指以葱白、生姜作为主药，加入水中制作的介质。葱白具有疏风散寒，解毒的功效；生姜具有解毒杀菌、发汗解表、温肺止咳的功效。两者配合，相得益彰，发汗解表，通经活络。

【文献辑录】

《小儿推拿方脉活婴秘旨全书》：肚胀惊……葱姜推取汗频频，捣葱用纸重包裹，敷向胸前忌乳风。

《小儿推拿方脉活婴秘旨全书》：气喘，口渴昏迷食感寒……姜葱推汗泔洗口，茱萸灯草脚心安。

《小儿推拿方脉活婴秘旨全书》：急惊……威灵掐穴汗漫漫，推时更用葱姜水，洗口灯心忌乳寒。

《小儿推拿方脉活婴秘旨全书》：天吊惊……推用葱姜尤忌乳，宗因水唬致惊深。

《小儿推拿方脉活婴秘旨全书》：胎惊落地或头软……涌泉一燋便安宁，葱姜推后应须退，不退应知是死形。

《小儿推拿方脉活婴秘旨全书》：撒手惊……走磨一十葱姜推，取汗微微惊惴歇。

《小儿推拿方脉活婴秘旨全书》：头痛……阳池一掐用葱姜，取汗艾叶敷顶他。

《小儿推拿方脉活婴秘旨全书》：月家惊……葱姜推后灯心洗，蛤粉敷两太阳边。

《小儿推拿方脉活婴秘旨全书》：白痢……葱姜少用揉龟尾，肚痛军姜贴肚皮。

《小儿推拿方脉活婴秘旨全书》：痢兼赤白……葱姜推罢忌生冷，起死回生力不难。

《小儿推拿秘诀》：弯弓惊……上葱姜汤推之……

《小儿推拿秘诀》：天吊惊……上姜葱汤推之……

《小儿推拿秘诀》：内吊惊……上姜葱汤推之……

《小儿推拿秘诀》：盘肠惊……上姜葱汤推之……

《小儿推拿秘诀》：乌沙惊……上葱姜汤推之……

《小儿推拿秘诀》：锁心惊……上葱汤推之……

《小儿推拿秘诀》：治虚疟……上葱姜水推……

《小儿推拿秘诀》：治白痢……上姜葱水推……

《小儿推拿秘诀》：治赤白痢……上葱姜水推之……

《推拿秘旨》：疟疾……姜葱汤推之。

《推拿秘旨》：水肿……用姜葱汤推之微汗，忌盐生冷，少吃乳食。

《厘正按摩要术》：推骨节，由项下大椎，直推至龟尾，须蘸葱姜汤推之，治伤寒骨节疼痛。

《厘正按摩要术》：推肺俞……须蘸葱姜汤。

《厘正按摩要术》：（补脾土法）法主健补脾虚。医用左手将儿大指面屈拿之，以右手蘸葱姜汤推之。又将儿大指面直拿之，仍以右手蘸葱姜汤推之。互相为用，在人之活法耳。

《厘正按摩要术》：天门入虎口法，法主健脾消食。将儿手掌向上，蘸葱姜汤，自食指尖寅、卯、辰三关侧，推至大指根。

《厘正按摩要术》：（推三关法）法主温，病寒者用之。将儿手掌向上，蘸葱姜汤，由阳池推至曲池上面，须推三五百次，量人虚实施之。一法蘸葱姜汤，由大横纹中间，直推至曲池，温法也。

《幼科铁镜》：推法，用葱姜打汁浸染医人大指，先从眉心向额上，推至二十四数。

5. 麝香水

麝香水是指以麝香作为主药，加入水中制作的介质。麝香性味辛，温；归心、脾经。具有开窍，辟秽，通络，散瘀的功效。

【文献辑录】

《小儿推拿方脉活婴秘旨全书》：麝香推罢忌乳风，虚汗来多补土行。

《小儿推拿方脉活婴秘旨全书》：一十天门入虎真，麝香水推荷洗口，百草霜敷治嗓声。

《小儿推拿方脉活婴秘旨全书》：揉脐一十麝香推，蛤搽手足风忌得，研茶做饼内间敷，洗口还须汤滚白。

《小儿推拿方脉活婴秘旨全书》：推用麝香甘草洗，忌风生冷乳兼寒。

《小儿推拿方脉活婴秘旨全书》：清河运卦兼捞月，各加五十麝香推，烧过倍子同炉底，等分黄连作一推。

《推拿秘旨》：潮热……用麝香以唾调擦耳门。

《推拿秘旨》：气肿……麝香推之，用车前子研饼敷丹田要汗畏风。

6. 姜葱水与麝香水

中医古籍中，常在姜葱（葱姜）水与麝香水之中进行二选一，也有一些疾患是需要两者相配合的。

【文献辑录】

《小儿推拿方脉活婴秘旨全书》：黄肿……推时须用葱姜水，殷勤脐上麝香搽。

《小儿推拿秘诀》：蛇丝惊……上麝香水，或姜葱汤推之……

《小儿推拿秘诀》：慢惊……上麝香水，或葱姜汤推之……

《推拿秘旨》：凡推小儿惊……可用麝香水推之，使速通其经络。直行谓之经，旁行谓之络，手止病除。如麝香不便，以姜葱二汤代用，手法不可将就，要虚。

《保赤推拿法》：儿病重者，医人以麝香黏己指，儿病轻者，医人以葱姜水浸己指，则用一切法，始可开儿关窍。

《保赤推拿法》：凡推，皆用葱姜水，浸医人大指，若儿病重者，须以麝香末，黏医人指上用之，先从眉心向额上，推二十四数，谓之开天门。

《厘正按摩要术》：再煎葱姜汤加麝香少许，将两手蘸汤于胸腹两边，分推数十次，至百余次，亦为分阴阳之法，然后从胸口蘸汤，推至脐下小腹并肚角等处数十次，其余蘸汤，由横纹推向板门，皆下法也。

7.其他介质

在古代文献中还有用麻（香）油、蛤粉、吴茱萸、花椒、盐等作为主要物质加入水中形成推拿介质。由于使用频次不高，统一辑录于此。

【文献辑录】

《小儿推拿方脉活婴秘旨全书》：十揉肿肘椒葱汁，茱萸蛤粉脚心安。

《小儿推拿方脉活婴秘旨全书》：掐住眉心良久……香油调粉推之。

《小儿推拿秘诀》：夜啼惊……上盐姜汤推之……

《小儿推拿秘诀》：急惊……上葱椒研水推之……

《小儿推拿秘诀》：鹰爪惊……上椒汤推之……

《理瀹骈文》：发热……用葱白捣汁，加麻油和匀，指蘸擦儿心口、头项、脊背诸处，疏通腠理，不伤正气。

《厘正按摩要术》：（推坎宫法）……医用两大指，春夏蘸水，秋冬蘸葱姜和真麻油，由小儿眉心上，分推两旁。

《厘正按摩要术》：（推攒竹法）法治外感内伤均宜。医用两大指，春夏蘸水，秋冬蘸葱姜和真麻油，由儿眉心，交互往上直推。

（二）复方

除了上述单味药物加入水中作为推拿介质以外，还可以用复方，即两味及两味以上的药物制作成外用贴敷涂擦的膏剂。

1.治千金膏方

药物组成：蜀椒、川芎、白芷、附子等。

功效：治喉痹、咽干。

【文献辑录】

《武威汉代医简》：（治千金膏药方）蜀椒四升、芎䓖一升、白芷一升、附子卅果，凡四物……置铜器中，用淳溢三升渍之卒时。取贲猪肪三斤先煎之。先取鸡子中黄者置梧中，挠之三百，取药成。以五分匕一置鸡子中，复挠之二百。薄以涂其雍者，上空者遗之，中央大如钱。药干，复涂之，如前法三涂，去其故药。其毋农者，行愈；已有农者，溃。毋得力作，禁食诸采。

2. 丹参膏

药物组成：丹参、蒴藋、莽草叶、踯躅花、秦艽、独活、乌头、川椒、连翘、桑白皮、牛膝、苦酒、油麻、猪脂等。

主治：疗伤寒时行，贼风恶气。

【文献辑录】

《肘后备急方》：在外即肢节麻痛，喉咽痹寒，入腹则心急胀满，胸胁痞塞，内则服之，外则摩之。并瘫痪不随，风湿痹不仁，偏枯拘屈，口㖞，耳聋，齿痛，头风，痹肿，脑中风动，且痛若痛、结核漏、瘰疬坚肿，未溃敷之，取消。及丹疹诸肿无头，欲状骨疽者，摩之令消。及恶结核，走身中者，风水游肿，亦摩之。其服者，如枣核大，小儿以意减之，日五服，数用之，悉效。丹参、蒴藋各三两，莽草叶、踯躅花各一两，秦艽、独活、乌头、川椒、连翘、桑白皮、牛膝各二两，十二物，以苦酒五升，油麻七升，煎令苦酒尽，去滓，用如前法，亦用猪脂同煎之。若是风寒冷毒，可用酒服。若毒热病，但单服。牙齿痛，单服之，仍用绵裹嚼之，此常用猪脂煎药。有小儿耳后疬子，其坚如骨，已经数月不尽，以帛涂膏贴之，二十日消尽，神效无比。

3. 丹参赤膏

药物组成：丹参、雷丸、芒硝、戎盐、大黄等。

功效：治少小心腹热，除热。

【文献辑录】

《备急千金要方·卷五上少小婴孺方上·惊痫第三》：丹参赤膏。治少小心腹热。除热方。丹参、雷丸、芒硝、戎盐、大黄（各二两），上五味，㕮咀，以苦酒半升浸四种一宿，以成炼猪肪一斤，煎三上三下，去滓，乃纳芒硝，膏成，以摩心下，冬夏可用。一方但用丹参雷丸，亦佳。

4. 五物甘草生摩膏

药物组成：甘草、防风、白术、桔梗、雷丸等。

功效：治少小新生，肌肤幼弱，善为风邪所中，身体壮热，或中大风，手足惊掣。

【文献辑录】

《备急千金要方·卷五上少小婴孺方上·惊痫第三》：五物甘草生摩膏。治少小新生，肌肤幼弱，善为风邪所中，身体壮热，或中大风，手足惊掣。甘草、防风（各一两），白术、桔梗（各二十铢），雷丸（二两半），上五味，㕮咀，以不中水猪肪一斤煎为膏，以前药，微火上煎，消息视稠浊，膏成去滓，取如弹丸大一枚，炙手以摩儿百过，寒者更热，热者更寒。小儿虽无病，早起常以膏摩囟上及手足心，甚辟风寒。

5. 治小儿鼻塞不通及涕出方

药物组成：杏仁、蜀椒、附子、细辛、醋等。

功效：治小儿鼻塞不通及涕出。

【文献辑录】

《备急千金要方》：（治小儿鼻塞不通及涕出方）杏仁半两，蜀椒、附子、细辛各六铢，上四味㕮咀，以醋五合，渍药一宿，明旦以猪脂五合煎，令附子色黄，膏成去滓，待冷以涂絮导鼻孔中，日再，兼摩顶上。

6. 青膏

药物组成：当归、芎䓖、蜀椒、白芷、吴茱萸、附子、乌头、莽草等。

功效：治伤寒头痛，项强，四肢烦疼。

【文献辑录】

《备急千金要方》：上八味㕮咀，以醇苦酒渍之再宿，以猪脂四斤，煎令药色黄，绞去滓，以温酒服枣核大三枚，日三服，取汗，不知稍增。可服可摩。如初得伤寒一日，苦头痛背强，宜摩之佳。

7. 黄膏

药物组成：大黄、附子、细辛、干姜、蜀椒、桂心、巴豆等。

功效：治伤寒赤色发热，头痛，项强，贼风走注。

【文献辑录】

《备急千金要方》：上七味㕮咀，以醇苦酒渍一宿，以腊月猪脂一斤煎之，调适其火，三上三下药成。伤寒赤色发热，酒服如梧子大一枚。又以火摩身数百过。兼治贼风绝良。风走肌肤，游风所在，摩之神效。此赵泉方也。

8. 白膏

药物组成：天雄、乌头、莽草、羊踯躅。

功效：治伤寒头痛。

【文献辑录】

《备急千金要方》：向火摩身体，酒服如杏核一枚，温覆取汗，摩身当千过，药力乃行，并治恶疮、小儿头疮，牛领马鞍皆治之。先以盐汤洗疮，以布拭之，敷膏。痈肿火炙摩千过，日再自消者方。……上四味㕮咀，以苦酒三升渍一宿，作东向露灶，又作十二聚湿土各一升许大，取成煎猪脂三斤，着铜器中，加灶，上炊以苇薪令释，纳所渍药炊令沸，下着土聚上，沸定复上，如是十二过，令土尽遍，药成去滓。伤寒咽喉痛，含如枣核一枚，日三。摩时勿令近目。

9. 治顽麻方

药物组成：蓖麻子、樗根皮、瓜蒌瓤等。

功效：治小儿中风口喎斜僻。

【文献辑录】

《太平圣惠方·卷八十三·治小儿中风口喎斜僻诸方》：蓖麻子一两，别研，樗根皮一两，为末，瓜蒌瓤一两，炒干为末。上件药，同研令匀。以大麦面饼子，掺药末在上。左患贴右，右患贴左。以慢火熠正，急去之。身上有顽麻，津唾调药摩之。

10. 通鼻方

药物组成：羊髓、熏陆香。

功效：通鼻。

【文献辑录】

《圣济总录·卷第一百八十》：羊髓、熏陆香各三两，上二味，于铫子中，慢火熬成膏，去滓，入瓷器中盛贮。以膏摩背，候鼻通为效。

11. 治伤筋骨、肿痛不可忍、摩痛膏方

药物组成：丁香、麝香、羌活、芎䓖、防风、细辛、牛膝、驼脂、腊月猪脂、木鳖子、附子、瓜蒌根等。

功效：治伤筋骨、肿痛不可忍。

【文献辑录】

《圣济总录·卷一百四十五》：（治伤筋骨、肿痛不可忍、摩痛膏方）丁香别捣为末，麝香别研，羌活去芦头、防风去叉、细辛去苗叶、牛膝去苗各半两，驼脂十两，腊月猪脂二十两，木鳖子去壳、附子去皮脐生用、瓜蒌根各一两。上一十二味，除驼脂、猪脂、丁香、麝香外，细锉，以米醋二升拌匀，经三宿，入铛中炒令干，下驼脂及猪脂等，以慢火再煎，候诸药焦黄色，即住火，用绵滤去滓，后下丁香、麝香搅匀，内瓷盒中盛，旋取摩之。

12. 治肿方

药物组成：川升麻、犀角屑、射干、赤芍药、玄参、黄芩、栀子仁、川大黄、大青、蓝子、羚羊角、生地黄、猪脂等。

功效：治肿痛。

【文献辑录】

《证治准绳·卷二三·疮疡》：川升麻一两，犀角屑、射干、赤芍药、玄参、黄芩、栀子仁、川大黄、大青、蓝子、羚羊角屑各半两，生地黄二两。上锉以猪脂一斤半，旋铛中，慢火熬，不住手搅，膏成去渣，瓷盒盛，频摩肿处。

13. 治小儿风痫、瘈疭戴眼方

药物组成：雷丸、莽草等。

功效：治小儿风痫、瘈疭戴眼。

【文献辑录】

《普济方·卷三百七十七·婴孩一切痫门·风痫》：治小儿风痫、瘈疭戴眼，极者，日数十发。雷丸、莽草各如鸡子黄大，猪脂一斤。上先煎猪脂去滓，下药，微火上煎七沸，去滓。逐痛处摩之。小儿不知痛处，先摩腹背，及摩余处五十遍。勿近阴及目。一岁以帛包膏摩，微炙身，及治大人贼风。

14. 治小儿惊痫方

药物组成：丹参、雷丸等。

功效：治小儿惊痫、除热。

【文献辑录】

《普济方·卷三百七十七·婴孩一切痫门·风痫》：治小儿惊痫，除热。丹参、雷丸各半两，猪膏二两。上件药细锉，猪膏入银器中煎，然后纳诸药，煎七上七下，膏成，绵滤去滓，用瓷盒中盛贮，以摩儿身，日三用之。

15. 麻疹躁渴滋肾膏

药物组成：附子、炮姜、党参、吴萸、麦冬、黄连、五味子、知母、人参、肉桂、陈皮、腊茶、炙甘草、姜、大枣等。

功效：滋阴补肾。

【文献辑录】

《理瀹骈文》：（麻疹躁渴滋肾膏）附子二两，炮姜、党参、吴萸、麦冬各一两，黄连、五味子、知母各五钱，熬贴。并用回阳返本汤：人参、麦冬钱半，附子、炮姜、肉桂、五味子、陈皮、腊茶一钱，炙草五分，加姜枣煎浓汁，调蜜擦心口。

16. 脾肾双补膏

药物组成：苍术、熟地黄，五味子、茯苓、干姜、川椒（砂仁米）等。

功效：脾肾双补。

【文献辑录】

《理瀹骈文》：后天之本在脾，调中者摩腹……内伤调补之法，淡食并摩腹……脾肾双补膏，苍术、熟地各一斤，五味、茯苓各半斤，干姜一两，川椒五钱，或用砂仁米亦可，麻油熬黄丹收，糯米炒，熨腹，助脾运。

17. 治厥冷方

药物组成：煨姜、麻油。

功效：通经活络。

【文献辑录】

《理瀹骈文》：厥冷者，用煨姜捣汁，和麻油涂儿手足心，往下搓挪，以通经络，名通脉法。

18. 治寒痰方

药物组成：生姜、附子。

功效：温化寒痰。

【文献辑录】

《理瀹骈文》：胸有寒痰脓厚青色，不时昏厥者，生姜一两，附子一两，炒熨胸背。

19. 定惊膏

药物组成：羌活、防风、川芎、当归、龙胆草、栀子、蝎梢、生甘草、薄荷、竹叶、黄连、麦冬、胆南星、赤苓、朱砂、雄黄、木通、生地等。

功效：治肝风惊搐并胎风，兼清心。

【文献辑录】

《理瀹骈文》：定惊膏治肝风惊搐并胎风兼清心法，羌活、防风、川芎、当归、龙胆草、栀子、蝎梢、生甘草、薄荷、竹叶，加黄连、麦冬、胆南星、赤苓、朱砂、雄黄、木通、生地，丸。临用生姜汁化开擦胸，此方治热。

20. 治急惊风方

药物组成：麻黄、甘草、蝉蜕、僵蚕、全蝎、陈胆星、白附子、防风、川乌、天麻、川芎、白芷、党参、南薄荷、白术、木香、干姜、蜂蜜、牛黄、冰片、轻粉、麝香、朱砂、雄黄等。

功效：治风病、破伤风、诸风。

【文献辑录】

《理瀹骈文》：小儿急惊风锭子，麻黄四两，甘草二两，蝉蜕、僵蚕、全蝎各二十一个，陈胆星一两，白附子、防风、川乌、天麻、川芎、白芷、党参、南薄荷、白术、木香各五钱，干姜四钱煎膏，蜂蜜二两，牛黄、冰片、轻粉各三钱，麝香一钱，朱砂、雄黄各八钱，和捏为锭，临用用淡姜汤同白蜜擦胸背，麻黄麝香同用发散而引邪妙，并治风病破伤风诸风皆良。

21. 治小儿惊风方

药物组成：薄荷、防风、麦冬、胆星、黄连、归身、羚角等。

功效：治小儿惊风痰热。

【文献辑录】

《理瀹骈文》：小儿惊风痰热用薄荷、防风、麦冬、胆星、黄连、归身、羚角煎抹胸背再贴膏。

22. 治诸症重症方

药物组成：薄荷、菖蒲、姜汁、竹沥等。

功效：诸症重症。

【文献辑录】

《理瀹骈文》：诸症重症，用薄荷、菖蒲捣汁入姜汁、竹沥，白蜜调，擦胸口。

23. 麻黄汤

药物组成：麻黄、桂枝、杏仁、甘草等。

功效：发汗解表。

【文献辑录】

《理瀹骈文》：肺脉起中焦络大肠，肺系属背。凡皮毛病皆入肺，而自背得之尤速。然则用麻黄汤内服，何妨用麻黄汤抹背，或抹中焦兼抹背，为径捷而得力。

24. 羌活汤

药物组成：羌活、独活、干姜、牛膝、草豆蔻、桂心、细辛、藿香、吴茱萸、陈皮、干蝎、半夏、甘草、川芎、白术。

功效：治外感寒邪，发热恶寒。

【文献辑录】

《理瀹骈文》：古用羌活汤所以解太阳之表也，背为心肺膀胱经所属，邪中于背而脊强，然则羌活汤内服，亦不若羌活汤擦背。

四、小儿推拿次第

"次第"即依次，是指按照顺序或以一定顺序一个接一个地进行。小儿推拿次第，即是指手法操作的顺序。

按照取穴及部位，一是从上而下、自前而后，先头面、次上肢、再次胸腹及下肢正面、最后腰背及下肢背面；二是先重点，后一般；三是先一般，后重点。对于如掐、捏等一些刺激较强的手法，一般应放在最后操作，以免因刺激过强使患儿哭闹而影响治疗。

1. 全身推拿次第

按照笔者师承的海派儿科推拿操作流程来说：第一，头面部；第二，手及上肢；第三，前胸；第四，腹部；第五，下肢；第六，腰背；第七，总收法。

【文献辑录】

《小儿推拿秘诀》：凡推法俱有次序。每病必先用面上取汗、喉中取呕法，次于手上分阴阳，次推三关，次六腑，次各应推之指。如饮食先脾土，泄泻先大肠，伤风先肺经，而后次及八卦、横纹、横门、天河之水。其应推之穴，尤要多推，不妨数百。

《医学研悦·附刻小儿推拿》：凡推俱有次序，先用面上取汗，次或用呕，然后分阴阳，推三关，及六腑，如饮食先脾土，泄泻先大肠，伤风先肺经，次及八卦、横纹、横门、天河之类，其应用手法开后，但男先左手，女先右手。

《推拿秘旨》：（推拿次第要诀）凡推拿之法，从上而下，先推掐头上穴道，次及手上诸穴，次及腹背，次及足下，须点香一枝，香尽推尽为度。不可太过，又不可不及。仍要看小儿大小，虚实活泼，用法不可拘泥为妙。

《幼科铁镜》：（面各穴图推法）用葱姜煎汁浸染医人大指。先从眉心向额上，推至二十四数。次从眉心分推，至太阳、太阴九数。再自天庭至承浆各穴，掐一下，以代针法。再于太阳、太阴，或发汗，或止汗。再将两耳下尖捻而揉之。又将两手捧头面摇之。以顺其气。再看寒热。向手推三关六腑及运八卦。随分推胸口，及运脐。推委中毕，再揉肩井。至于别穴看症，再加揉法。

2. 头面部推拿次第

头面部的操作顺序，今人多以"开天门、推坎宫、揉太阳、揉耳后高骨"为头面起始操作法。

【文献辑录】

《万育仙书》：（如常推拿法）先自印堂，密掐至百会，又自印堂，各分开眉尖上，密掐之两太阳穴，揉之。男自左转，女自右转大眼角，双手挤之，至人中，承浆，颊车，揉之，密掐至眉尖，揉之。

《万育仙书》：（面上穴道）太阳，发际，颊车，客主人，人迎，承浆，山根。以上穴道自太阳掐起，至承浆；又从承浆至太阳，轮流掐之。

《推拿秘旨》：（头上诀）一掐天庭，二分额门，三掐攒竹，四运太阳，五推坎宫，六提两眉，七挤山根，八掐迎香，九掐人中，十掐听宫，十一揉承浆，十二提两耳。

《小儿推拿广意》：（推法）一推坎宫，自眉心分过两旁；二推攒竹，自眉心交互直上；三运太阳，往耳转为泻，往眼转为补；四运耳背高骨，推后掐之。

《小儿推拿广意》：（大指并掐）一听会，二风门，三太阳，四在额，五以一指独掐天心下，而后高骨耳珠人中承浆。

《小儿推拿广意》："（推拿面部次第）一推坎宫，二推攒竹穴，三运太阳，四运耳背高骨，（二十四下毕掐三十下）五掐承浆一下，六掐两颊车一下，掐两听会一下，八掐两太阳一下，九掐眉心一下，十掐人中一下，再用两手提儿两耳三下，此乃推拿不易之诀也。

《小儿推拿直录》：（推拿面部次第）一推坎宫，自眉心分过而傍。二推攒竹，自眉心交互直上。三推运太阳，往耳后往转为泻，往眼转为补。四运耳背高骨。二十四下捏一下，推后捏之，大指并捏。五捏承浆一下。六捏两颊车一下。七捏两听会一下。八捏两太阳一下。九捏眉心一下。十捏人中一下。再用两手提小儿两耳三下。此推拿不易之法也。至推时必似线直行。毋寻斜曲，恐动别经而招患也。其推擦之时，无论头面手足等穴，必用葱姜煎水一碗候温，医者以手用水蘸湿然后推擦诸穴。无有不效也。

《推拿述略》：面部自印堂至天庭推二十四次，再从印堂分开至太阳、太阴推九次，又天庭、印堂、山根、准头、人中、承浆各掐一次，两耳珠捻十四次，此不论表里虚实之症皆可以用，乃不易之法也。

3. 四肢及身体推拿次第

【文献辑录】

《推拿秘旨》：阳掌诀（手面）一推三关，二退六腑，三推虎口，四掐心总，五运八卦，六补脾土，七推大肠，八推天河，九掐心经，十掐肺经，十一掐肾心，十二掐天心，十三揉内劳，十四掐横纹，十五掐板门，十六拿天门，十七掐小肠。

《推拿秘旨》：阴掌诀（手背）一掐二扇门，二掐上马，三掐五经，四揉外劳，五掐一窝风，六掐精灵，七掐阳池，八揉肘肘，九双龙摆尾，十截心包络，十一掐五指节，十二和阴阳。

《推拿秘旨》：（身上诀）一开胸膈，二掐期门，三提两肩，四揉百劳，五挤颧骨，六揉夹脐，七摩两髀，八擦腰门，九擦尾闾。

《推拿秘旨》：（脚上诀）一运涌泉，二掐公孙，三掐承山，四掐委中，五揉三里，六咬仆参，七掐大敦，八掐威臁穴，九揉鹤膝。

《小儿推拿广意》：由是推手必先从三关，悉从指尖上起也，而亦重虎口并合谷。

《小儿推拿广意》：（推拿手部次第）一推虎口三关，二推五指尖，三捻五指尖，四运掌心八卦，五分阴阳，六看寒热推三关六腑，七看寒热用十大手法而行，八运斗肘。

《儿科推拿摘要辨证指南》：（推拿手部次第）一推虎口三关，二推五指尖（即推五经法），三捻五指尖，四运掌心八卦，五分阴阳，六看寒热推三关六腑，七看寒热用十大手法（即后黄蜂入洞等法），八运斛肘。

五、小儿推拿时间

人体是一个包括空间结构和时间结构的复杂的系统。《素问·四气调神大论》："故阴阳四时者，万物之终始也，死生之本也，逆之则灾害生，从之则苛疾不起。"正如《素问·宝命全形论》所载"人生于地，悬命于天，天地合气，命之曰人"，且知"人以天地之气生，四时之法成"。

推拿能调动人体阳气，调畅气机，轻柔的手法既能顾护阳气，又能通调气机，平衡脏腑。按止以手，跷则止以足。《素问·金匮真言论》中有"冬不按跷"之说，其精神实质是要求顺时养生，使得肾精得藏，阳气得固，从而达到阴平阳秘的目的。对于"冬不按跷"之说，大家有不同的看法，李治的观点与王冰、张介宾就恰恰相反。他在《敬斋古今黈（注）》卷六记载：按本经《生气通天论》云："春伤于风，夏乃洞泄；夏伤于暑，秋为痎疟；秋伤于湿，冬为痿厥；冬伤于寒，春必病温。"由是而言，春夏秋冬无论启闭，政宜随时导引，以开通利导之，但勿发泄使至于汗出耳。窃疑本经当"冬不按跷，春必鼽衄"或"病颈项""春不按跷，仲夏必病胸胁，长夏必病洞泄寒中。夏不按跷，秋必风疟。秋不按跷，冬必痹厥"。其"飧泄而汗出也"一句，"飧"字当析之为"勿令"二字，如此则辞旨俱畅，可为通论矣。大抵导引，四时皆可为之，惟不得劳顿至于汗出。而苟劳顿至于汗出，则非徒无益，或反以致他疾，不特于闭藏之时为不可，虽春夏发生长育之时，亦不可。王太仆不悟本经舛漏，坚主冬不按跷，谓按跷则四时俱病，盖为纸上语所牵。而肆为臆说也。利害所系其重，予于是乎有辨。

关于小儿推拿时间的问题，有人强调捏脊在早晨。事实上推拿"不拘时"也，一年四季，从早到晚皆可进行，特别是小儿推拿对哮喘有冬病夏治的传统。现在又有春季推拿促使小儿生长。同时根据"夏吃姜"和"吃羊肉"的习俗，夏春养阳，进行"三伏推"可以祛除寒湿。在冬季则可以进行"三九推"以扶阳而养阴。只是被推的小儿不能过饥或过饱，过于畏惧者当在其情绪好转时等就不再累述。

【文献辑录】

《素问·金匮真言论》：故冬不按蹻，春不鼽衄，春不病颈项，仲夏不病胸胁，长夏不病洞泄寒中，秋不病风疟，冬不病痹厥，飧泄而汗出也。

《幼科推拿秘书》：补泄分明寒与热……子前午后要分别。

《幼科铁镜》：若用推拿须下午，推拿切莫在清晨。

《推拿三字经》：……瘟疫者，肿脖项，上午重，六腑当，下午重，二马良，兼六腑，立消亡……

第二篇

手法篇

推拿手法是以手为主进行的各种不同的操作方法。在具体运用的时候，也可借助一些器具，如做刮法时就可利用钱币或汤匙的边缘，也可配合一些中草药。

推拿手法看似简单易学，然而要做到熟练灵活，运用自如，得心应手，却非一日之功，而需要认真的学习和刻苦的锻炼。只有这样才能做到《医宗金鉴》一书中所说的"一旦临症，机触于外，巧生于内，手随心转，法从手出"。手法的好坏会直接影响到治疗效果，它是推拿治病成败的关键之一，也是小儿推拿疗法的基本功之一，不可等闲视之。如若手法不行，就不能达到在体表推拿体内有感应，即"外呼内应"的目的。

平时大家习惯将手法称为小儿推拿手法、成人推拿手法，其实二者并无绝对的区分。只是根据不同人群的特点而加以选择，即"适时用也"。真正用于小儿而成人几乎不用的很少，如"推法"。

推拿手法总的要求是"持久、有力、均匀、柔和、深透"，但在小儿推拿中，则更要注意"轻快柔和，平稳着实"。各种不同的手法又有它自己的要求，如"推法"要轻而不浮、快而不乱，"掐法"要既快又重，"摩法"则要轻而不浮、重而不滞，"拿法"要刚中有柔、刚柔相济、慢而不断等。

一、手 法

1. 推法

推法为小儿推拿常用手法之一。分为直推和旋推两种。有旋推为补、直推为清为泻（向指根方向）；屈其指直推为补、直其指直推为泻；往上推为清、往下推为补等说法。

在用推法时应蘸葱姜水或用其他粉、汁，以增强功效、润滑皮肤避免破皮。

另有在治小儿热症时，有应用指尖而不可用指头螺纹面推拿之说。如《保赤推拿法》中指出：指头箕斗旋纹处有火，若治儿热症，医者可用大指尖，勿将指头箕斗旋纹处推拿。在用推法时，前人有"推三回一"法之说，即推去三次，带回一次。

（1）直推法：指用拇指端外侧缘或拇指螺纹面或食、中二指螺纹面在穴（部）位上向前或向外做直线移动（图2-1）。

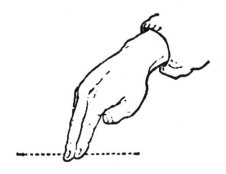

图2-1 直推法

【文献辑录】

《灵枢·刺节真邪篇》：大热遍身，狂而妄见妄闻妄言，视足阳明及大络取之，虚者补之，血而实泻之。因其偃卧，居其头前，以两手四指挟按颈动脉，久持之，卷而切，推下至缺盆中，而复止如前，热去乃止，此所谓推而散之者也。

《小儿推拿秘诀》：凡推，各指俱要指面并挨而边推之。

《小儿推拿秘诀》：凡推各指，医人以左手大食二指，拿所推之指，以右大指，自指巅推至指根而止。推三关退六腑，亦以左大食中三指，对拿总心处。而三关以右大指推，六腑以右中指退，但俱长不过三寸。

《小儿推拿秘诀》：推者，医人以右手大指面，蘸汤水于其穴处向前推也。

《小儿推拿广意》：凡推法必似线行，毋得斜曲，恐动别经而招患也。

《秘传推拿妙诀》：……三关六腑有推退之说，以三关上推上者向手肘推也，六腑下推下者，向手掌推也。虽有推退之名，而实皆谓之推也。

《秘传推拿妙诀》：凡推俱用指蘸汤水，推之太湿恐推不着实，太干恐推伤皮肤，要干湿得宜，拿则不用水。

《幼科推拿秘书》：推者，一指推去而不返，返则向外为泄，或用大指，或用三指，穴道不同。

《小儿推拿辑要》：推者，以指推去，不可带回。或用大指，或用食中指，补则向内推，清则向外推。

《小儿推拿直录》：清，用手向上推之为清。

《厘正按摩要术》：……其手法手内四指握定，以大指侧着力直推之。……夏禹铸曰：往上推为清，往下推为补。周于蕃曰：推有曲指者，则主补，取进食之义，内伤用香薷少许，和水推之，外感用葱姜煎水推之，抑或葱姜香薷并用，入水推之，是摩中之手法最重者。凡用推，必蘸汤以施之。

《推拿指南》：此法以指在儿穴上挤而上下也，但向前三次须回次……其手法有三：一用右手大指处侧着力推之；二屈儿指，用右手指外侧着力推之；三伸直儿指用右手大指外侧着力推之。

（2）旋推法：指用拇指螺纹面在穴（部）位上做旋转移动，速度较运法快，用力较指揉法轻（图2-2）。

【文献辑录】

《按摩经》：（脾土）曲指左转为补，直推之为泻。

《幼科铁镜》：大指面属脾……曲者旋也，于指正面旋推为补，直推至指甲为泻。

（3）分推法：指用两手螺纹面自穴中向穴之两旁做直线推法或"八"字形推法划开推动。分法与合法动作相反。该法实为推法的一种，故又称为分推法（图2-3），有别于成

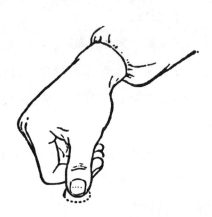

图2-2 旋推法

人推拿中的"抹法"。在具体运用时，也可配合药汤抹洗，这种方法又称为"煎抹"。

【文献辑录】

《按摩经》：（分阴阳）屈儿拳于手背上，四指节从中往两下分之，分利气

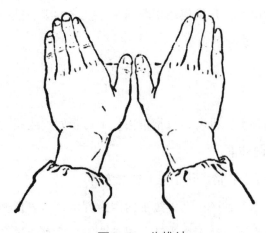

图2-3 分推法

血。

《小儿推拿方脉活婴秘旨全书》：……就横纹上以两大指中分往两旁抹，为分阴阳……

《小儿推拿秘诀》：（分阴阳推三关退六腑说）凡男女有恶，俱由于阴寒阳热之失调。故医之即当首先为之分阴阳……如寒多则宜热之，多分阳边与推三关。热多则宜凉之，多分阴边与退六腑。……如要热，分阳边一百十，则分阴边亦二三十。要凉，分阴边一百十，则分阳边亦二三十下……

《小儿推拿秘诀》：而唯阴阳有分之说，以医人用左右大指，于阴阳穴处向两边分，故谓之分，而亦谓之推也。

《小儿推拿秘诀》：（分阴阳，推三关，退六腑图说）凡分阴阳，医人以两手食、中四指托病者手背，又以两手名、小四指夹病者手掌，以二大指于阴阳处向两边分之。

《小儿推拿广意》：推坎宫，医用两大指自小儿眉心分过两旁是也。

《小儿推拿广意》：（分阴阳法）将儿手掌向上，医用两手托住，将两大指往外阴阳二穴分之，阳穴宜重分，阴穴宜轻分，但凡推病，此法不可少也。

《保赤推拿法》：分者，医以两手之指，由总经穴划向两边也。

《推拿三字经》：分阴阳者，以我两大拇指，从小天心下横纹处，两分处推之……

（4）合推法：指用两拇指螺纹面自穴两旁向穴中推动合拢，此法动作方向和分法相反。该法又称合法（图2-4）。

【文献辑录】

《按摩经》：和阴阳，从两下合之，理气血用之。

《推拿三字经》：合阴阳，以我两大指从阴阳处合之。

《保赤推拿法》：和者，医以两手之指，由儿两处经穴，合于中间一处也。

（5）运推法：指用拇指指面，食指指面或食指、中指、无名指指面在穴（部）

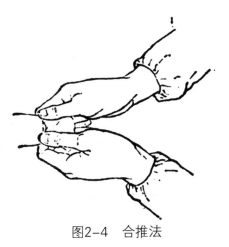

图2-4　合推法

位上由此往彼做弧形或环形移动，此法实为推法之变化运用。有顺运为泻，逆运为补；左运汗、右运凉及左转止吐，右转止泻等说法。该法较直推法用力为轻，仅在皮表做此法，不带动深层组织；较旋推法幅度面积大（图2-5）。

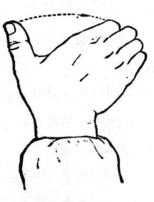

图2-5 运推法

【文献辑录】

《按摩经》：运八卦……左转止吐，右转止泻。

《小儿推拿秘诀》：（字法解）运者，亦医人以右手大指推也。但如八卦，自乾上推起至兑上止，周环旋转，故谓之运。又如运土入水，自脾土推至肾水止；运水入土，自肾水推至脾土止。因有土入水，水入土之说，故谓之运，而实皆谓之推也。

《小儿推拿秘诀》：运八卦，运土入水……（运水入土图说）凡运八卦，医用大指面，自乾上起推至兑上止，但到离上轻轻带过，恐推动心火，除俱要动。

《万育仙书》：运内劳宫……左运汗，右运凉。

《小儿推拿广意》：运太阳，往耳转为泻，往眼转为补。

《小儿推拿广意》：诸热门……夫胎热……运斜肘……

《小儿推拿广意》：医用左手拿儿左手四指，掌心朝上，右手四指略托住小儿手背，以大指自乾起至震，四卦略重，又轻运七次，此为定魄。自巽起推兑四卦略重，又轻转运七次，此为安魂。自坤推至坎，四卦略重，又轻转运七次，能退热。自艮推起至离，四卦略重，又轻七次能发汗。若咳嗽者，自离宫推起至乾四卦略重，又轻运七次，再坎离二宫直七次，为水火既济也。

《幼科推拿秘书》：运者，运五经八卦也。五经用食将指平行，八卦用大指肉侧行。

《小儿推拿辑要》：运者，运五经八卦是也，五经用大指，或中指，平行于五指根纹之间，一往一来为一运。八卦用大指侧行，法以我大指按于离宫之上，不使其推动离火，以右手大指，自坤推向乾，留兑不推，自乾再推至坤，亦以往来为一运。

《保赤推拿法》：运者，医以指于儿经穴，由此往彼也。

《厘正按摩要术》：（周于蕃曰）运则行之，谓四面旋转环绕而运动之也，宜轻不宜重，宜缓不宜急，俾血脉流动、筋络宣通，则气机有冲（中）和之致。

《推拿捷径》：运者，行动之谓也。

2. 一指禅推法

一指禅推法是指用拇指指端、螺纹面或偏峰着力于一定的部位或穴位上，通过腕部的摆动运动，使产生的力持续地作用于经络穴位上。做一指禅推法时，应肩关节放松，肘关节微屈下垂略低于腕，而腕关节自然悬屈（图2-6）。

3. 掌推法

掌推法是指用指腹、掌面着力于一定部位上，进行单方向的直线推动。小儿推拿中常用的是掌推法（图2-7）。

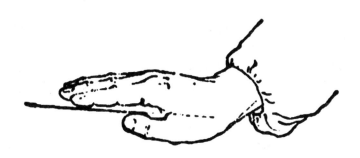

图2-6　一指禅推法

图2-7　掌推法

4. 擦法

擦法是指用拇指外侧缘或食、中指指面在体表来回摩擦；或用手掌、大鱼际、小鱼际等部在部位上来回摩抹。擦法为推拿常用手法之一。用指、掌、鱼际部擦之，分别称为指擦法（图2-8）、掌擦法、鱼际擦法。

【文献辑录】

《幼科推拿秘书》：揉脐及龟尾并擦七节骨……自龟尾擦上七节骨为补，水泻专用补。若赤白痢，必自上七节骨擦下龟尾为泄，推第二次再用，盖先去大肠热毒，然后可

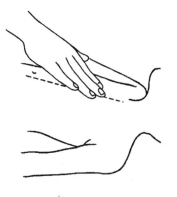

图2-8　指擦法

补也。若伤寒后骨节痛，专擦七节骨至龟尾。（按：现多称推上七节骨或推下七节骨。）

5. 揉法

揉法是指用拇指指端或食指指端或中指指端或食指、中指、无名指指端紧紧附着于穴位上做和缓回转的按抚动作。除用手指指端外，还可运用鱼际部或掌心或掌根做揉法，故可分别称之为指揉法（图2-9）、鱼际揉法（图2-10）、掌根揉法（图2-11）。揉法较旋推法、运法、摩法均用力大些，在做揉法时要带动皮下组织，而不是在皮表抚摩。揉法为小儿推拿常用手法之一。有左揉止吐、右揉止泻之说。

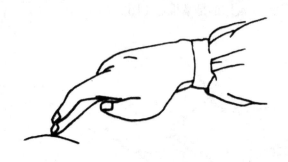

图2-9　指揉法

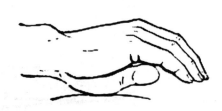

图2-10　鱼际揉法

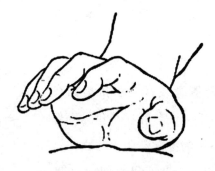

图2-11　掌根揉法

【文献辑录】

《景岳全书·卷四十五·痘疹诠·下》：治发热，便见腰痛者，以热麻油按痛处揉之可也。

《景岳全书·卷四十七·外科钤·下》：亦有所乳之子，隔有滞痰；口气熯热，含乳而睡，热气所吹，遂成肿痛，于初起时须吮乳使通，或忍痛揉散之，失治必成痈。（按：此指乳痈揉之，非小儿病也。）

《幼科推拿秘书》：……揉天枢，用大将二指，双揉齐揉。中脘全掌揉。曲池、阳池将指揉。脐与龟尾，皆搓掌心。用三指揉之，或用二指，视小儿大小。

《幼科推拿秘书》：揉涌泉……左揉止吐，右揉止泻……

《小儿推拿辑要》：揉者，如揉天枢，用大中二指揉，中脘用手掌揉；曲尺、阳池，用中指揉；脐与龟尾，则搓手掌，用三指之类。

《医宗金鉴·正骨心法要旨》：……当先揉其筋，令其和软，再按其骨，徐徐合缝……

《保赤推拿法》：揉者，医以指按儿经穴，不离其处而旋转之也。

《推拿述略》：揉太阳，男则重揉太阳以发汗，重揉太阴以止汗。女则重揉太阴以发汗，重揉太阳以止汗。凡揉太阳约三十遍，必兼揉太阴约九遍，凡揉太阴约三十遍，必兼揉太阳约九遍。但令微汗，勿使过汗为宜。

《厘正按摩要术》：（周于蕃曰）揉以和之，揉法以手宛转回环，宜轻宜缓，绕于其上也。是从摩法生出者，可以和气血，可以活经络，而脏腑无闭塞之虞矣。

6. 摩法

摩法是指以食指、中指、无名指指面或掌心在穴（部）位上抚摸并做环旋磨研（图2-12）。摩法有顺摩为补，逆摩为泻；掌摩为补，指摩为泻；缓摩为补，急摩为泻等说法。前人在用摩法时常配以药膏，并又称之为膏摩。摩法为小儿推拿常用手法之一。该法较推法用力为轻，而较运法则重。按：前人又有"炒熨"法，即用摩法时配以膏、丸、散也。

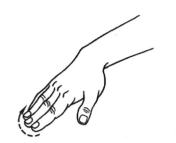

图2-12 摩法

【文献辑录】

《素问·病能论》：……其中手如针也，摩之切之……

《素问·至真要大论》：坚者削之……摩之浴之……

《景岳全书·卷四十四·痘疹诠·中》：痘疮起发之初……如或作痒，须抚摩，勿使撞破，以致难贯，最当慎也。

《圣济总录》：摩之别法，必与药俱，益欲浃于肌肤，而其势快利。若疗伤寒以白膏摩体，手当千遍，药力乃行，则摩之用药又不可不知也。

《圣济总录》：可按可摩，时兼而用，通谓之按摩。按之弗摩，摩之弗按。按之以手，摩或兼以膏，适所用也。……通评虚实论曰：痛不知所，按之不应，乍来乍亡，此按不兼摩也。华佗曰：伤寒始得一日，在皮肤，当摩膏火灸即愈。此摩不兼于按，必资之药也。

《太平御览·卷七百四十一·疾病部四·眩》：……佗令弟子数人，以铍刀决脉五色，尽视赤血出，乃以膏摩之，覆被汗出，饮以葶苈大血散，立愈。

《医宗金鉴》：摩者，谓徐徐揉摩之也……摩其壅聚，以散瘀结之肿。

《厘正按摩要术》：（周于蕃曰）按而留之，摩以去之。又曰：急摩为泻，缓摩为补。摩法较推则从轻，较运则从重。或用大指，或用掌心。……其后掐法属按，揉法推运搓摇等法均从摩法出入。

《厘正按摩要术》：摩法，前人以药物摩者多……

《石室秘录》：摩法，不宜急、不宜缓、不宜轻、不宜重，以中和之义施之。

《至游子·卷下·真诰篇》：（太素丹经景曰）一面之上，尝得左右手摩拭之，使热高下随形，皆使极布焉，可使皱斑不生而光泽。

《推拿指南》：摩法……其手术又三。一用右大指侧直摩之；二用右手掌心摩之；三用两掌心交互摩之。

7. 挪法

挪法是指用掌心在一定部位上自上而下，左右往来慢慢移动。本法相当于"摩法"变化运用时之"开合法"（图2-13）。

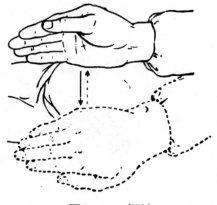

图2-13　挪法

【文献辑录】

《幼科集要》：开璇玑……再用热汁入右掌心，合儿脐上，左挪六十四次，右挪六十四次，挪毕……

8. 搓法

搓法是指双掌挟住或置于一定部位，双手交替或同时用力擦揉。在搓手指时似同捻法，若用于背部或胁肋时又形似自前向后的摩法（图2-14）。

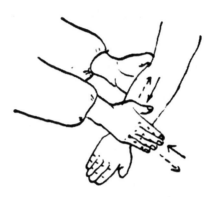

图2-14　搓法

【文献辑录】

《医宗金鉴》：……先以手轻轻搓摩，令其骨合筋舒……

《保赤推拿法》：搓者，医指在儿经穴，往来摩之也。

《厘正按摩要术》：（周于蕃曰）搓以转之，谓两手相合而交转以相搓也，或两指合搓，各极运动之妙，是从摩法生出者。

9. 摇法

摇法是指用左手扶住或托住肢体被摇关节近端，右手握住肢体远端做较大幅度转动（图2-15）或摆动（图2-16）。有寒证往里摇，热证往外摇之说。做摇法时，幅度应逐渐增大，速度先缓后速。

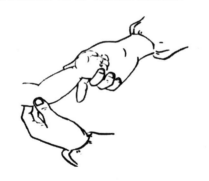

图2-15　运肘

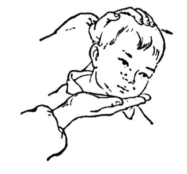

图2-16　摇法

【文献辑录】

《小儿推拿广意》：猿猴摘果……寒症往里摇，热症往外摇。

《保赤推拿法》：摇者，或于儿头或于儿手使之动也。

《厘正按摩要术》：（周于蕃曰）摇则动之。又曰：寒证往里摇，热证往外摇。是法也，摇动宜轻，可以活经络，可以和气血，亦摩法中之变化而出者。

《推拿捷径》：摇者，活动之谓也，手法宜轻不宜重……

10. 按法

按法是指用拇指指端用力在穴（部）位上压按或揿压该穴（部）位（图2-17）。还可用拇指背屈指间关节突起处，或掌心或掌根或肘尖做按法。故又分别称之为指按法、掌按法、肘压法。常在做按法的时候配合揉拨动作，以加强效应。小儿推拿常用指按和掌按。指按法又称点法或称为指针法，取以指代针之意。

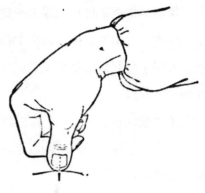

图2-17　按法

【文献辑录】

《素问·阴阳应象大论》：……其慓悍者，按而收之……气虚，宜掣引之。

《素问·举痛论》：……寒气客于肠胃之间，膜原之下，血不得散，小络急引，故痛。按之则血气散，故按之痛止。……寒气客于背俞之脉，则脉泣，脉泣则血虚，血虚则痛，其俞注于心，故相引而痛，按之则热气至，热气至则痛止矣。

《素问·调经论》：……神不足者，视其虚络，按而致之，刺而利之，无出其血，无泄其气，以通其经，神气乃平。

《素问·调经论》：……肌肉坚紧，荣血泣，卫气去，故曰虚，虚者聂辟气不足，按之则气足以温之，故快然而不痛。

《素问·离合真邪论》：……按而止之。

《灵枢·癫狂篇》：厥逆，腹胀满、肠鸣，胸满不得息，取之下胸二胁，咳而动手者，与背俞，以手按之，立快者是也。

《肘后备急方·故卒中五·尸方第六》：闭气忍之数十度，并以手大指，按心下宛宛中，取愈。

《景岳全书·卷二十五·杂证膜·心腹痛》：凡虚痛之候，每多连绵不止，而亦无急暴之势，或按之、揉之、温之、熨之，痛心稍缓。

《医宗金鉴》：按者，谓以手往下抑之也。

《针灸传真》：指针无疏于金针，金针补泻，不外上下迎随。指针补泻，亦不外上下迎随。金针之进退补泄法，则为指针之进退补泻法。不过金针刺入也深，指针按下也浅。……针芒有向上向下之分，指头亦有向上向下之别。针头有左右搓转之殊，指头亦有左右推揢之异。行针有提插捣臼之法，用指亦有起落紧缓之势。知用针之诀者，即知用指之快焉。

《厘正按摩要术》：（周于蕃曰）按而留之者，以按之不动也。按之从手从安，以手探穴而安于其上也……以言手法，则以右手大指面直按之，或用大指背屈而按之，或两指对过合按之，其于胸腹则又以掌心按之，宜轻宜重，以当相机而行。

《至游子·卷下·真诰篇》：……耳数按抑，则聪彻矣……鼻数按其左右，则气平矣。

《推拿指南》：按法，此法亦名拿法，用手在穴上抑之，使下也。其手术有四：一用右手大中二指相对着力合按之；二用右手大指面直按之；三用大指背屈按之；四用右手掌心按之。

《推拿捷径》：……为开通闭塞，导引阴阳之法也。

《平乐郭氏正骨法》：按之操，有名指针，多施于四肢关节之限痛，觅痛处而按之。继旋、滑、进、按之；其痛可减，是谓正痛之按。其痛重者，施近穴按之，谓曰移痛。

11. 捺法

捺法指用指或掌在穴（部）位上做一松一紧按压，相当于"按法"之变化运用；或用指腹在体表按抹，相似于"抹法"（图2-18）。

【文献辑录】

《景岳全书·卷二十七·杂证膜·耳证》：凡耳窍或损或寒或震伤，以致暴聋或鸣不止者，即以手中指于耳窍中轻轻按捺，随捺随放，随放随捺，以引其气，捺之数次，其气必至，则窍自通矣。凡值此者，若不速为引导，恐而渐闭，竟不开耳。

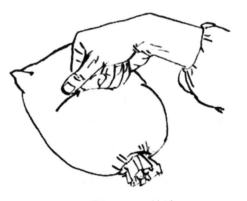

图2-18　捺法

12. 拿法

拿法是指用拇指指端和食指、中指指端或用拇指指端与其余四指指端相对用力提持筋腱的方法。后者又称为五指拿。拿法为小儿推拿常用手法之一。在有些小儿推拿著作中，将其归为按法之一种，实际上拿法和按法动作并不相同。在临床操作时，有时用食指或中指指端在筋腱扣拨，进行弹筋拨络，这种方法也称为拿法，如拿极泉、拿委中等（图2-19）。

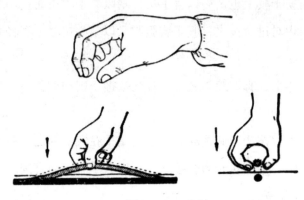

图2-19　拿法

【文献辑录】

《小儿推拿秘诀》：凡医人入门，见病者如骤感而轻，可不必拿。若久感而沉重者，必须一拿以试之，然后便于用功。

《小儿推拿秘诀》：医用右手大指，跪于孩童总位上，而以中指于一窝风处，对着大指尽力拿之；此法所谓急惊，拿之即醒。或医用右手食中二指，夹孩童左手中指甲梢，却用大指当所拿中指甲巅，一折拿之；或用医大指甲巅，掐入病中指甲内者尤为得力。此二法，不拘急慢惊，并可拿之。凡看病入门，必先用此以试之。如拿之而病者一声哭醒，即连哭数声者，可生之兆也，即莫照病求法推之。轻者即愈，重者久推亦愈。若拿而口撮如鱼口样，声叫如鸦声样者，并难治也。然亦尽力用功，冀其万一之生。则在好生者之仁心耳。总位一窝风穴，俱载后。又有医将两手托着病者两手背，紧紧连指掌一把拿住，扯旁两胁，一总尽力夹住者此法发狂，或用手抓人，或手足扬舞，僵搐者用之极妙。又病者口紧不开，医人将大中二指，着力拿其牙关穴自开。

《小儿推拿秘诀》：拿者，医人以两手指或大指，或各指，于病者应拿穴处，或捏或掐或揉，皆谓之拿也。

《小儿推拿辑要》：拿者，则以一手之食指大指拿之，如拿合谷穴，拿内外劳宫之类是。宜有以两手拿之者，如面部之太阳，风池，须两手双拿。天门，肘，用一手拿，天门虎口一手拿，曲尺之类是也。

《厘正按摩要术》：（周于蕃曰）按而留者，以按之不动也。……以言手法……或两指对合按之……

《推拿指南》：按法，此法亦名拿法……用右手大中二指，相对着力合按之……

13. 捏法

（1）三指捏法是指用拇指桡侧缘顶住皮肤，食、中指前按，拇、食、中三指指端撮聚皮肤并同时用力提拿，双手交替移动向前的方法（图2-20）。该法在上海地区民间俗称为"翻皮肤"。捏因常用于脊背，且治疗多种疾病，故又称为"捏脊疗法"。

（2）二指捏法是指食指屈曲、用食指中节桡侧缘顶住皮肤，拇指端前按，拇、食指挟住皮肤并用力提拿，双手交替移动向前的方法（图2-21）。

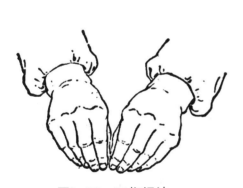
图2-20　三指捏法

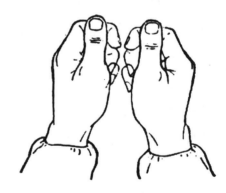
图2-21　二指捏法

【文献辑录】

《肘后备急方》：……拈取其脊骨皮，深取痛引之，从龟尾至顶乃止，未愈更为之。

14. 撮法

撮法是指用五指把肌皮抓拢捏起，一抓一放，慢慢移动的方法（图2-22）。

【文献辑录】

《小儿推拿方脉活婴秘旨全书》：黄蜂入洞……众小指随后，一撮一上，发汗可用。

15.拈法

拈法是指用手指搓捻，或拿捏皮肤等一定部位的方法（相当于三指捏法）。

【文献辑录】

《按摩经》：……用手拈小儿小指，名曰苍龙摆尾。

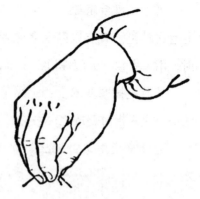

图2-22　撮法

16.掐法

掐法是指用拇指指甲重刺穴位，以不刺破皮肤为宜。此法常用于急惊（图2-23）。

【文献辑录】

《景岳全书·卷十一·杂证膜·厥逆》：……故致卒仆暴死，宜先掐人中。

《幼科推拿秘书》：掐者，用大指甲将病处掐之，其掐数亦如推数。

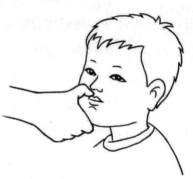

图2-23　掐法

《保赤推拿法》：掐者，医指头在儿经穴轻入而向后出也。

《厘正按摩要术》：说文，爪刺也。玉篇：爪按曰掐。周玉蕃曰：掐由甲入也。夏禹铸曰：以指代针也……法以大指甲按主治之穴，或轻或重，相机行之。

《厘正按摩要术》：掐由甲入，用以代针，掐之则生痛，而气血一止，随以揉继之，气血行而经络舒也。

17.捻法

捻法是指用拇指、食指螺纹面捏住一定部位，做对称搓转活动。捻法在小儿推拿中又称为搓指，常用于手（足）指（趾）小关节（图2-24）。

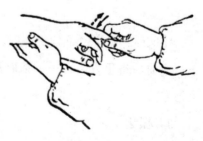

图2-24　捻法

【文献辑录】

《补要袖珍小儿方论·秘传看惊掐筋口授手法论》：用手捻小儿手小指，名曰苍龙摆尾。

《医宗金鉴》：……再捻筋结，令其舒平……

《保赤推拿法》：捻者，医以两推摄儿皮，微用力而动也。

18. 刮法

刮法是指用拇指外侧缘或用食指、中指指面或用器具的光滑边缘（如汤匙等）由此往彼推动，形似直推法，但较直推法用力较重。在用刮法时，可蘸汤水、油类，以润滑皮肤，避免破皮。常刮至皮下瘀滞，见皮肤呈红紫色（图2-25）。

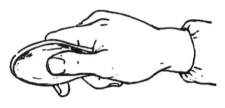

图2-25　刮法

【文献辑录】

《保赤推拿法》：刮者，医指挨儿皮，略加力而下也。

19. 扯（撦）法

扯（撦）法是指用拇指、食指指端摄住皮肤［图2-26（1）］或食指、中指中节夹住皮肤［图2-26（2）］，用力做一拉一放动作的方法，不同于拧法。常扯至局部呈红紫色为度。

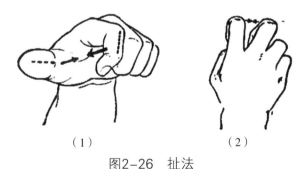

（1）　　　　　　　　　（2）

图2-26　扯法

【文献辑录】

《按摩经》如被惊吓，又热又跳，先撦五指，要辨冷热。

《保赤推拿法》：扯者，于儿皮轻轻频摄之而频弃之也。

20. 拍打法

拍打法是指用手掌或食指、中指、无名指、小指在部位上拍击的方法。

【文献辑录】

《按摩经》：飞经走气……用手打拍……

《小儿推拿方脉活婴秘旨全书》：飞经走气……用手打拍乃行也。

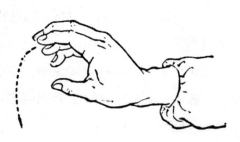

图2-27　捣法

21. 捣法

捣法是指用中指指端叩击穴位的方法。相当于"指击法"（图2-27）。

【文献辑录】

《推拿三字经》：……自天廷至承浆各捣一下，以代针法。

《推拿三字经》：……眼翻者，上下僵，揉二马，捣天心，翻上者，捣下良（捣者打也）……翻下者，捣上强，左捣右，右捣左……

22. 弹法

弹法是指用拇指指端压住中指指甲，然后中指用力伸开，用中指指端击打穴位；或用中指指端顶住食指指甲，然后食指用力伸开击穴的方法。

【文献辑录】

《按摩经》：打马过河……弹内关、阳池、间使……

《秘传推拿妙诀》：打马过天河……医人开食中二指，弹病者中指甲十余下。

23. 笃法

笃法是指四指屈曲，以中指第二指间关节突出部敲击穴位的方法（图2-28）。

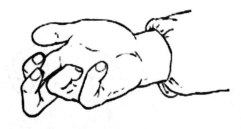

图2-28　笃法

【文献辑录】

《按摩经》：飞经走气，先运五经，后五指开张，一滚，一笃……

《小儿推拿方脉活婴秘旨全书》：（飞经走气法）……用五指关张一滚，一笃……

24. 㨰法

㨰法是指用手背小指侧部附着于穴（部）位上，使腕关节做屈伸外旋的连续

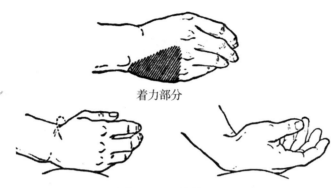

着力部分

图2-29 滚法

滚动的方法。本法为推拿常用手法之一（图2-29）。

【文献辑录】

《按摩经》：飞经走气，先运五经，后五指开张一滚……

《小儿推拿方脉活婴秘旨全书》：飞经走气法，……用五指关张一滚、一笃……

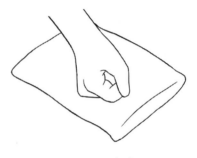

图2-30 滚法

按："滚法"为一指禅滚法之发展。该法柔和有力，适用于项背、腰臀及四肢，为推拿常用手法。另有用掌背小指、无名指、中指掌指关节做滚法，多用于肌肉坚韧丰满处，压力较大，此法乃滚法的变化，小儿推拿中多不用。

至于一指禅推拿流派中亦有手握空拳，多以手背小指、无名指、中指、食指第二指间关节突出部在体表来回滚动的，称之为"滚法"，又称"小滚法"（图2-30）。

文献中所说的"滚"与上面讲的应为两回事，究竟小儿推拿文献记载的"滚"属何样，当再推考。

二、复式操作法

在小儿推拿著作中，有提到"十二手法"或提到所谓"大手法""大手术""复合手法"等，严格地讲，这些既不能说是单纯的手法，又很难说是大手法，也不是手法简单的复合，而实际上是小儿推拿疗法中的一些操作方法。这些方法多有一定程式和特定名称。因为这些操作方法往往是用一种或几种手法在一个穴位或几个穴位上进行的，故现称为"复式操作法"。

复式操作法的名称都是原来特定的，这些名称一是根据操作法的形象而定，如"苍龙摆尾""双凤展翅""老虎吞食"等；二是依其手法名称和操作的穴位而定，如"运土入水""运水入土"；三是据其操作法的功用而定，如"飞经走气"。

复式操作法在小儿推拿著作中，有些同名异法，有些同法异名，有些虽操作基本相似而名各异。然而，这些操作方法作为小儿推拿治疗方法的特色，仍然被沿用至今。现据小儿推拿著作中所记载的加以汇集整理，并说明一二，以供探讨。

1. 二龙戏珠

操作法：以右手拿儿食指、无名指端，左手按捏阴穴、阳穴，往上按捏及曲池，寒证重按阳穴，热证阴穴重按，最后左手捏拿阴、阳穴处，右手拿儿食、无名指摇动（图2-31）。

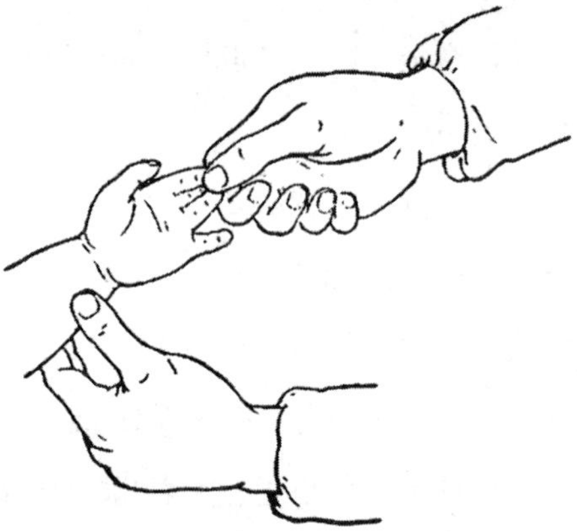

性能：温和。

主治：寒热不和。

图2-31　二龙戏珠

按：本法计有五种，参见"文献辑录"。

【文献辑录】

《医门秘旨》：用手指掐小儿中指第一节。

《按摩经》：……二龙戏珠法，温和可用他……

《按摩经》：（二龙戏珠）以两手摄儿两耳轮戏之，治惊。眼向左吊则右重，右吊则左重；如初受惊，眼不吊，两边轻重如一；如眼上则下重，下则上重。

《小儿推拿方脉活婴秘旨全书》：（二龙戏珠法）用二大指、二食指并向前，小指在两旁，徐徐向前，一进一退，小指两旁掐穴，半表里也。

《小儿推拿方脉活婴秘旨全书》：……二龙戏珠，利结止搐之猛将……

《万育仙书》：医以两手摄儿两耳轮戏之，又用两手指在二两鼻孔揉之，其功用温和法。

《医学研悦·附刻小儿推拿》：将大指二指擦病儿两鼻边，将二指掐两耳，若眼向左须右重，眼向右须左重，眼向上则下重，眼向下则上重。

《推拿秘旨》：将自己二手中指曲之，脾土指伸之，二大肠指合之，从揿上行，乃肺经指两旁分轻重。

《小儿推拿广意》：此法性温，医将右大食中三指捏儿肝肺二指，左大食中三指捏儿阴阳二穴，往上一捏一捏，捏至曲池五次。热症，阴捏重而阳捏轻。寒症，阳重而阴轻。再捏阴阳，将肝肺二指摇摆二九三九是也。

《幼科推拿秘书》：（二龙戏珠）此止小儿四肢掣跳之良法也。其法性温，以我食将二指，自儿总经上参差以指头按之，战行直至曲池陷中，重揉，其头如圆珠乱落，故名戏珠，半表半里。

《儿科推拿摘要辨证指南》：医将右大、食、中三指，捏儿肝肺二指，左大、食、中三指，捏儿阴阳二穴。往上一捏，捏至曲池五次。热症阴捏重而阳捏轻，寒症阳重而阴轻。再捏阴阳二穴，将肺肝二指摇摆二九、三九是也。此止小儿四肢掣跳之良法。以我将食二指，自总筋上，参差以指头，按之战行，直至曲池陷中，重揉缘指头如圆珠乱落，故名戏珠。半里半表。

2. 双龙摆尾

操作法：左手托儿胕肘处，右手拿儿食、小二指，往下扯摇（图2-32）。

性能：开通闭结。

主治：二便不通。

按：此法又名"二龙摆尾"，计有三种，参见"文献辑录"。

【文献辑录】

《小儿推拿秘诀》：医人屈按病者中、名二指，摇食、小二指，故名双龙摆尾。

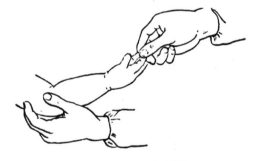

图2-32　双龙摆尾

《医学研悦·附刻小儿推拿》：大小指伸，中三指屈，按病儿中名二指，摇食小二指，是名摆尾。（又云）将小儿两耳提上耳尖发热，扯下耳珠取凉，凡气吼发热，提之数次，即见和平。

《推拿秘旨》：将二小指向后，二大指向前摆至曲宛上至，乃温良之法。

《幼科推拿秘书》：其法以我右手拿小儿食小二指，将左手托小儿胛肘穴，扯摇如数，似双龙摆尾之状。又或以右手拿儿食指，以我左手拿儿小指，往下摇拽，亦似之。其功用此解大小便结之妙法也，主治大小便结。

《推拿指南》：二龙摆尾法：此法治大小便结，用一手持食指，一手持小指摇之，男左女右。

3. 乌龙摆尾

操作法：左手拿住儿胛肘处，右手拿儿小指摇动（图2-33）。

性能：开闭结。

主治：二便不爽。

【文献辑录】

《小儿推拿方脉活婴秘旨全书》：……乌龙摆尾开闭结。

《小儿推拿方脉活婴秘旨全书》：乌龙摆尾法：用手拿小儿小指，五指横住胛肘，将小指摇动，如摆尾之状，能开闭结也（小指属肾水、色黑，故也）。

按：《增图考释推拿法》称此为"乌龙双摆尾"。

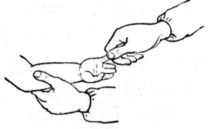

图2-33　乌龙摆尾

4. 苍龙摆尾

操作法：右手拿儿食、中、无名三指，左手自总经至胛肘来去搓揉几遍后，拿住胛肘处，右手持儿三指摇动（图2-34）。

性能：开胸。

主治：发热。

【文献辑录】

《医门秘旨》：苍龙摆尾：用手捻小指头。

《按摩经》：……用手拈小儿小指，名曰：苍龙摆尾。

《小儿推拿广意》：医右手一把拿小儿左食中名三指，掌向上，医左手侧尝从

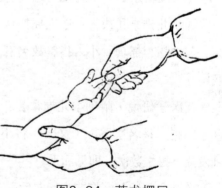

图2-34　苍龙摆尾

总经起，搓摩天河及至斗肘略重些，自斗肘又搓摩至总经，如此一上一下三四次。医又将左大食中三指担斗肘，医右手前拿摇动九次。其功用退热、开胸、通便，主治发热、烦躁、腹胀、便秘。

《万育仙书》：此法以一手掐心经，一手掐点劳宫，摇之。……其功用和气生血，治惊。

《万育仙书》中所载之"苍龙摆尾"，实为《按摩经》中之"丹凤摇尾"。

5. 龙入虎口

操作法：左手托儿掌背、右手叉入儿虎口，用拇指或推或按揉儿板门处。（图2-35）。

性能：性温。

主治：发热、吐泻。

【文献辑录】

《按摩经》：板门穴，往外推之，退热、除百病；往内推之，治四肢掣跳。用医之拇指，名曰：龙入虎口……

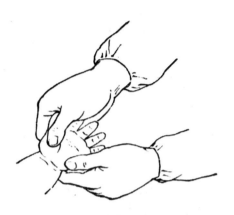

图2-35　龙入虎口

6. 老虎吞食

操作法：在儿足跟仆参或昆仑处，隔绢帕咬之。

性能：开窍镇惊。

主治：昏厥、惊症。

【文献辑录】

《医门秘旨》：仆参穴在脚后跟，小儿急惊就死。手脚掣跳之症，用口咬，名曰猛虎吞食。

《小儿推拿方脉活婴秘旨全书》：（仆参穴）治小儿吼喘，将此上推、下掐，必然苏醒。如小儿急死，将口咬之，则回生，名曰老虎吞食。

7. 双凤展翅

操作法：用双手食、中两指夹儿两耳向上提几次后，再按掐儿眉心、太阳、听会、牙关、人中、承浆等穴（图2-36）。

性能：温肺。

主治：风寒咳嗽。

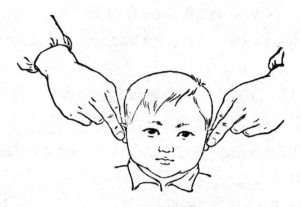

图2-36　双凤展翅

【文献辑录】

《医学研悦·附刻小儿推拿》：医将右手食指，拿病儿大指，屈压内劳宫，大指拿外劳宫，又将大指跪顶外一窝风，并食中二指，拿住内一窝风，右手摇动。

《推拿秘旨》：拿他人四指向后仰上，起用大指掐三指，展至曲宛上揉一揉，乃引动上膈之气。

《小儿推拿广意》：双凤展翅：医用两手中、食二指捏儿两耳往上三提毕，次捏承浆，又指捏颊车及听会、太阴、太阳、眉心、人中穴。

《小儿推拿直录》：凡行提法者，医用两手中食二指，捏儿二耳，往上三提毕，次捏承浆，又次捏颊车，及听会、太阴、太阳、眉心、人中，方完其面部推拿之法也。

8. 凤凰展翅

操作法：双手握儿腕部，两拇指分别按捏儿阴、阳穴之后，左手拿儿肘肘处，右手握儿腕部，向下摆动几次后再向外向上摇动（图2-37）。

性能：性温。

主治：寒证。

【文献辑录】

《小儿推拿广意》：医用两手托儿手掌向上，于总经上些，又用两手上四指在

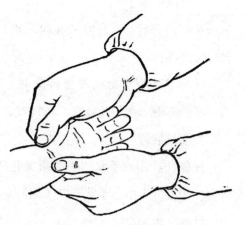

图2-37　凤凰展翅

下两边爬开，二大指在上阴阳穴往两边爬开，两大指在阴阳二穴，往两边向外摇二十四下，掐住捏紧一刻，医左大食中三指侧拿儿肘，手向下轻摆三四下，复用左手托儿肘上，右手托儿手背，大指掐住虎口，往上向外顺摇二十四下。其功用救暴死，舒喘胀，除噎，定惊。主治外感，咳嗽，流涎。

《小儿推拿直录》：此法性温治凉。医用两手托儿手掌向上，于总经上些，又用两手上四指在下两边爬开，二大指在上阴阳穴往两边爬开，两大指在阴阳二穴，往两边向外摇二十四下，复用左手托儿手肘上，右手托儿手背，大指捏住角口，往上向外顺摇二十四下。

9. 凤凰单展翅

操作法：用左手拿捏儿腕部内、外一窝风处，右手拿捏内、外劳宫摇动。

性能：温热，顺气和血。

主治：虚热、寒痰。

按：本法计有四种，参见"文献辑录"。

【文献辑录】

《按摩经》：……凤凰单展翅，虚浮热能除……

《按摩经》：凤单展翅、温热。用右手大指掐总筋，四指翻在大指下，大指又起又翻，如此做至关中、五指取穴掐之。

《小儿推拿方脉活婴秘旨全书》：用大指掐总筋，四指皆伸在下，大指又起，又翻四指，如一翅之状。

《小儿推拿秘诀》：医人将右手食指，拿病者大指屈压内劳宫，大指拿外劳宫。又将左手大指跪顶外一窝风，并食、中二指拿住内一窝风，右手摆动。

《幼科推拿秘书》：用我右手单拿儿中指，以我左手按掐儿胛肘穴圆骨，慢摇如数，似凤凰单展翅之象，除虚气虚热俱妙。其性温，治凉法，主治此打噎能消之良法也，亦能舒喘胀。

《万育仙书》：此法用手拿儿脾、肾二经傍，手肘活动摇之。又一法，详后本条下。其功用化痰顺气，虚热能除。

《保赤推拿法》：用大指掐总筋，四指皆伸在下。大指又起又翻，四指如一翅之状，掐至内关，大热，治一切寒症。

10. 凤凰鼓翅

操作法：左手托儿肘部，右手握儿腕部拇、食二指分别按掐儿腕部桡、尺骨头前陷中摇动。

性能：和气血。

主治：黄肿、痰鸣、昏厥。

按：本法又称"凤凰转翅"参见"文献辑录"。

【文献辑录】

《按摩经》：（凤凰鼓翅）掐精宁、威灵二穴，前后摇摆之，治黄肿也。（按：据《按摩经》图示，精、威二穴在腕部桡、尺骨头前陷中。）

《保赤推拿法》：（凤凰鼓翅法）……治黄肿，又治暴死，降喉内痰响。

《厘正按摩要术》：……所谓凤凰转翅也治黄肿。（按：法同《按摩经》。）

11. 赤凤摇头

操作法：左手捏儿胐肘处，右手依次拿儿五指摇动，然后摇肘。

性能：通关顺气。

主治：上肢麻木、惊证。

按：本法计有五法，参见"文献辑录"。此法又称"丹凤摇头"。

【文献辑录】

《按摩经》：以两手捉儿头而摇之，其处在耳前少上，治惊也。

《按摩经》：……赤凤摇头助气长……

《小儿推拿方脉活婴秘旨全书》：（赤凤摇头）此法将一手拿小儿中指，一手五指，攒住小儿胐肘，将中指摆摇，补脾、和血也（中指属心，色赤，故也）。

《小儿推拿秘诀》：（赤凤摇头）医将右大、食二指，拿病者大指头摇摆之，向胸内摆为补，向外摆为泄。又医将一手拿病者曲尺，将一手拿病者总心经处摇摆之，为摇胐肘，亦向胸内为补，外为泄。

《万育仙书》：（赤凤摇头）医以两手捉儿头摇之。又二法详后本条下，其功用和气血，主治惊。

《推拿秘旨》：（赤凤摇头）将手拿大肠肺经，三指向后，将自己脾土大肠二指捻上，左右摇掐，至曲宛上止。乃温凉之法，温痰化气。

《新刻幼科百效全书》：（赤凤摇头）助脾和血气。凡做此法，以两手捉儿头而摇之，其住在耳前少上，治惊也。

《小儿推拿广意》：（赤凤摇头法）法曰，将儿左掌向上，医左手以食中指轻轻捏儿肘肘，医大中食指先捏儿心指，即中指，朝上向外顺摇二十四下；次捏肠指，即食指，仍摇二十四下；再捏脾指，即大指，二十四；又捏肺指，即无名指，二十四；末后捏肾指，即小指，二十四。男左女右，手向右外，即男顺女逆也，再此即是运斗肘，先做各法完，后做此法。能通关顺气，不拘寒热，必用之法也。

《幼科推拿秘书》：（赤凤摇头）其法以我左手食中二指，掐按小儿曲池内，作凤二眼，以我右手仰拿儿小食无名四指摇之，似凤凰摇头之状，其功用通关顺气，不拘寒热，主治此消膨胀舒喘之良法也。

《小儿推拿直录》：（赤凤摇头图）其法将儿左掌向上，医用左手大、食、中指，轻轻捏儿肘肘，以右手大、食、中指，先捏儿心指，朝上向外顺摇二十四下，次肝指，次脾指，次肺指，再次捏肾指，俱顺摇二十四下，女摇右手亦朝上向外，各摇二十四下，即男顺女逆也，再此即是运肘。治寒热均宜，能通关顺气。亦能治慢惊也。

《厘正按摩要术》：（赤凤摇头）此消膨胀，舒喘，通关顺气，不拘寒热，必用之法也。法以我左手食将二指，掐按小儿曲池内，作凤二眼。以我右手仰拿儿食将无名小指四指，摇之，似凤鸟摇头之状。法治寒热均宜，能通关顺气。将儿左掌向上，医用左手大、食、中指，轻轻捏儿肘肘，以右手大、食、中指，先捏儿心指，朝上向外顺摇二十四下，次肝指，次脾指，次肺指，再次捏肾指，俱顺摇二十四下，女摇右手亦朝上向外，各摇二十四下，即男顺女逆也。治寒热均宜，能通关顺气。

12. 丹凤摇尾

操作法：左手拇、食二指按捏儿内、外劳宫处，右手先掐儿中指端，然后拿儿中指摇动（图2-38）。

性能：和气生血。

主治：惊证。

【文献辑录】

《按摩经》：（丹凤摇尾）以一手掐劳宫，以一手掐心经，摇之，治惊。

《万育仙书》：苍龙摆尾，和气生血治惊。（按：法同《按摩经》之"丹凤摇尾"。）

《新刻幼科百效全书》：丹凤摇尾：做此法，以一手掐劳宫，以一手掐心经，摇之，治惊。又法，以一手掐威灵、精宁穴，以一手掐三经，摇之，治阴。

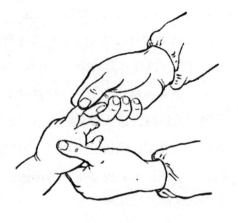

图2-38　丹凤摇尾

13. 孤雁游飞

操作法：右手拇指自儿脾经推起，经胃、三关、六腑、劳宫等穴，还转至脾经止。

性能：和气血。

主治：黄肿、虚胀。

【文献辑录】

《按摩经》：（孤雁游飞）以大指自脾土外边推去，经三关、六腑、天门、劳宫边，还止脾土，亦治黄肿也。

《保赤推拿法》：（孤雁游飞法）从儿大指尖脾经外边，推上去，经肱面左边，至肱下节大半处，转至右边，经手心，仍到儿大指头止，治黄肿、虚胀。

14. 猿猴摘果

操作法：用两手摄儿螺蛳骨上皮，一扯一放，反复多次（图2-39）。

性能：性温、化痰动气、健脾胃。

主治：食积、寒痰、疟疾。

按：此法计有六种，参见"文献辑录"。

【文献辑录】

《按摩经》：……猿猴摘果势，化痰能动气。

《按摩经》：（猿猴摘果）以两手摄儿螺

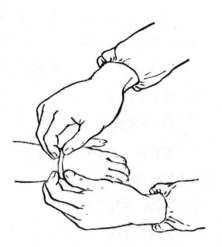

图2-39　猿猴摘果

螺骨上皮，摘之，消食可用。

《小儿推拿方脉活婴秘旨全书》：（猿猴摘果法）左手大指、食指交动，慢动；右手大指、食指，快上至关中，转至总筋左边，右上至关上。

《小儿推拿秘诀》：（猿猴摘果）医人将手牵病者两手，时伸时缩，如猿猴扳果样。

《万育仙书》：（猿猴摘果）以两手摄儿螺蛳上皮，摘之。又用两手拿儿两手虎口，朝两耳揉之。其功用消食化痰。

《医学研悦·附刻小儿推拿》：（猿猴摘果）医人以手牵病人两手，时伸时缩，如猿猴之摘果然，或寻至螺蛳穴摘之，或从六腑至曲池，乃上清下补之法。

《推拿秘旨》：（猿猴摘果）将二手大拇指在三关慢行，肾水快行，转至三关，上中二经相会，过三关至曲池一截。乃治咬牙、眼歪、嘴偏、清上下之气血，能解毒。

《新刻幼科百效全书》：（猿猴摘果）消导。凡做此法，以两手摄儿螺蛳上皮，摘之，消食可用。

《小儿推拿广意》：（猿猴摘果法）医用左食中指捏儿阳穴，大指捏阴穴。寒症，医将右大指从阳穴往上揉至曲池，转下揉至阴穴，名转阳过阴。热症，从阴穴揉上至曲池，转下揉至阳穴，名转阴过阳。俱揉九次。阳穴即三关，阴穴即六腑也。揉毕，再将右大指掐儿心肝脾三指，各掐一下，各摇二十四下。寒症往里摇，热症往外摇。其功用治痰气，除寒退热，主治惊惕，夜啼，四肢抽搐，饮食积滞。

《幼科推拿秘书》：（猿猴摘果）其法以我两手大食二指提孩儿两耳尖，上往若干数，又扯两耳坠，下垂若干数，如猿猴摘果之状。其功用此剿疟疾，并除犬吠人喝之症之良法也，亦能治寒气除痰退热，主治剿疟疾，并除犬吠人喝之症。

《秘传推拿妙诀》：（猿猴摘果）医人将手牵病者两手时伸缩，如猿猴扳果样。

《小儿推拿直录》：（猿猴摘果图）此法性温。能治急惊，除痰气，降寒退热。

《儿科推拿摘要辨证指南》：（猿猴摘果）此剿疟疾，除犬吠，人喝、惊症之良法也。亦能治痰气，除寒退热。法以我两手大食二指，提儿两耳尖，往上若干数，又扯两耳坠，下垂若干数，如猿猴摘果之状。

《厘正按摩要术》：（猿猴摘果法）法主温，治痰气，除寒退热。

15. 打马过河

操作法：先运内劳宫，然后用左手拿儿二指，用右手食指、中指、无名指沿儿天河打至手弯止；或用食、中指沿儿天河弹至手弯处（图2-40）。

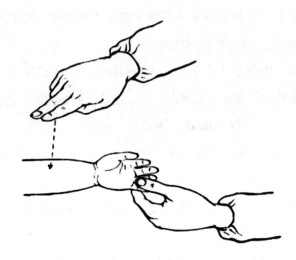

图2-40　打马过河

性能：温凉、通经行气。

主治：恶寒发热、麻木。

按：此法计有五种，参见"文献辑录"。此法又称"打马过天河"。

【文献辑录】

《按摩经》：（打马过河）温凉。右运劳宫毕，屈指向上，弹内关，阳池、间使、天河边，生凉退热用之。

《小儿推拿方脉活婴秘旨全书》：……打马过天河，止呕、兼乎泻痢。

《小儿推拿方脉活婴秘旨全书》：打马过天河：温凉。以三指在上马穴边，从手背推到天河头上。与捞明月相似（俗以指甲弹响过天河者，非也）。

《小儿推拿秘诀》：（打马过天河）中指午位属马，医人用食、中二指，弹病者中指甲十余下，随拿上天河位，摇按数次；随用食、中二指，从天河上，密密一路打至手弯止，数次。

《万育仙书》：（打马过天河）先右运劳宫后，以左手拿儿大小二指，向后用食、中、无名三指从天河打至手弯止。又一法，详后本条。其功用温和法，通经行气。

《推拿秘旨》：（打马过天河）将二大指掐总上宜重，同大指并止指掐弹至曲宛上下，乃动气散痰之法。

《新刻幼科百效全书》：（打马过河）温凉。凡做此法，右运劳宫毕，曲指向上，弹内关出、间使天河边，生凉退热用之。

《小儿推拿广意》：（打马过天河法）医用左大指掐儿总筋，右大中指如弹琴，当河弹过曲池，弹九次，再将右大指掐儿肩井琵琶走马三穴，掐下五次是也。其功用退热，和络，通关节，主治高热，烦渴，及手臂痛和关节不利。

《幼科推拿秘书》：（打马过天河）其法以我食将二指，自小儿上马处打起，摆至天河，去四回三，至曲池内一弹。其功用此法退凉去热，主治此能活麻木，通关节脉窍之法也。

《儿科推拿摘要辨证指南》：（打马过天河）此治麻木，通关节，开脉窍之良方也。马者，二人上马穴（在天门下）也，与天门下对处。法以我将食二指，自上马处打起，敲至天河，去四回三，至曲尺内一弹（如儿辈嬉戏打披之状）。此法生凉去热之剂也。

《保赤推拿法》：（打马过天河法）……治寒热往来。（按：法同《按摩经》。）

《厘正按摩要术》：（打马过天河法）法主凉，能去热病。（按：法同《小儿推拿广意》，另一法同《按摩经》。）

16.引水上天河

操作法：用凉水滴在儿手横纹处，用右手拍打至儿手洪池，一面拍打一面吹冷气。

性能：性凉。

主治：发热。

另据《幼科铁镜》手掌正面图所注：用冷水从此（指横纹处）随吹随拍至洪池，为引水上天河。

按：《保赤推拿法》之"引水上天河"同"清天河水"法。

17. 水底捞月

操作法：用冷水滴入儿掌心，在掌心旋推，边推边吹凉气（图2-41）。

性能：大凉。

主治：发热。

按：此法计有五种，参见"文献辑录"。水底捞月又称水底捞明月、水里捞明月、水中捞月。

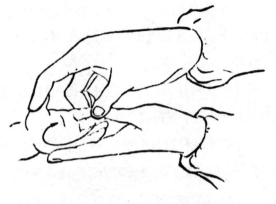

图2-41　水底捞月

【文献辑录】

《按摩经》：水底捞月最为良，止热清心此是强。

《按摩经》：（水底捞月）大寒……先清天河水，后五指皆跪，中向前跪，四指随后，右运劳宫，以凉气呵之，退热可用。若先取天河水至劳宫，左运呵暖气，主发汗，亦属热。

《小儿推拿方脉活要秘旨全书》：水底捞明月主化痰、潮热无汗。

《小儿推拿方脉活要秘旨全书》：（水底捞明月法）大凉。做此法，先掐总筋，清天河水；后以五指皆跪，中指向前，众指随后，如捞物之状，以口吹之。

《小儿推拿秘诀》：（水里捞明月）凡诸热症，热甚，以水置病者手中，医人用食指杆从内劳宫左旋，如搅物状，口吹气，随指而转数回，径推上天河，又仍前法行数次，此退热之良法也。但女右旋。

《万育仙书》：（水底捞月）医以大指曲仰，用背节于内劳宫右旋数回，竟推入天河；或用中指背节运旋亦得，若左运则属热矣。其功用此大寒法。

《万育仙书》：（水底捞月）先清天河水，后五指皆跪，中指向前跪，四指随后，右运劳宫，以凉气呵之，退热可用。若先取天河水至劳宫，左运呵暖气。

《医学研悦·附刻小儿推拿》：（水里捞明月）医人从内劳宫，用食指旋转，如搅物状，（男左女右）口吹凉气，以去热，如欲温，口呵暖气，推上天河。孩小者，以指面密密行数次，若热甚，以水置病儿手中，此法退热，呵暖气亦能发汗。

《推拿秘旨》：（水底捞明月）拿他人大指及小指向后，用自己中指属上，摩之曲宛上止。乃大凉之法，推一身之潮热。

《小儿推拿广意》：（法曰）以小儿掌向上，医左手拿住右手，滴水一点于儿内劳宫，医即用右手四指扇七下，再滴水于总经中，即是心经，又滴水天河，即关腑居中，医口吹上四五口，将儿中指屈之，医左大指掐住，医右手捏卷，将中指节自总上按摩到曲池，横空二指，如此四五次，在关踢凉行背上，在腑踢凉入心肌。此大凉之法，不可乱用。

《幼科推拿秘书》：此退热必用之法也。水底者，小指边也。明月者，手心内劳宫也。其法以我手拿住小儿手指，将我大指，自小儿小指旁尖，推至坎宫，入内劳轻拂起，如捞明月之状。

《幼科铁镜》：用冷水旋推旋吹为水底捞明月。

《小儿推拿直录》：（法曰）以小儿掌向上，医将左手拿住，右手滴水一点于儿内劳宫，即用右手四指扇七次，再滴水于总经中，即是心经，又滴水于天河，即关腑居中，医口吹气于上四五口，将儿中指屈之，医将左手大指掐住，右手捏拳，将中指节自总经上按摩至曲池，横空二指，如此四五次，往关踢凉行背上，往腑踢凉入心胸。此为大凉之法，勿以乱用也。

《保赤推拿法》：先掐总筋，清天河水，医人以四指皆屈，随以中指背第二节、第三节骨凸起，浇新汲凉水于儿掌心，往右运劳宫，医人以口气吹之，随吹随推，大凉，治一切热症，最效。

《厘正按摩要术》：法主大凉。将儿掌向上，医用左手拿住，右手滴凉水一点于内劳宫，即用右手四指扇七下，再滴凉水于总经、天河两穴。又吹四五口，将儿中指屈之，医以左大指掐住，右手捏拳，将中指节自总经按摩到曲池，横空二指，如此四五次，在关踢，凉行背上。往腑踢，凉入心肌。切勿轻用。一法将儿手掌心，用冷水旋推旋吹，如运八卦法。四面环绕，为水底捞月。主大凉。

18. 大推天河水

操作法：用大指桡侧缘或食、中指螺纹面，自儿总筋推向洪池（尺泽）处。

性能：大凉。

主治：热证。

【文献辑录】

《万育仙书》：（清天河水）医人将左大指捏儿小天心穴，用右手中指背曲，转自总筋上，推至曲池止，或用大指推亦可。其功用此大凉法。

《厘正按摩要术》：蘸水由内劳宫推至曲池为大推天河水……均是以水济火，取清凉退热之义。

《保赤推拿法》：天河水穴，在内间使穴上。先掐总筋，用新汲水，以手浇之，从此穴随浇随推至洪池上。洪池穴在肱湾，为清天河水，又名引水上天河。

按：此法虽有几种不同，均大同小异。唯《万育仙书》之说与众不一。

19. 取天河水

操作法：蘸冷水由儿手弯洪池（尺泽）推至内劳宫。

性能：大凉。

主治：热病。

【文献辑录】

《厘正按摩要术》：（取天河水法）法主大凉，病热者用之。将儿手掌向上，蘸冷水由天河水推至内劳宫。如蘸冷水由横纹推至曲池，为推天河水法；蘸冷水由内劳宫直推至曲池，为大推天河水法。

20. 飞经走气

操作法：用右手拿住儿手指，左手指从儿曲池弹击至总经，反复几遍后，拿住儿阴阳处，右手屈伸摆动儿四指几次。

性能：性温、行气。

主治：痰鸣、气逆。

按：本法计有五种，参见"文献辑录。"

【文献辑录】

《按摩经》：……飞经走气能通气……

《按摩经》：（飞经走气）先运五经，后五指开张一滚，做（至）关中用手打拍，乃运气。

《小儿推拿方脉活婴秘旨全书》：……飞筋走气专传送之……

《小儿推拿方脉活要秘旨全书》：（飞经走气法）化痰动气。先运五经文；后做此法。用五指关张，一滚，一笃，做至关中，用手打拍乃行也。

《小儿推拿秘诀》：（飞经走气）传送之法，医人将大指到病者总心经位立住，却将食、中、名三指一站，彼此递向前去，至手弯止，如此者数次。

《万育仙书》：（飞经走气）先运五经，医用身靠儿背，将两手从腋下出奶傍，揉之，又三周。载后本条下。其功用传送行气法。

《万育仙书》：（飞经走气）先运五经，后五指开张一滚，做关中用手打拍，乃运气行气也，治气可用。又以一手推心经，至横纹住，以一手揉气关，通窍也。

《医学研悦·附刻小儿推拿》：（飞经走气）医人将大指到孩总位立住，去将食、中、名三指，彼此递向前去，从内关行至手弯，及肩井而止，如此数次。

《推拿秘旨》：（飞经走气）拿他人四指向后，将自己四指反转，展至捻上曲池上止，乃传送之法。

《小儿推拿广意》：（飞经走气法）医用右手拳拿儿手，四指不动，左手四指从儿曲池边起，轮流跳至总经上九次，复拿儿阴阳二穴，医用右手向上，往外一伸一缩，传送其气，徐徐过关是也。其功用行气，清肺，化痰，主治咳嗽痰多，胸闷气喘。

《小儿推拿直录》：（飞经走气图）此法性温。此法亦能降火清痰。

《儿科推拿摘要辨证指南》：此法性温。医用右手拳拿儿手小指不动，左手四指，从儿曲池边起，轮流跳至总经上九次，复拿儿阴阳二穴，将右手向上往外，一伸一缩传送其气，徐徐过关也。

《保赤推拿法》：（飞经走气法）先运五经纹，后五指开张，在内关打拍，再推心经，揉气关，能行一身之气。

《厘正按摩要术》：（飞经走气法）法主温。

21. 飞金走气

操作法：滴凉水于儿内劳宫处，用中指引水上天河，复用口吹气、跟水上行。

性能：性温，泻火清热。

主治：失音、膨胀。

【文献辑录】

《幼科推拿秘书》："（飞金走气）金者能生水也，走气者，气行动也，其法胜温。其主治此法去肺火，清内热，消膨胀，救失音之妙法也。……以我将指蘸凉水置内劳宫，仍以将指引劳宫水上天河去，前行三次，后转一次，以口吹气微嘘跟水行，如气走也。"

22. 胂肘走气

操作法：一手拿儿手摇动，另一手拿儿胂肘，运摇肘关节。

性能：行气。

主治：痞块。

【文献辑录】

《按摩经》：（胂肘走气）以一手托儿胂肘运转，男左女右，一手捉儿手摇动，治痞。

23. 黄蜂入洞

操作法：用食、中二指指端在儿两鼻孔处揉动（图2-42）。

性能：发汗。

主治：发热无汗。

按：本法计有七种，参见"文献辑录"。

【文献辑录】

《按摩经》：（黄蜂入洞）屈儿小指，揉儿劳宫，去风寒也。

《小儿推拿方脉活婴秘旨全书》：黄蜂入洞治冷痰阴症第一。

《小儿推拿方脉活婴秘旨全书》：（黄蜂入洞法）大热。一掐心经，二掐劳宫。先开三关；后做此法。将左、右二大指先分阴阳，二大指并向前，众小指随后，一撮、一上，发汗可用。（按：此即《按摩经》黄蜂出洞法。）

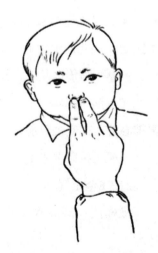

图2-42 黄蜂入洞

《小儿推拿秘诀》：（黄蜂入洞）医将二大指，跪入两耳数十次，能通气。……板耳、掩耳门俱是，余皆非。

《万育仙书》：（黄蜂入洞）医将二指跪入两耳数十次。又二法详后，其功用大热法。

《医学研悦·附刻小儿推拿》：（黄蜂入洞）医用两大指屈于病耳，名板耳掩耳门，此法开关清热而能通气。又云从总心经上起，遂步而行，跳至曲池窝，一掐若蜂之入洞也。

《推拿秘旨》：（黄蜂入洞）将二大指从总上掐起，两手四指两旁，掐展至曲宛上止。乃大热之法，治腹痛之症。

《小儿推拿广意》：黄蜂入洞法：以儿左手掌向上，医用两手中名小三指托住，将两大指在三关六腑之中，左食指靠腑，右食指靠关，中指傍揉，自总经起循环转动至曲池边，横空三指，自下而复上，三四转为妙。其功用发汗，通气，祛风寒，主治感冒风寒，鼻塞流涕，恶寒无汗。

《幼科推拿秘书》：（黄蜂入洞）此寒重取热之奇法也。洞即小儿两鼻孔，我食指将二指头，作一对黄蜂也。

《幼科铁镜》：婴儿脏府有寒风，试问医人何处攻，揉动外劳将指屈，此曰黄蜂入洞中。

《小儿推拿直录》：（黄蜂入洞图）黄蜂入洞者，以儿左手掌向上，医用两手中名小三指，托住，将二大指在三间六腑之中。左食指靠尺，右食指靠关，中指傍揉自总经起循环转动至曲池边。横空三指，自下复上，三四转为妙。此法治冷痰冷气冷食伤一切可用。

《推拿三字经》：……名黄蜂入洞，可以发汗，可以止汗。（按：法同《幼科推拿秘书》。）

《厘正按摩要术》：十大手法，法治乳滞感寒。……（按法同《小儿推拿广意》黄蜂入洞法。）

《厘正按摩要术》：（按风门）风门即耳门，在耳前起肉当耳缺陷中，将两大指背跪按两耳门，所谓黄蜂入洞法也。此温法亦汗法也，最能通气。

24. 黄蜂出洞

操作法：先掐儿内劳宫、总经，再分阴阳，然后以两大指在总筋穴处一撮一上至内关处，最后掐坎宫离宫（图2-43）。

性能：大热。

主治：发热无汗。

【文献辑录】

《按摩经》：……黄蜂出洞最为热，阴症白痢并水泻，发汗不出后用之，顿教孔窍皆通泄。

《按摩经》：黄蜂出洞。大热。做法：先掐心经，次掐劳宫，先开三关，后以左右

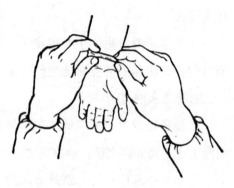

图2-43　黄蜂出洞

二大指从阴阳处起，一撮一上，至关中、离坎上掐穴。发汗用之。

《保赤推拿法》：（黄蜂出洞法）先掐总筋，掐内劳宫，分阴阳，次以左右两大指，从阴阳穴正中处起，一撮一上，至内关，又在坎离穴上掐。此法大热、发汗用之。

按：本法计有两种，基本相同。《小儿推拿方脉秘旨全书》之"黄蜂入洞"实为《按摩经》之"黄蜂出洞"法。

25. 天门入虎口

操作法：用拇指面自儿命关处推向虎口后，再用大指端掐揉儿虎口。

性能：顺气生血，健脾消食。

主治：脾胃虚弱、气血不和。

按：此法计有五种，参见"文献辑录"。

【文献辑录】

《按摩经》：（天门入虎口）用右手大指掐儿虎口，中指掐住天门，食指掐住总位，以左手五指聚住肘肘，轻轻慢慢而摇，生气顺气也。又法：自乾宫经坎艮入虎口按之，清脾。

《小儿推拿方脉活婴秘旨全书》：（天门入虎口法）右手大指掐小儿虎口，中指掐住天门，食指掐住总筋，以五指攒住肘肘，轻轻摇动。

《小儿推拿秘诀》：（天门入虎口）医用右手大指，推送入病者大指根虎口之内下数不嫌多，每治病必先推此，或每节一掐。此根本也，即所谓天门入虎口

是也。

《小儿推拿秘诀》：（天门入虎口）大指食指中间软肉处为虎口。医人用大指，自病者命关推起至虎口。又将大指钻掐虎口，又或从大指巅推入虎口，总谓天门入虎口。

《小儿推拿秘诀》：（天门入虎口）推大肠同此指，但天门只推指左侧，直入虎口，大肠推指面，自指巅起至指根止。

《万育仙书》：（天门入虎口）医用大指自儿命关推入虎口，或从大指尖推入亦得，此外尚有三法……。其功用生血顺气。

《医学研悦·附刻小儿推拿》中的描述同《小儿推拿秘诀》（以上第一条）。

《推拿秘旨》：（拿天门入虎口揉肫肘）将自己大指掐住他虎口，又肺经掐住天门（是乾宫）自己手至他人手肘揉之。乃是人瘦弱血气不和用之。

《幼科推拿秘书》：（拿天门入虎口重揉肫肘）此顺气生血之法也。天门即神门，乃乾宫也。肫肘，膀膊下肘后一团骨（即拐柱顶也）其法以我左手托小儿肫肘穴，复以我右手大指插入虎口，又以我将指管定天门，是一手拿两穴，两手三穴并做也。然必曲小儿手揉之，庶肫肘处得力，天门虎口处省力也。

《厘正按摩要术》：天门入虎口法：法主健脾消食。将儿手掌向上，蘸葱姜汤，自食指尖寅、卯、辰三关侧，推至大指根。主健脾消食。

26. 按弦搓摩

操作法：用双掌在儿胁肋部搓摩涂抹，从上至下多次（图2-44）。

性能：理气化痰。

主治：咳嗽、哮喘、痰积。

按：此法计有三种，又称"按弦走搓摩"。参见本节"文献辑录"。

【文献辑录】

《按摩经》：按弦走搓摩，动气化痰多……

《按摩经》：按弦搓摩，先运八卦，后用指搓病人手，关上一搓，关中一搓，关下一搓，拿病人手，轻轻慢慢而摇，化痰可用。

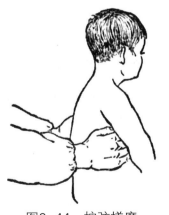

图2-44 按弦搓摩

《小儿推拿方脉活要秘旨全书》：……按弦走搓摩动气、最化痰涎。

《小儿推拿方脉活婴秘旨全书》：（按弦走搓摩法）先运八卦；后用二大指搓病人掌、三关各一搓；二指拿病人掌，轻轻慢慢如摇，化痰甚效。

《医学研悦·附刻小儿推拿》：（按弦搓摩）用两手按合左手两傍，往上而行。又云搓病儿关上关中关下，轻轻慢慢而摇。

《推拿秘旨》：（按弦搓摩）将手花打一路，揪起上宛将，搓摩在脾土，并肾水左右摩之，又将指掐板门二次，掐阴阳揉三两转，此乃打法，为行经引气。

《小儿推拿广意》：（按弦搓摩法）医用左手拿儿手拿向上，右手大食二指，自阳穴上轻轻按摩至曲池，又轻轻按摩至阴穴止，如此一上一下九次为止。阳症关轻腑重，阴症关重腑轻。再用两手从曲池搓摩至关腑三四次，医又将右大食中掐儿脾指，左大食中掐儿肘，往外摇二十四下。

《幼科推拿秘书》：（按弦走搓摩）此开积痰食痞疾之要法也。弦者，勒肘骨也。在两肋上。法将小儿着一人抱坐怀中，再把儿两手抄搭儿之两肩上。以我两手对儿两肋上，并肚自上而下，搓摩至肚角下，积痰积气，自然运化。痞疾、疟疾用之最要。若久痞，则非一日之功，须久搓摩方效。

《小儿推拿直录》：（按弦搓摩图）……其法化痰可验也，亦能治诸惊。（按：操作描述同《小儿推拿广意》）

《厘正按摩要术》：（按弦搓摩法）法治痰滞。（操作描述同《小儿推拿广意》）

27. 老汉扳缯

操作法：左手拇指掐住儿大指根处，右手掐捏儿脾经穴并摇动儿大指（图2-45）。

性能：健脾消食。

主治：食积痞块。

【文献辑录】

《按摩经》：（老汉扳缯）以一手掐大指根骨，一手掐脾经摇之，治痞块也。

《小儿推拿方脉活要秘旨全书》：……老翁绞罾合猿猴摘果之用。

《保赤推拿法》：老汉扳缯法……能消食治痞。

按：《小儿推拿方脉活婴秘旨全书》中称本法为"老翁绞罾"。

28. 运土入水

操作法：用拇指外侧缘自儿脾土穴沿儿掌边缘运向小指端肾水（图2-46）。另有推向坎水之说。

性能：滋肾。

主治：小便赤涩、频数。

【文献辑录】

《小儿推拿秘诀》：（运土入水）自脾土推至肾水止。

《小儿推拿广意》：运土入水，丹田作胀、眼睁，为土盛水枯，推以滋之。

《幼科推拿秘书》：运土入水补，土者脾土也，在大指。水者，坎水也，在小天心穴上。运者从大指上，推至坎宫。盖因丹田作胀、眼睁、为土盛水枯，运以滋之，大便结甚效。

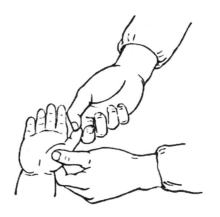

图2-45　老汉扳罾

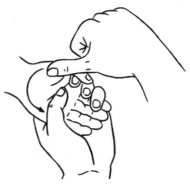

图2-46　运土入水

《秘传推拿妙诀》：从震至坤为运土入水。

《万育仙书》：运土入水……凡推俱要自指尖推至指根方向。

《万育仙书》：运土入水，运水入土反回。

《按摩经》：运土入水，照前法（按：运水入土）反回是也。肾水频数无统用之，又治小便赤涩。

《保赤推拿法》：（运土入水法）从儿大指梢脾经推去，由震艮坎乾兑位，至小指梢肾经，按之，治小便赤涩。

《厘正按摩要术》：（运土入水法）法治肾脾。将儿掌向上，医用右大指面，蘸葱姜汤……由脾土起，经艮、坎、乾三宫边过，至肾水止为运土入水，治泄泻。治肾脾。

按：本法是小儿推拿疗法一种操作方法，而有的书中竟作为"穴位"其实误也。

29.运水入土

操作法：用拇指外侧缘自肾水沿掌根运向拇指端脾土（图2-47）。（另一说推向拇指根。）

性能：健脾。

主治：腹泻，二便闭结。

【文献辑录】

《按摩经》：（运水入土）以一手从肾经推去，经兑、干、坎、艮至脾土按之，脾土太旺，水火不能既济，用之，盖治脾土虚弱。

《小儿推拿方脉活婴秘旨全书》：（运水入土）能治脾土虚弱、小便赤涩。

《秘传推拿妙诀》：从坤推去历兑，乾坎艮至震按之为运水入土。

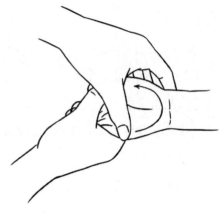

图2-47　运水入土

《小儿推拿广意》：运水入土，身弱肚起青筋，为水盛土枯，推以润之。

《幼科推拿秘书》：运水入土泄，土者胃土也，在板门穴上，属艮宫；水者，肾水也，在小指外边些。运者以我大指，从小儿小指侧巅，推往乾坎艮也。此法能治大小便结，身弱肚起青筋，痢泻诸病，盖水盛土枯，推以润之，小水勤动甚效。

《保赤推拿法》：（运水入土法）从儿小指梢肾经推去，由兑乾坎艮震位，至大指梢脾经，按之补脾土虚弱。

《厘正按摩要术》：（运水入土）法治肾脾。将儿掌向上，医用右大指面，蘸葱姜汤，由肾水起，经干、坎、艮三宫边过脾土止，为运水入土，治痢疾。

按：本法为小儿推拿疗法一种操作方法，而有的医书中将其作为"穴位"。

30.揉耳摇头

操作法：双手捻揉儿两耳垂后，再捧儿头摇之（图2-48）。

性能：和气血。

主治：惊证。

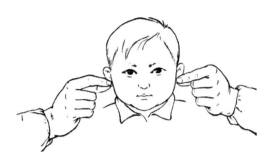

图2-48 揉耳摇头

【文献辑录】

《保赤推拿法》：揉耳摇头法，于掐天庭各穴后，将两手捻儿两耳下垂，俗名耳朵铃子，揉之，再将两手捧儿头摇之。

《幼科铁镜》：……再将两耳下垂尖捻而揉之，再将两手捧头而摇之，以顺其气。

《幼科铁镜》：……捧耳摇头，胜过生地木地。

按：本法又称"捧耳摇头"。

31. 开璇玑

操作法：沿儿胸肋间分推胸部，再从心窝处向脐直推，然后在腹部用摩挪法，最后从脐部向下直推至耻骨联合处（图2-49）。

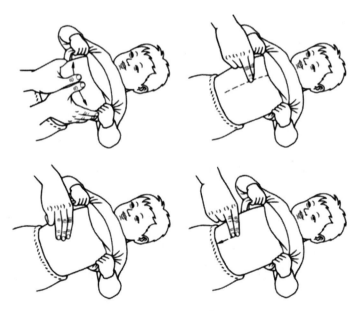

图2-49 开璇玑

性能：降逆平喘、消积导滞。

主治：哮喘、咳嗽、呕吐。

【文献辑录】

《幼科集要》：开璇玑，璇玑者，胸中、膻中、气海穴是也。小儿气促胸高、风寒痰闭、夹食腹痛、呕吐泄泻、发热抽搐、昏迷不醒，一切危险急症，置儿于闭室中，不可当风，医用两手大指蘸姜葱热汁，在病儿胸前后左右横推两乳近胁出，三百六十一此……再从心坎推下脐腹六十余次，次用热汁入右掌心，合儿脐上，左挪六十四次，右挪六十四次挪毕。用两手自脐中推下小腹，其法乃备。虚人泄泻者，并推尾尻穴至命门两肾间，切不可顺推。

按：此法出于《幼科集要》，然细加分析该法实为之良法。

32. 揉脐及龟尾并擦七节骨

操作法：

（1）揉脐：用中指端揉，或食指、无名指揉儿天枢穴，同时操作［图2-50（1）］。

（2）揉龟尾：拇指端或中指端揉儿尾骨底端［图2-50（2）］。

（3）推七节骨：命门至尾椎骨端成一直线，用拇指指面或食指、中指指面自下而上或自上而下做直推，分别称为推上七节骨、推下七节骨［图2-50（3）、（4）］。

性能：通腑理气、导滞。

主治：腹胀、腹痛、食积、吐泻、便秘。

【文献辑录】

《幼科推拿秘书》：揉脐及龟尾并擦七节骨……自龟尾擦上七节骨为补，水泻专用补。若赤白痢，必自上七节骨擦下龟尾为泄，推第二次再用补，盖先去大肠热毒，然后可补也。若伤寒后骨节痛，专擦七节骨至龟尾。（按：现多称推上七节骨或推下七节骨。）

《幼科推拿秘书》：……揉天秘，用大将二指，双揉齐揉。中脘全掌揉。曲池、阳池将指揉。脐与龟尾，皆搓掌心。用三指揉之，或用二指，视小儿大小。

《小儿推拿辑要》：揉者，如揉天枢，用大中二指揉，中脘用手掌揉；曲尺，阳池，用中指揉；脐与龟尾，则搓手掌，用三指之类。

按：临床上揉脐、摩腹，推上七节骨、揉龟背常配合应用，简称"摩腹揉脐

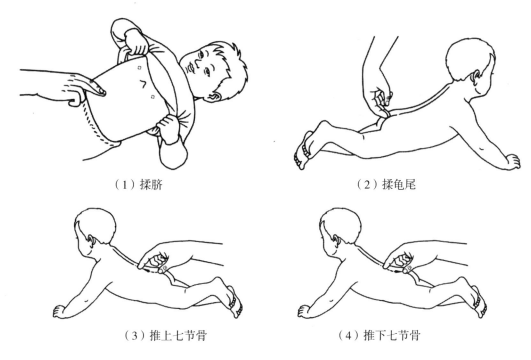

（1）揉脐　　　　　　　　　　　　　　（2）揉龟尾

（3）推上七节骨　　　　　　　　　　　（4）推下七节骨

图2-50　揉脐及龟尾并擦七节骨

并擦七节骨"。

33. 总收法

操作法：用双手中指螺纹面分别按揉小儿左右两侧肩井并再拿肩井［图2-51（1）］，接着用手拿小儿手指摇动其上肢数次［图2-51（2）］，此法通常用于各推拿操作之后，治疗结束之前。

性能：提神、开通经气。

主治：感冒、上肢痹痛。

【文献辑录】

《幼科推拿秘书》：诸症推毕，以此法收之，久病更宜用此。

《幼科铁镜》：井肩穴是大关津，掐此开通气血行，各处推完将此掐，不愁气血不周身。

《保赤推拿法》：不拘何症，推拿各穴毕，掐此（肩井）能周通一身之血。

按：现在临床上应用中，常将此法简化，仅以双手拿掐肩井穴。

在推拿疗法中，除小儿推拿复式操作法见诸前人著作中，成人推拿的复式操作法也有文献可资参考，如《按摩经》一书中就有"手法二十四则"的记载。这些手法和小儿复式操作法同样有一定的操作程序和特定名称。在现代推拿临床

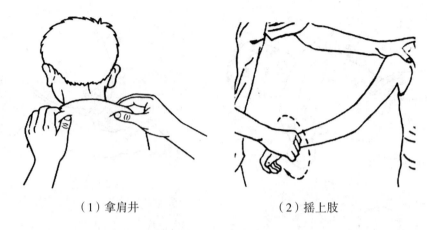

（1）拿肩井　　　　　　　　　　　　（2）摇上肢

图2-51　总收法

中，就有按一定常规操作程序而应用于临床的，当然这不是说运用时完全拘泥于形式，而应该是因人因病而变化。无论是前人所定的复式操作法或是今人所用的所谓常规操作，都说明推拿治疗方法有其本身特点，而且也有规律可循。

《按摩经》一书中所记载的"手法二十四则"名称是：

丹凤展翅一　　　黄蜂出洞二　　　双龙投海三　　　催兵布阵四

遍处寻贼五　　　烧山火六　　　　透心凉七　　　　平土放水八

风卷浮云九　　　澈底澄清十　　　顺水行舟十一　　摇动山河十二

踏破双关十三　　金鸡独立十四　　足下生风十五　　移山倒海十六

二龙戏珠十七　　开笼放鸟十八　　双蛇吐信十九　　左右开弓二十

飞结积气二十一　推倒泰山二十二　拔树寻根二十三　脚踏火轮二十四

按：这里所说的《按摩经》系手抄本，据书中所载乃为康熙三年（1664年）所作，与前面所引用的《按摩经》不同，前面文中所引用的《按摩经》见载于《针灸大成》后，系明代四明陈氏著。

第三篇

穴部篇

　　小儿推拿特定穴，在图示有点状、线状和面状，经（奇）穴在图示中仅有点状。其实点有多大、线有多宽很难说清楚，图中所示面状者，实为部位。而推拿以手或身体其他部位进行操作的，操作时所接触的是大大小小的部位。如推拿时接触人体最小点只有指端大的部位，若用手掌操作则接触的部位较大。再如对线状穴位的操作，接触的则是带状。正因为如此，本篇名为穴部篇，这里所说的穴部，并不是简单的穴位加部位之意。

一、特定穴部

（一）头面颈项部

1.顶心

又名：百会。

位置：在头顶正中线与两耳尖连线的交会处，属督脉。

操作：用拇指或中指指端按揉30次。

主治：头痛、脱肛、惊痫。

【文献辑录】

《万育仙书》：在头顶心，治头痛。

《推拿秘旨》：（百会穴）慢惊不省人事，兼脱肛门红向下垂，大热闭结用之。

《小儿推拿广意》：后囟即脑后顶门中，名曰百会。

《幼科推拿秘书》：百会穴在头顶毛发中，以线牵向发前后，左右重。

《幼科铁镜》：百会由来在顶心，此中一穴管通身，扑前仰后歪斜痫……腹痛难禁还泻血，亦将灸法此中寻。

《小儿推拿直录》：百会，治小儿急慢惊风醒。兼治脱肛。灸头顶窝中五七壮。

《小儿推拿辑要》：百会在头顶毛发中，以线向发之前后、左右量之。

《推拿指南》：百会穴在头顶发中，以线牵向发前后左右量之，中心即是。

《推拿指南》：百会穴在发之前后左右比之居中，即是此穴，管补身体前仰后歪斜，痫腹痛难禁，艾灸三九即愈。

2. 天门

又名：攒竹。

位置：在天庭下，眉心至前发际正中成一线。（按：攒竹系足太阳膀胱经的穴位，在眉毛内侧端。此处指在天庭下，与十四经所载不同。）

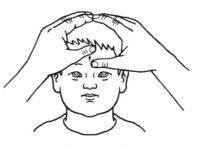

图3-1　开天门

操作：用两拇指自小儿眉心向额上交替向上直推至天庭，称"开天门"（图3-1）；若自眉心推至囟门，则称"大开天门"。（按：根据其操作法，在不少推拿书籍中，将天门称为攒竹，根据其操作法，故又称为推攒竹。）

主治：外感内伤诸症。（按：在目前小儿推拿临床的习惯中将开天门、推坎宫、运太阳、按总筋、分推大横纹；或开天门、分推坎宫、揉太阳、揉耳后高骨；或开天门、分推坎宫、揉太阳、揉迎香、揉耳后作为常例对待，于治疗前先采用上述诸法，然后随症施用其他各法。）

【文献辑录】

《推拿秘旨》：截攒竹穴，在额中两眉角是也，专治头痛之法。头痛眼闭，风寒面赤唇白用之。

《小儿推拿广意》：推攒竹，医用两大指自儿眉心交替往上推。

《小儿推拿广意》：二推攒竹，自眉心交互直上。

《幼科推拿秘书》：名天门，一名神门，在坎宫之右。

《小儿推拿直录》：攒竹穴，即两眉上，治头痛头风眼闭揉之。并脑后风池用之。

《儿科推拿摘要辨证指南》：推攒竹，用两大指自眉心交互往上直推是也。

《推拿三字经》：推法用葱姜汁，浸染医手入大指尖，从眉心自天门穴直推二十四数，大人推此二百四十数，再拿列缺出汗甚速，因一年二十四气也。

《保赤推拿法》：开天门法，先从眉心向额上，推二十四数，谓之开天门。

《厘正按摩要术》：推攒竹。攒竹在天庭下。蘸汤由小儿眉心交互往上直推。广意。

《推拿指南》：此法亦名开天门，治外内伤，无论何症于推坎宫后，须推之。攒竹穴，一名始光，亦名光明，在额处，用两大指侧，由两眉之中，交互向上直推之。

3. 坎宫

位置：在两眉上，自眉头至眉梢成一直线。

操作：自小儿眉心沿眉毛向两旁分推，约30次（图3-2）。（按：此操作法又称"分阴阳"。）

主治：外感内伤诸症。

【文献辑录】

《小儿推拿广意》：推坎宫，医用两大指自小儿眉心分过两旁是也。

《小儿推拿广意》：一推坎宫，自眉心分过两旁。

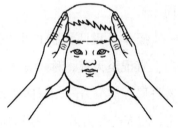

图3-2　分推坎宫

《厘正按摩要术》：推坎宫。坎宫在两眉上。

《厘正按摩要术》：（推坎宫法）法治外感内伤均宜。医用两指，春夏蘸水，秋冬蘸葱姜和真麻油，由小儿眉心上，分推两旁。

4. 天庭

又名：神庭、上天心、大天心、天门、三门。

位置：头部正中线，入前发际0.5寸（人身寸，下同），属督脉（图3-3）。

操作：用掐法或捣法自天庭掐（捣）至承浆；或揉，约30次。

主治：眼病，口眼㖞斜。

按：本穴通常又指上额部，又可作望诊用。

【文献辑录】

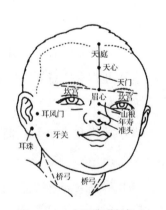

图3-3　头面部特定穴

《幼科推拿秘书》：揉上天心，上天心者，大天心也。在天庭中，小儿病目，揉此甚效。以我大指按揉也，口眼㖞斜，亦必揉此。

《幼科推拿秘书》：天庭穴，即天门又名三门。

《幼科铁镜》：……再自天庭至承浆，各穴指一下，以代针法……

《推拿三字经》：……又自天庭至承浆各捣一下。以代针法。

《保赤推拿法》：掐天庭穴至承浆穴法……于天庭、眉心、山风、延年、准头、人中、承浆各穴，皆用大指甲一掐。天庭在额上，眉心在两眉夹界，山风在鼻洼，延年在鼻高骨，准头在鼻尖，人中在鼻下口上，承浆在口下低处。

《厘正按摩要术》：天庭青暗主惊风，红主内热，黑则无治。

《增图考释推拿法》：神庭……主风痫癫急，角弓反张，不识人，头风目眩，足太阳督脉之会，为前头筋分布，前头神经即三叉神经第一支也。

5. 天心

位置：前额正中，眉心至前发际正中之中点（图3-3）。

操作：用指揉、鱼际擦或一指禅推法。

主治：感冒、头痛。

【文献辑录】

《小儿推拿广意》正面诸穴之图所示：天心在印堂之上。

《幼科推拿秘书》：天心穴，在额正中，略下于天庭。

6. 眉心

又名：印堂、大天心。

位置：在两眉内侧端连线之中。按经络学说的观点，印堂为经外奇穴（图3-3）。

操作：采用掐法，3～5次。

主治：惊风。

按：本穴可作望诊用。

【文献辑录】

《小儿推拿方脉活婴秘旨全书》：慢惊风……掐住眉心良久……。香油调粉推之。

《万育仙书》：大天心在眉心中。

《小儿推拿广意》：印堂青色受人惊，红白皆由水火侵，若要安然无疾病，镇惊清热即安宁。

《幼科推拿秘书》：以我大指按揉之，珠上视，往下揉，眼珠下视，往上揉，两目不开，左右分揉……小儿病目……口眼㖞斜。

《幼科推拿秘书》：在两眉心中、名二门。

《保赤推拿法》：眉心在两眉夹界。

《厘正按摩要术》：……印堂青，主惊泻……

《推拿抉微》：两眉中间为眉心，又名印堂。

7. 泪堂

位置：在目内眦睛明下。

操作：按法，用两拇指指端按压约半分钟；揉法，用拇指或中指指面揉约30次；推法，用拇指指端偏锋做一指禅推法，推时应避免触及眼球，推约半分钟。

主治：近视、远视、畏光。

按：据《小儿推拿方脉活婴秘旨全书》正面图所示，泪堂在目内眦下，约0.5寸处。

8. 眼眶

位置：眼眶边缘。

操作：用拇指指端沿眼眶边缘按揉推抹3~5遍。

主治：近视、弱视。

9. 山根

又名：山风、二门。

位置：两目内眦中间，鼻梁上低洼处（图3-3）。

操作：采用掐法，3~5次。

主治：慢惊风。

按：本穴可作望诊用：青色为惊为痛，蓝色为喘为咳，蓝中现红纹系内热泄泻，若见赤乌一团为赤白痢疾。

【文献辑录】

《小儿推拿广意》：山根青黑，频见灾危。

《幼科推拿秘书》：山根在两眼中间鼻梁骨名二门。

《幼幼集成》：山根青黑，每多灾异。山根，足阳明胃脉所起，大凡小儿脾胃无伤，则山根之脉不现，倘乳食过度、胃气抑郁，则青黑之纹，横截于山根之位，必有延绵啾唧，故曰灾异。

《保赤推拿法》：掐天庭穴至承浆穴法，于分太阴太阳二穴后。将于天庭、眉心、山风、延年、准头、人中、承浆各穴，皆用大指甲一掐。天庭在额上，眉心在两眉夹界，山风在鼻洼，延年在鼻高骨，准头在鼻尖，人中在鼻下口上，承浆在口下低处。

《厘正按摩要术》：山根为足阳明胃之脉络，小儿乳食过度，胃气抑郁，则青黑之纹横截于山根，主生灾。

《厘正按摩要术》：病人鼻尖山根明亮，目眦黄者病欲愈。

《推拿指南》：山根穴在鼻洼处。

《推拿抉微》：鼻洼为山风。鼻正中高骨为延年。

10. 年寿

又名：延年。

位置：在山根下，鼻上高骨处，准头上（图3-3）。（按：另说在印堂与山根之间。）

操作：采用掐法，3～5次；或自该处向两鼻翼处推擦，约30次。

主治：鼻干、感冒鼻塞、慢惊。

按：本穴可作望诊用。

【文献辑录】

《小儿推拿广意》：治鼻干，年寿推下两宝瓶效。或曰多推肺经。以鼻乃肺窍故也。

《小儿推拿广意》：年寿微黄为正色，若平更陷夭难禁，忽然痢疾黑危候，霍乱吐泻黄色深。

《小儿推拿广意》：年寿赤光，多生脓血。

《小儿推拿广意》正面诸穴之图所示：年寿在印堂与山根之间。

《幼幼集成》：年寿赤光，多生脓血。年寿，鼻梁也，赤光侵位，肺必受伤，气不流行，则血必凝滞，将有脓血之灾。

《保赤推拿法》：（掐天庭至承浆法）……年寿在鼻高骨。

11. 准头

又名：鼻准、素髎。（按：另有准头为鼻之说。）

位置：鼻尖端，属督脉（图3-3）。

操作：采用掐法，3～5次。

主治：慢惊风。

按：本穴可作望诊用，若见深黄色为内热便结。

【文献辑录】

《小儿推拿广意》：鼻头无病要微黄，黄甚长忧入死乡，黑色必当烦躁死，灵丹何必救其殃。

《幼科推拿秘书》：准头，名年寿，即鼻也。

《保赤推拿法》：掐天庭至承浆法：……准头在鼻尖……

《增图考释推拿法》：（准头）素髎……

12. 牙关

又名：颊车，属足阳明胃经。

位置：耳下1寸，下颌骨陷中。用力咬牙时，咬肌隆起处（图3-3）。

操作：拇指按或中指揉。按10次；揉50次。

主治：牙关紧闭，口眼㖞斜。

【文献辑录】

《按摩经》：牙关紧，颊车泻。

《小儿推拿秘诀》：又病者口紧不开，医人将大中二指，着力拿其牙关穴自开（牙关穴在两牙腮尽处，近耳者是也，如要用指入口按病者舌根取吐，与灌汤药俱用此法）。

《万育仙书》：治口不开，并牙疼。

《医学研悦·附刻小儿推拿》：（牙关穴）口不开，拿之即开。

《推拿秘旨》：（截颊车穴）在口牙交骨上是穴，治牙关紧闭之法。

《小儿推拿广意》：肩井颊车施莫夺，荆汤调水服千金。

《小儿推拿直录》：诸惊噤口，颊车主之，耳下交骨陷中，掐而揉之。

《小儿推拿辑要》：牙关，拿之即开，在两腮中。

《厘正按摩要术》：按牙关，牙关在两牙腮尽近耳处。用大中二指对过着力合按之，治牙关闭者即开。

13. 耳风门

又名：耳门穴，属手少阳三焦经。

位置：在耳屏上切迹之前方与下颌骨髁状突稍上方之凹陷处，开口取之。（图3-3）。

操作：拇指按或揉。按15次；揉50次。

主治：惊风、耳鸣。

【文献辑录】

《小儿推拿方脉活婴秘旨全书》：天吊惊，眼向上不下，将两耳珠望下一扯，一掐，即转。

《医学研悦·附刻小儿推拿》：风门穴，拿之即黄蜂入洞。

《小儿推拿广意》：风门黑主疝而青主惊。

《幼科推拿秘书》：风门，在两耳门外。

《幼科推拿秘书》：在两耳门外……揉膻中风门以我两手按小儿前后两穴，齐揉之，以除肺家风寒邪热、气喘。

《小儿推拿直录》：小儿慢惊，耳门主之，揉之。

《厘正按摩要术》：风间即耳门，在耳前起肉当耳缺陷中……

《厘正按摩要术》：风门在耳前，少阳经所主，色黑则为寒为疝、色青为燥为风。

《推拿指南》：风门穴，在耳心旁陷中，开口取之。

14. 耳珠

又名：耳垂。

位置：耳垂部（图3-3）。

操作：采用掐或揉。掐法，3~5次；揉法，约30次。

主治：惊风、近视。

【文献辑录】

《补要袖珍小儿方论》：秘传看惊掐筋口授手法论：眼望翻天，手往下来，天吊筋。眼望翻天，将两耳珠掐之。

《幼科铁镜》卓溪家传口诀：口眼相邀扯右边，肝风动极趁风牵……右扯将儿左耳坠，左去撺回右耳边（将耳垂下扯）。

《小儿百病推拿法》：（揉耳摇头法）于掐天庭各穴后，将两手捻儿两耳垂揉之。再将两手捧儿头摇之。（凡推皆用此四法以开关窍，然后择用诸法）。

15. 囟门

又名：信风，囟会。

位置：百会前3寸，属督脉。

操作：采用摩法，约100次（图3-4）。

主治：头痛，鼻塞，惊风。

【文献辑录】

《千金翼方·卷十一·小儿》：（治小儿鼻塞不通有清涕出方）……又摩囟上。

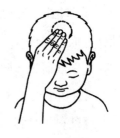

图3-4　摩囟门

《小儿推拿方脉活婴秘旨全书》：脐风惊……灯火断信风四大燋……（据原书按，信门即囟门；灯火即指用灯草等物蘸麻油、苏子油点燃，焠穴位。）

《小儿推拿广意》：盖儿前囟门乃禀母血而充。后囟门乃受父精而实。……前后囟门充实，其儿必寿。如父之精气不足，耽嗜酒色，令儿后囟空虚不实，如母之原禀不足，血弱病多，令儿前囟虚软不坚，多生疾病。如父母气血俱不足，其儿必夭。若此，则其父母亦不能保其天年耳。

《幼科推拿秘书》：在百会前，即泥丸也。

《幼幼集成》：气乏囟门成坑，血衰头发作穗。

《推拿指南》：囟门穴在百会前即是。

《推拿指南》看地惊、乌鸦惊等图所示：灯火断囟门式，在囟门四周。

16. 高骨

又名：耳后、耳后高骨、耳背、耳背高骨。

位置：耳后入发际，乳突后缘下陷中。

操作：采用掐法或揉法。掐法，3～5次；揉法，约30次（图3-5）。

主治：头痛、惊风。

【文献辑录】

《小儿推拿秘诀》：拿耳后穴，属肾经能去风。

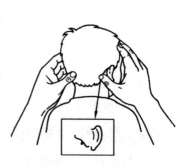

图3-5　揉耳后高骨

《小儿推拿广意》：……耳背穴原从肾管，惊风痰吐一齐行……

《小儿推拿广意》运耳背骨图：医用两手中指无名指揉儿耳后高骨二十四下毕，掐三下。

17. 天柱

位置：颈后发际正中至大椎，沿颈椎棘突成一直线。（按：十四经中天柱属足太阳膀胱经，位置在哑门旁开约1.3寸。）

操作：自上而下直推或擦，约100次；揉法，3~5遍（图3-6）。

主治：项强，惊风，发热。

【文献辑录】

《幼科推拿秘书》：天柱，即颈骨也。

18. 桥弓

位置：自耳后翳风至缺盆成一斜线。

操作：用食、中、无名指揉，约100次；用拇指指腹自上而下推抹，约20次；或用拇、食、中指三指拿捏，3~5次（图3-7）。

主治：肌性斜颈、发热。

【文献辑录】

《世医得效方》：治痧证，但用苎麻蘸水于颈项、两肘、臂、腕等处戛掠，见得血凝皮肤中，红点如粟粒状……得汗即愈，次皆皮肤开发松利，诚不药之良法也。

19. 颈夹脊

位置：在颈椎棘突两侧0.5寸，自上而下成一直线（图3-8）。

操作：按法，用拇指分别按揉3~5遍；拿法，用拇、食二指对称用力拿捏3~5遍。

主治：项强、近视。

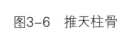

图3-6　推天柱骨

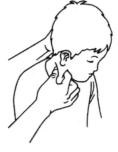

图3-7　拿桥弓

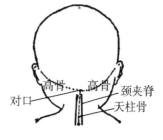

图3-8　颈夹脊

【附】其　他

1. 两额

【文献辑录】

《小儿推拿广意》：额上青纹因受惊，忽然灰白命远巡，如何早早求灵药，莫使根源渐渐深。

《幼科推拿秘书》：两额，在太阳之上。

2. 虎角

【文献辑录】

《幼科推拿秘书》：虎角，一名武台，在右鬓毛。

《小儿推拿辑要》：名武台，在右耳鬓毛中。

3. 龙角

【文献辑录】

《幼科推拿秘书》：龙角，一名文台，在左鬓毛。

4. 两颊

【文献辑录】

《小儿推拿广意》：两颊赤色心肝热，多哭多啼无休歇，明医见此不须忧，一服清凉便怡悦。

《幼科推拿秘书》：左颊右颊，在颧之旁。

《幼幼集成》：左颊青龙属肝、右颊白虎属肺。……左右两颊似青黛，知为客忤。

《厘正按摩要术》：左颊赤主肝经有热，右颊赤主肺热痰盛。

5. 三阴

【文献辑录】

《幼科推拿秘书》：三阴，右眼胞。

6. 三阳

【文献辑录】

《幼科推拿秘书》：三阳，左眼胞。

《幼科推拿秘书》：三阳上有白色者，乃脾热也。

《幼科推拿秘书》：夜啼……如寒推三阳。

《幼科推拿秘书》：若三阴三阳虚肿，心有痰也。

7. 气池

【文献辑录】

《小儿推拿广意》：风气二池黄吐逆。若黄青色定为风。惊啼烦躁红为验。两手如莲客热攻。

《幼科推拿秘书》：气池在目下胞，一名坎下。

《幼幼集成》：风气二池如黄土，此乃伤脾。风池气池眉上眼下也，风池属肝，气池属胃，如黄土之色，是木胜土复，所以真脏色见。

《厘正按摩要术》：……风池在眉下，气池在眼下，青主惊风，紫主吐逆……

8. 两颐

【文献辑录】

《按摩经》：（面色图歌）……更有两颐胚样赤，肺家客热此非空……

《幼科推拿秘书》：两颐在上口唇两旁，即腮也。

9. 食仓

【文献辑录】

《幼科推拿秘书》：食仓穴，在两颐下。

10. 无门

【文献辑录】

《小儿推拿广意》：无门有纹，如针入眼，五色皆主死。

《小儿推拿广意》正面诸穴图所示：无门在颊车之下。另在承浆与无门之间为"金匮"。

（二）上肢部

1. 脾经

又名：脾土。

位置：拇指螺纹面；拇指桡侧缘。（按：另有在拇指第二节之说。）

操作：旋推拇指螺纹面或屈其拇指，沿拇指桡侧缘直推，均约300次。或直推拇指指面，约300次；掐3~5次，揉50次（图3-9）。

主治：消化不良、泄泻、呕吐、疳积。

按：该穴为常用穴，现临床上，据"脾为后天之本""万物土中生""小儿脾常不足"等说，凡推必用补脾经，或清后加补。

【文献辑录】

《按摩经》：掐脾土，曲指左转为补，直推之为泻。饮食不进人瘦弱，肚起青筋面黄，四肢无力用之。

《小儿推拿方脉活婴秘旨全书》：肝经有病人多痹，推动脾土病能除。

《小儿推拿方脉活婴秘旨全书》：脾经有病食不进，推动脾土效必应。

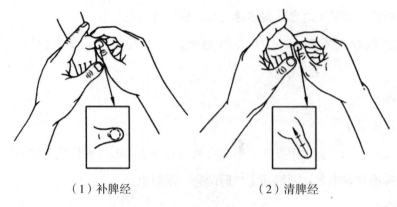

（1）补脾经　　　　　　　　（2）清脾经

图3-9　补清脾经

《小儿推拿方脉活婴秘旨全书》：命门有疾元气亏，脾土太阳八卦为。

《小儿推拿方脉活婴秘旨全书》：胆经有病口作苦，只从妙法推脾土，胃经有病寒气攻，脾土肺金能去风。

《小儿推拿方脉活婴秘旨全书》：脾土曲补直为清，饮食不进此为魁，泄痢羸瘦并水泻，心胸痞满也能开。

《小儿推拿方脉活婴秘旨全书》：大指属脾。掐脾一节，屈指为补。小儿虚弱，乳食不进。

《小儿推拿秘诀》：推脾土，屈指为补，饮食不进，人事瘦弱，肚起青筋用之。直指为泄，饮食不消，作饱胀用之。

《小儿推拿秘诀》：脾土有推补之说，以医人用左手大食二指拿病者大指巅，总是男左女右，直其指而推，故曰推，取消食之意。屈其指而推，故曰补，取进食之意。虽有推补之名，则皆谓之推也。

《小儿推拿秘诀》：唇白气血虚，补脾土为主。

《小儿推拿秘诀》：推脾土，饮食不进，瘦弱肚起青筋用之。

《小儿推拿秘诀》：补脾土，饮食不消，食后作饱胀满用之。

《小儿推拿秘诀》：自脾土推起至肾水止，止泻，自肾水推起至脾土，止痢。

《小儿推拿秘诀》：掐大指面巅，迷闷气吼、干呕用之。

《万育仙书》：指脾土，医用大指二指拿儿大指尖，直其指而推，曰推，可消乳食。屈其指而推曰补，可进乳食。

《万育仙书》：脾土，在大指根节，从梢推至三关，谓之清。……将大指屈了，从三关推至大指尖，谓之补。

《医学研悦·附刻小儿推拿》：一掐脾土，屈指左转为补，凡人事瘦弱，面黄脸赤，饮食不进者，用此法能开胃口。直指掐动为泻，凡实者用之，能使人事爽健，能消冷食。

《推拿秘旨》：掐脾土因饮食不进，脾气不足，往上补之。惊，需补脾为主。

《小儿推拿广意》：脾土，补之省人事，清之进饮食。

《幼科推拿秘书》：大拇指属脾土。脾气通于口，络联于大指，通背右筋天枢穴，手列缺穴，足三里穴。

《幼科推拿秘书》：揉运脾土，男右手补，女左手运为补，或屈大指侧推到板门，以补脾土，立进饮食。

《幼科推拿秘书》：脾土，在大拇指上罗纹……男左旋，女右旋，而程公权云，不如屈小儿大指内推为补，直指外推为清。

《幼科推拿秘书》：推脾土，脾土在大拇指上罗纹。……清之省人事，补之进饮食……

《幼科铁镜》：大指面属脾……曲者旋也。于指正面旋推为补，直推至指甲为泻……

《秘传推拿妙诀》：遍身潮热，乳食所伤，推脾土，肾水为主。

《秘传推拿妙诀》：气吼虚热，面白唇红，补脾土推肾水为主。

《秘传推拿妙诀》：肚胀气虚，血弱，补脾土，分阴阳为主。

《秘传推拿妙诀》：青筋裹肚有风，补脾土，掐五指节为主。

《秘传推拿妙诀》：吐乳有寒，分阴阳推脾土为主。

《秘传推拿妙诀》：四肢向后，推脾土、肺经，摆尾为主。

《秘传推拿妙诀》：两眼看地，补脾土，推肾水，擦四横纹为主。

《小儿推拿直录》：补脾土，推之能进饮食。

《小儿推拿直录》：泻脾土，推之能泄泻痢疾。

《推拿三字经》：……看印堂……言五色，兼脾良（脾为心之子也。俱兼脾为良，小儿无不伤脾也），曲大指（大指属脾经，若补必须曲），补脾方（脾为万物之母也。乃后天也。主旋食水），内推补（曲指向内推为补，脾者土也，能生万物，无积不能泻也），外泻详（直指向外推为泻，来回为清补），大便闭，若泻燥（脾气不行，有积滞者，大肠肺之府也），外泻良（直伸大指向外推为泻脾也，火旺者泻之），泻大肠，立去恙。

《推拿三字经》：……脱肛者，肺虚善，补脾土（胃为肾之关，脾为肾之海，故阴虚乃肾寒也。脾土亦能生肺金，故当补之。），二马良，补肾水，推大肠（来回推），众去恙……

《推拿三字经》：……嘴唇裂，脾火伤，眼胞肿，脾胃善，清补脾，俱去恙，向内补，向外清，来回推，清补双……

《保赤推拿法》：揉掐脾经穴法：脾经即大指尖，左旋揉为补，治小儿虚弱，饮食不进，肚起青筋，面黄，四肢无力。若向下掐之，为泻，去脾火。

《推拿指南》：推理脾土，男左手女右手，取儿大指从大指侧推至板门，立进饮食，若伸儿大指，从指根往外推消乳食痰气。

《推拿捷径》：掐后以揉法继之，治饮食停滞，腹起青筋，应掐脾土，其穴在大指第一节，兼运法以治之。

《推拿捷径》：治浮肿，应推补脾土，及阴阳肾水等穴。

2. 胃经

位置：拇指掌面第二节。（按：一说在大鱼际外侧缘，又说在板门上。）

操作：揉50次，直推或向肾水方向运，约100次（图3-10）。

主治：泄泻，呕吐。

【文献辑录】

《小儿推拿方脉活婴秘旨全书》掌面诸穴图所示：脾胃在大指掌面第二节。

《小儿推拿广意》阳掌之图所示：大指端为脾，大指掌面二节为胃。

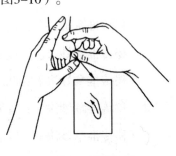

图3-10 清胃经

《幼科推拿秘书》：运水入土，泄，土者胃土也，在板门穴上，属艮宫……

《小儿推拿直录》：揉之运动脏腑之气血。

《小儿推拿辑要》：胃，在大指根下，高肉处。

《推拿三字经》：……凡出汗，忌风扬，若上吐，清胃良（胃之一穴自古无论，余新定之），大指根，震艮连，黄白皮（胃之外黄白皮自艮向外为清，至大指二节根止），真穴详（黄白皮乃胃之真穴也）。

《推拿三字经》：凡吐者，俱此方，向外推，立愈良，倘泻肚，仍大肠……

《推拿三字经》：胃，自古无论之也，殊不知其治病甚良，在板门外侧黄白皮相眦乃真穴也，向外推治呕吐呃逆响哕气噎等症甚速。

《厘正按摩要术》：大指端脾，二节胃。

3. 肝经

又名：肝木。

位置：食指螺纹面。（按：另有在无名指第二节及第三节之说。）

操作：由指尖向上推，约100次，掐3~5次，揉50次（图3-11）。

主治：惊风，烦躁不安。

按：此穴有以清为主或只清不补之说。

【文献辑录】

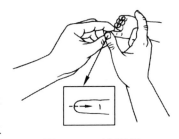

图3-11　清肝经

《按摩经》男子左手正面之图所示：肝在无名指第三节。女子右手正面之图所示：肝在无名指第二节。

《小儿推拿广意》：肝木，推侧虎口。止赤白痢水泄。退肝胆之火。

《小儿推拿广意》阳掌之图所示：食指端为肝木。

《幼科推拿秘书》：大拇指下一指，名为食指，属肝。肝气通于目，络通于食指，通于小天心穴，足太溪穴。

《幼科推拿秘书》：肝木在食指，肝属木，木生火……推肝木。

《幼科铁镜》正面图所示：肝在无名指第二节。

《小儿推拿直录》：侧推至虎口，能止痢疾水泄，退肝胆之火。

《小儿推拿辑要》：肝经，食指上节指面。

《推拿三字经》：看印堂……色青色（东方甲乙木其色青，现于山根，乃肝热也，直者风上行，横者风下行），肝风张（若色青巧肝风张也），清则补（清补者必须明虚实，虚则补之，实则清之，补肾即补肝也），自无恙。

《推拿三字经》：肝穴在食指端，为将军之官，可平不可补，补肾即补肝。

《厘正按摩要术》：推肝木，肝木即食指端。蘸汤侧推之，直入虎口，能和气生血。

《推拿指南》：大拇指下一指名食指，属肝，肝气通于目，络联于食指，通手小天心穴、足太溪穴。

4. 心经

又名：心火。

位置：中指螺纹面。（按：一说为中冲，属手厥阴心包经；又说在中指第二节。）

操作：采用掐法，3～5次；采用揉法50次（图3-12）；自指尖向上直推，约100次。

主治：身热无汗、高热神昏、烦躁、夜啼。

按：此穴有以清为主之说，若补则在补后加清。

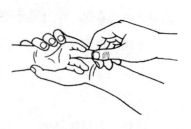

图3-12　揉心经

【文献辑录】

《按摩经》：一掐心经，二掐劳宫，推上三关，发热出汗用之。如汗不来，再将二扇门揉之、掐之，手心微汗出，乃止。

《按摩经》男子左手正面之图所示：心在中指第二节处。女子右手正面之图所示：心在中指第一节。

《万育仙书》：此三经发热出汗用之。

《万育仙书》：掐心经……将大指掐本穴，次掐内劳宫，推三关，此三经发热出汗用之。

《万育仙书》：心经系中指梢节。

《医学研悦·附刻小儿推拿》：一掐心经，二掐劳宫，推上三关，发热出汗用之。能开泄腠理，如汗不来，再以二扇门掐之，此法最热，量人虚实用之。男左手女右手。

《小儿推拿广意》：心火，推之退热发汗，掐之通利小便。

《幼科推拿秘书》：中指名为将指，属心，心气通于舌，络联于将指，通背左筋心俞穴，手中冲穴，足涌泉穴。

《幼科推拿秘书》：中指独冷是疹痘，不推。

《幼科推拿秘书》：推心火，凡心火动，口疮弄舌，眼大小眦赤红，小水不通，皆宜推而清之。至于惊搐，又宜清此。心经内一节。掐之止吐。

《秘传推拿妙诀》：哭声号叫，推心经，分阴阳为主。

《秘传推拿妙诀》：哭声不出，清心经，分阴阳，掐威灵为主。

《秘传推拿妙诀》：手抓人，推心经为主。

《秘传推拿妙诀》：一掣一跳，推心经，掐五指节，补脾土为主。

《新刻幼科百效全书》：心经如作寒，掐此转热。

《小儿推拿辑要》：心经，中指上节指面。

《推拿三字经》：……看印堂……色红者，心肺恙，俱热症，清则良，清何处，心肺当（清心清肺乃应之理，无清于心，以天河水代之）……

《推拿三字经》：心、膻中二穴在中指端，心血亏者，上节来回推之，清补乃宜，不可妄用，有火天河水代之，无虚不可补。

《推拿三字经》手掌正面图所示：心在中指第一节。

《保赤推拿法》：（推掐心经穴法）心经即中指尖，向上推至中指尽处小横纹，行气通窍，向下掐之。能发汗。

《保赤推拿法》……从中指尖推到横门穴。止小儿吐。

《厘正按摩要术》"掐心经，心经在中指第一节，掐之治咳嗽……

《增图考释推拿法》：（心经）中冲……

5. 肺经

又名：肺金。

位置：无名指螺纹面。（按：另有在无名指第二节处之说。）

操作：旋推或向指尖方向直推，约200次；自指尖向上直推，约100次；掐，3～5次；揉，50次（图3-13）。

主治：胸闷，咳喘。

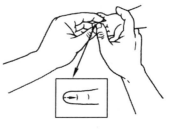

图3-13　揉肺经

【文献辑录】

《按摩经》：掐肺经，二掐离宫起至乾宫止，当中轻，两头重，咳嗽化痰，昏迷呕吐用之。

《按摩经》男子左手正面之图所示：肺在无名指第二节处。女子右手正面之图所示：在无名指第一节。

《小儿推拿方脉活婴秘旨全书》：肺受风寒咳嗽多，可把肺经久按摩。

《小儿推拿方脉活婴秘旨全书》：无名属肺，掐肺一节及离宫节，止咳嗽，离至乾中，要轻。

《小儿推拿秘诀》：口吐白沫有痰，推肺经为主。

《小儿推拿秘诀》：不言语是痰迷心窍，推肺经为主。

《小儿推拿秘诀》：鼻流清水，推肺经为主。

《小儿推拿秘诀》：到晚昏迷，推肺经为主。

《万育仙书》：一掐肺经……乾上止。中间轻，两头重。

《万育仙书》：肺经在食指梢节，先掐后揉。

《医学研悦·附刻小儿推拿》：一掐肺经，二掐离宫，离起乾止，当中轻，两头重，凡咳嗽呕逆痰迷，用此法温之。

《小儿推拿广意》：肺金，推之止咳化痰，性主温和。

《幼科推拿秘书》：肺金在无名指，属气……推肺金，凡小儿咳嗽痰喘，必推此，惊亦必推此……止咳化痰，性主温和，风寒入肺固嗽，伤热亦嗽，热宜清，寒亦宜清，惟虚宜补，而清之后亦宜补。

《幼科推拿秘书》：小指上一节名为无名指，属肺，肺气通于鼻，络联于无名指，通胸前膻中穴，背后风门穴。

《幼科推拿秘书》：正推向外泄肺火……侧推向里补肺虚。

《幼科推拿秘书》：推肺金……凡小儿咳嗽痰喘必推此，惊也必推此。

《秘传推拿妙诀》：眼黄有痰，清肺经，推脾土为主。

《秘传推拿妙诀》：口歪有风，推肺经，掐五指节为主。

《秘传推拿妙诀》：到晚昏迷，推肺经为主。

《秘传推拿妙诀》：哭声不出，推肺经，擦四横纹为主。

《小儿推拿直录》：推之止嗽化痰，能和气血。

《小儿推拿辑要》：肺经，无名指上节指面。

《推拿三字经》肺经正穴在无名指端，自根至梢，可清不可补，呼之则虚，吸之则满矣。

《保赤推拿法》：（掐揉肺经穴法）肺经，即无名指尖。向下掐之，去肺火。左旋揉之，补虚。

《厘正按摩要术》：无名指端肺、三节包络。

《推拿秘旨》：一掐肺经及运八卦，咳嗽行痰分阳，寒热立解。

6. 肾经

又名：肾水。

位置：小指端螺纹面。

操作：掐，3~5次；揉，50次；旋推或直推，约200次（图3-14）。

主治：小便赤涩不利、尿多、尿频、尿急。

按：此穴有可补不可清之说，若要清则以清后溪代之。

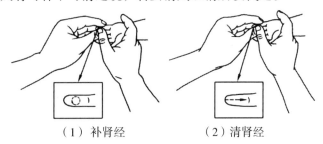

（1）补肾经　　　　　　（2）清肾经

图3-14　补清肾经

【文献辑录】

《按摩经》：掐肾经，二指小横纹，退六腑，治大便不通，小便赤色涩滞，肚作膨胀，气急，人事昏迷，粪黄者退凉用之。

《按摩经》男子左手正面之图所示：肾在小指第二节；女子右手正面之图所示：肾在小指第一节。

《小儿推拿方脉活婴秘旨全书》：小指属肾，掐肾一节，小横纹，大横文，退六腑，治小便赤涩。

《小儿推拿方脉活婴秘旨全书》：肾经有病小便塞、推动肾水即救得。

《小儿推拿方脉活婴秘旨全书》：膀胱有病作淋疴，肾水八卦运天河。

《小儿推拿方脉活婴秘旨全书》：肾水一纹是后溪，推上为补下为清，小便闭塞清之妙，肾经虚便补为奇。

《小儿推拿秘诀》：推肾水，推小横纹，肾水短少，可以补肾，亦红可以清。推肾水，推小横纹，退六腑，大小便闭结，人事昏迷，粪黄者用之。

《小儿推拿秘诀》：眼不开，气血虚，推肾水为主。

《万育仙书》：（掐肾经）小指根推至中指根止，清小便赤涩。从六腑下推至小指尖曲处为补，小便短少，眼白青色用之。一掐肾、二掐小横纹，退六腑，治小便赤涩。掐肾水下节，并大横纹，退六腑，退潮热。

《万育仙书》：……肾水在小指梢节。

《医学研悦·附刻小儿推拿》：一掐肾水，二掐小横纹，凡小便红赤，往下退而清之，小便短少，往上推而补之，此法凉。

《推拿秘旨》：掐肾水小横纹，因肾水短小及红赤色者清之；大小便闭结，人事昏迷，红痢热泻肚做膨胀用之。热则粪黄稠臭，冷则粪丹青色。

《小儿推拿广意》：肾水，推之退脏腑之热，清小便之赤，如小便短，又宜补之。

《小儿推拿广意》：小便黄赤，可清之。治宜清肾水，自肾指指尖推往根下为清……

《幼科推拿秘书》：小指属肾。肾气通于耳，络联于小指，通目瞳人，手合骨穴，足大敦穴。

《幼科推拿秘书》：推肾水，肾水在小拇指外旁，从指尖一直到阴池部位，属小肠肾水，里推为补，外推为泻。

《幼科推拿秘书》：肾经穴，在大横纹右边。

《幼科推拿秘书》：清补肾水，治小肠诸气最效，若单掐肾水一节横纹，退潮热立效，又苏胃气，起沉疴，左转生凉，右转生热。

《幼科铁镜》：肾水小指与后溪，推上为清下补之，小便闭赤清之妙，肾虚便少补为宜，小指正面属肾水。

《秘传推拿妙诀》：眼白，推肾水，运八卦为主。

《推拿三字经》：小指小节正面肾水正穴，此穴宜补，向内推之以生肝木，龙雷不沸，三焦随经。

《保赤推拿法》：（掐推肾经穴法）小指梢属肾，向掌边掐之。再掐儿小指与掌交界之小横纹，治小便赤涩，肚腹膨胀，在肾经向上推清小便，向下推补肾。

《推拿捷径》：治肾虚汗多，应推补肾水，汗即止。

《推拿捷径》：治腹胀气急，大便不通，小便不利，应掐肾经，肾经在小指第一节，又着小横纹，可以平喘、消胀、通二便。

《增图考释推拿法》：（肾经）少冲……

7. 膀胱

位置：小指掌面第三节（图3-15）。

操作：拿捏或掐，3~5次；揉，50次。

主治：小便不利。

【文献辑录】

《万育仙书》：小指根即膀胱穴，先掐后揉，大便自通。

《医学研悦·附刻小儿推拿》：拿膀胱穴，能利小便。

《小儿推拿广意》阳掌之图所示：小指端为肾水，小指掌面第三节为膀胱。

《小儿推拿直录》：捏而揉之，清肾火。

《小儿推拿辑要》：膀胱，在小指根。

《推拿三字经》：……小便闭，清膀胱（清膀胱以开闭滞之气），补肾水，清小肠，食指侧，推大肠，尤来回，轻重当……

《推拿三字经》：小肠膀胱二穴俱在小指外侧。小便闭，膀胱气化不行，向外清之。（按：据该书手拿正面图穴所示：小指掌面第三节为膀胱穴。）

《厘正按摩要术》：小指端肾，三节膀胱。

8. 五经

位置：五指尖端螺纹处，即脾、肝、心、肺、肾等经（图3-15）。

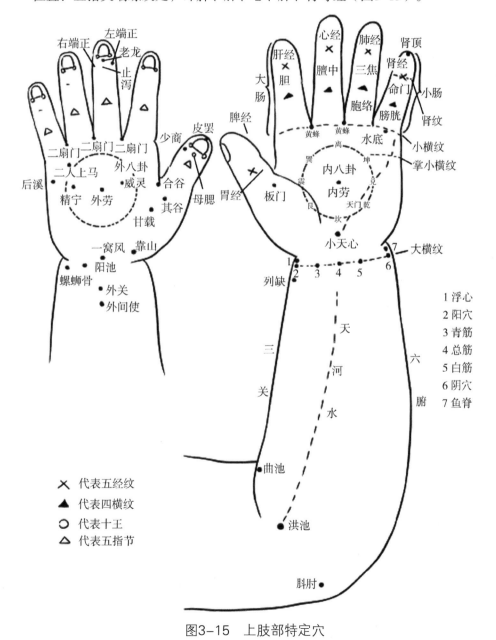

图3-15　上肢部特定穴

操作：运五指尖端（自拇指推至小指），或来回直推，约50次；逐一掐揉，各3~5次。

主治：发热，胸闷腹胀，泄泻，四肢瘈疭等症。

【文献辑录】

《按摩经》：运五经，动五脏之气，肚胀，上下气血不和，四肢瘈，寒热往来，去风，除腹响。

《按摩经》：运五经，以大指往来搓五经纹，能动脏腑之气。

《小儿推拿秘诀》：运五经，通五脏六腑之气，肚胀，气血不和，四肢常瘈，寒暑往来用之。

《万育仙书》：自脾肝心肺肾五经，逐一掐揉之，动五脏之气，肚胀，血气不和，四肢瘈跳，以大指往来推之。

《万育仙书》：（五经）"在五指中节。

《小儿推拿广意》：五经者，五指尖也，心肝脾肺肾也，如二三节即为六腑。

《小儿推拿广意》：运五经，动五脏之气，开咽喉，治肚响气吼，泄泻之症。

《小儿推拿广意》：五经能通脏腑热。

《幼科推拿秘书》：五经者，五指头之经络也，心经在将指，肝经在食指，脾经在大拇指，肺经在无名指，肾经在小指……运者以我食指运小儿五指头肉上……此法能治大小便结，开咽喉胸膈中闷塞，以及肚响腹胀、气吼、泄泻诸症。

《儿科推拿摘要辨证指南》：五经，五指尖也，心肝脾肺肾也，用左手四指托儿手背，大指捏儿掌心，右手食指曲儿指尖下，逐指推运。

《推拿三字经》：（五经纹）在五指根纹。

《推拿指南》：运五经，五经者心肝脾肺肾也，以我中食二指夹住指头，用大指旋转运之。

《推拿捷径》：治腹胀肠鸣，上下气血……寒热往来，四肢抽瘈等症，应运五经，其穴即五指端也，医者屈中指以运之。

9. 五经纹

位置：掌面五指末节之横纹（图3-15）。

操作：运五经纹或来回推之，约50次。

主治：腹胀，寒热往来。

【文献辑录】

《小儿推拿方脉活婴秘旨全书》：运五经纹，治五脏六腑气不和。

《万育仙书》：运五经纹，自脾肝心肺肾五经逐一掐揉之。

《推拿三字经》：五经穴，即五指根纹，来往推之，能开脏腑寒火而腹中和平，肚胀良。

《保赤推拿法》：五经纹，即五指第二节下之纹，用大指在儿五经纹，往搓之，治气血不和，肚胀，四肢抽掣，寒热往来，去风，除腹响。

按：据文献载，五经又称为五经纹，且主治相似。现按临床一般说法分为二，即五经在指端，五经纹在五指第一节纹。推五经常用于治疗6个月之内乳儿发热。

10. 四横纹

位置：掌面食指、中指、无名指、小指第二节横纹（图3-15）。（四横纹之中点为四缝。按：另有在掌指关节横纹处之说。）

操作：掐，各3～5次；往来直推，约50次。

主治：咳喘，腹痛，惊风。

【文献辑录】

《按摩经》：推四横纹，和上下之气血，人事瘦弱，奶乳不思，手足常掣，头偏左右，肠胃湿热，眼目翻白者用之。

《按摩经》：（推四横）以大指往来推四横纹，能和上下之气，气喘、腹痛可用。

《小儿推拿方脉活婴秘旨全书》：四横纹和上下气，吼气、肚痛皆可止。

《小儿推拿秘诀》：推四横纹，和气血，人事瘦弱，乳食不思，手足常掣，头偏左右用之。

《小儿推拿秘诀》：推四横纹，不思乳食，瘦弱，头偏，手足掣，和气血用之。

《万育仙书》：推四横，以大指往来推之，能和上下之气，手足常掣，头偏左右，肚胀，眼翻白，推之。

《万育仙书》：自脾肝心肺肾五经，逐一掐揉之，动五脏之气，肚胀，血气不和，四肢瘈跳，以大指往来推之。

《万育仙书》：四横纹在四指根节，以大指往来推之。

《医学研悦·附刻小儿推拿》：一掐四横纹，和上下气血，乳食不化，手足搐瘈，用之。

《小儿推拿广意》：四横纹，掐之退脏腑之热，止肚痛，退口眼㖞斜。

《幼科推拿秘书》：在食将无名小指中四道小横纹，除去大指，故名四横纹。在食将无名小指指根下横纹，一名小横纹，小者对下大横纹而言也，四者四指也……掐者，以我大指掐之，按穴不起，手微动，却有数，其数如推运之数。……盖因脏腑有热，口眼㖞斜，嘴唇破烂，掐此退热除烦，且止肚痛。

《小儿推拿辑要》：四横纹，在食将无名小指，四道小横纹，即指根处，除去大指故名四。

《推拿三字经》：……痰壅喘，横纹上（重揉四横纹和血顺气，而喘止矣），左右揉，久去恙……

《保赤推拿法》：（运四横纹法）四横纹即食指中指无名指小指第三节。与掌交界之横纹，用大指在儿四横纹往来搓之，和气血，治瘦弱，不思饮食，手足抽瘈，头偏左右，肠胃湿热，眼翻白，喘急肚疼。

《厘正按摩要术》：各指二节纹，为四横纹。

《推拿指南》：四横纹在食将无名小指根四道小横纹，除去大指故名四横纹。

11. 小横纹

位置：在掌面五指根节横纹处（图3-15）。（按：另有在小指根节横纹处之说，现称掌小横纹。）

操作：掐，3～5次；来回直推，约50次（图3-16）。

主治：发热、烦躁。

【文献辑录】

《万育仙书》：小横纹，在小指根节……

《推拿秘旨》：截小横纹，能动肾经之气热。

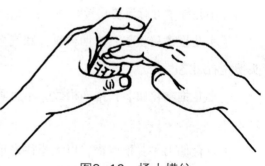

图3-16　揉小横纹

《小儿推拿广意》：小横纹，掐之，退热除烦，治口唇破烂。

《幼科推拿秘书》：在食将无名小指指根下横纹，一名小横纹，小者对坎下大横纹而言也，四者四指也……掐者，以我大指掐之，按穴不起，手微动，却有数，其数如推运之数。……盖因脏腑有热，口眼㖞斜，嘴唇破烂，掐此退热除烦，且止肚痛。

《厘正按摩要术》：三节根为小横纹。

12. 大肠

又名：小三关、指三关。

位置：食指桡侧缘。（按：另有以下几种说法。①食指第一节；②食指第二节桡侧缘；③食指第二节；④食指根节；⑤为商阳，属手阳明大肠经；⑥前臂桡侧近曲池处；⑦食指正面。）

操作：自指尖向虎口方向直推或反之，约100次（图3-17）。

主治：泄泻、便秘、脱肛。

按：可作望诊用，验指纹即为验指上三关。红黄相兼为正常，若有病变则以浮沉分表里，红紫辨寒热，淡滞定虚实，三关测轻重。

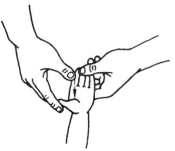

图3-17　补大肠

【文献辑录】

《按摩经》：掐大肠，倒推入虎口，止水泻痢疾，肚膨胀用之。红痢补肾水，白多推三关。

《按摩经》男子左手正面之图所示：大肠在食指第二节。女子右手正面之图所示：大肠在食指第一节。

《小儿推拿方脉活婴秘旨全书》：大肠侧推到虎口，止泻止痢断根源。

《万育仙书》：大肠穴，在食指根节。

《小儿推拿广意》：指上三关，推之通血气发汗。

《小儿推拿广意》阴掌之图所示：大肠在前臂桡侧近"曲池"处。

《小儿推拿广意》阳掌之图所示：食指端为肝。食指掌面第三节为大肠。

《幼科推拿秘书》：大肠穴，在小儿食指外边，虎口在大食二指掌交叉处。……侧推者，以我大指从儿食指旁尖推往虎口。……盖因赤白痢水泻，皆属大肠之病，必推此以止而补之，且退肝胆之火，推者必多用工夫。

《幼科推拿秘书》：大肠筋在食指外边，络联于虎口，直到食指侧巅。

《幼科推拿秘书》：向外正推泄肝火，左向里推补大肠。

《幼科推拿秘书》：侧推大肠到虎口……盖因赤白痢水泻，皆属大肠之病，必推此以止而补之，且退肝胆之火……若大肠火结，退六腑足矣，不必推。

《幼科铁镜》：大肠侧推到虎口，止泻止痢断根源……揉脐兼要揉龟尾，更用推揉到涌泉。（按：据该书手掌正面图及《保赤推拿法》图所示：大肠在食指第一节。）

《秘传推拿妙诀》推第二指手法图所注：推大肠同此指，但天门只推指左侧直入虎口，大肠推指面，自指梢起到指根止。

《小儿推拿辑要》：大肠，在食指外边。

《推拿三字经》：若泻痢，推大肠，食指侧（食指外侧乃大肠真穴），上节上（食指外侧上节上，穴如豆粒），来回推，数万良……

《推拿三字经》：……看印堂……色黄者，脾胃伤，若泻肚，推大肠（大肠肺之腑也，在食指外侧上节），一穴愈，来往忙（必须往来多推有妙理也）……

《推拿三字经》："……大便闭，外泻良，泻大肠（大肠与肺相表里，肠结乃肺燥也，大肠亦燥，而脾为肺之母也，亦必燥泻也），立去恙，兼补脾，愈无恙……

《推拿三字经》：……脱肛者，肺虚恙，补脾土，二马良，补肾水，推大肠，来回推（来回推大肠之穴，能固大肠、利小便、和血顺气，故痢泻脱肛皆治），久去恙……

《推拿三字经》：大肠真穴在食指外侧上节，来回推之、为清补大肠，凡清之气下降，补则气上升，清补和血顺气；故泻肚痢疾用力多推，一穴立愈，利小便而止大便。

《保赤推拿法》：（大肠侧推到虎口穴法）大肠经，即食指尖侧，即靠大指边。虎口，即大指与食指之手交叉处，从儿食指尖斜推到虎口，治膨胀水泻痢疾。红多，再揉肾经，白多，再推三关。

《保赤推拿法》：（虎口侧推到大肠经法）儿有积滞，从虎口穴侧推到大肠经，能使儿泻。

《厘正按摩要术》：掐大肠侧、大肠侧在食指二节侧。

《厘正按摩要术》：食指端肝，三节大肠。

《推拿指南》：大肠穴，在食指正面第二节。

《推拿指南》：大肠，在食指外旁联络于虎口。

《推拿指南》：大肠经在食指旁，络联于直到食指侧巅。

《增图考释推拿法》：（大肠）商阳……

13. 小肠

位置：小指尺侧缘。（按：另有以下几种说法。①在食指第二节；②在中指第二节；③在中指第三节；④在前臂尺侧缘近肘处。）

操作：从小指指尖向指根方向直推为补反之为清，约100次（图3-18）。

主治：尿闭、尿赤、遗尿。

【文献辑录】

《小儿推拿广意》阳掌之图所示：中指端为心，中指第二节为小肠。

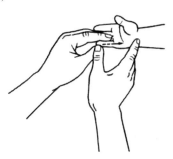

图3-18　补小肠

《小儿推拿广意》阴掌之图所示：小肠在近肘处。

《幼科推拿秘书》：小肠穴，在小拇指外边。

《幼科推拿秘书》：小肠筋在小指外边，络联于神门，直至小指侧巅。

《幼科铁镜》手掌正面图示：小肠在食指第二节。

《推拿三字经》：小便闭，清膀胱、补肾水、清小肠（小肠心之府，心气一动、肺气一行、化物出焉）……

《推拿三字经》：小肠膀胱二穴俱在小指外侧，小便闭膀胱气化不行，向外清之，老幼加减。

《厘正按摩要术》：中指端心，三节小肠。

14. 肾顶

位置：小指顶端。

操作：以拇指指端按揉，100～300次（图3-19）。

主治：自汗、盗汗、解颅等。

【文献辑录】

《小儿推拿学概要》：（肾顶）功用收敛元气，固表止汗。

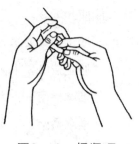

图3-19　揉肾顶

15. 肾纹

位置：小指掌面第二节横纹。

操作：以拇指指端按揉，100~300次（图3-20）。

主治：目赤、内热等。

【文献辑录】

《小儿推拿学概要》：本穴治结膜充血，眼前房出血，以及患儿高热，呼吸气凉，手足逆冷等，用之屡效。

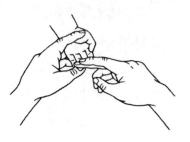

图3-20　揉肾纹

16. 掌小横纹

位置：掌面小指根下，掌纹尺侧头（图3-21）。

操作：拇指指端按揉，100~300次。

主治：痰热喘咳，口舌生疮。

【文献辑录】

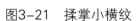

图3-21　揉掌小横纹

《小儿推拿学概要》：本穴为治喘咳、口舌生疮等症的效穴。肝区疼痛时，揉之亦有效果。

17. 板门

位置：在拇指根节之下0.5寸。相当于"鱼际"穴处，鱼际穴属手太阴肺经。（按：另有以下几种说法。①从虎口经鱼际至总经成一直线；②手掌大鱼际部；③鱼际穴内1寸，为奇穴；④小天心与总筋之间。）

操作：揉，约80次；自拇指根推向掌根或反之，约50次（图3-22）。

主治：呕吐、胃痛、腹胀、泄泻、发热等。

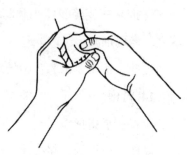

图3-22　揉板门

【文献辑录】

《按摩经》：如被水惊，板门大冷；如被风惊，板门大热。

《按摩经》：揉板门，除气促、气攻、气吼、气痛、呕胀用之。

《按摩经》：往外推之，退热，除百病；往内推之，治四肢掣跳。用医之手大拇指，名曰"龙入虎口"。用手拈小儿小指，名曰"苍龙摆尾"。

《按摩经》五指筋图所示：板门在总筋与小天心之间。

《小儿推拿方脉活婴秘旨全书》：板门专治气发攻。

《小儿推拿方脉活婴秘旨全书》：（板门）在大指节下五分，治气促、气攻、板门推向横门，主吐，横门推向板门，主泻。

《万育仙书》：推板门，气吼气促用之。

《万育仙书》五指筋图所示：板门在总筋与小天心之间。

《医学研悦·附刻小儿推拿》：推板门穴，和胃降气，治气喘肚胀之疾。

《推拿秘旨》：揉板门，去气痛之疾，消肿胀之症。

《小儿推拿广意》：板门穴，揉之除气吼肚胀。

《小儿推拿广意》：推板门，止小肠之寒气。

《小儿推拿广意》：板门推上横门可吐，横门推下板门可泄。二穴许对掐之。

《幼科推拿秘书》：板门直推到横纹；板门穴在大指下，高起一块平肉如板处，属胃脘……止吐神效。横纹转推到板门，止泻神效。

《小儿推拿直录》：气胀胸膈满闷，板门主之，捏而揉之。

《小儿推拿辑要》：板门，在大指下一块平肉如板，属胃。

《推拿三字经》：……吐并泻，板门良（此穴亦属脾胃也，脾虚作泻，胃虚乃呕，此穴能运达上下之气也），进饮食（板门之穴属胃经，又能运达上下之气，能进饮食），亦称良（故曰称良，岂止治上吐下泻乎，心口疼亦此穴也）。

《推拿三字经》：板门穴在平肉中内有筋头，抹如豆粒，瘦人揉之即知此为真穴。凡穴不真不能治病，吾治多人止上吐下泻霍乱，数在三万，病去如失。

《保赤推拿法》：在儿板门穴揉之，治气攻、气吼、气痛、呕胀。

《推拿指南》：板门，在大拇指根下一块平肉如板，即艮宫，属胃。

《推拿抉微》：从板门推到横门穴能止儿泻。

《推拿抉微》：在儿板门穴揉之，治气攻、气吼、气痛、呕胀。

《增图考释推拿法》：（板门）鱼际……

18. 手心

又名：内劳宫。

位置：掌心中，握拳时中指指端是穴，属手厥阴心包经。

操作：揉，约30次；运，约100次（图3-23）。

主治：发热、无汗。

按：可作切（触）诊用。

【文献辑录】

《按摩经》：揉劳宫，动心中之火热，发汗用之，不可轻动。

《按摩经》：运劳宫，屈中指运儿劳宫也，右运凉，左运汗。

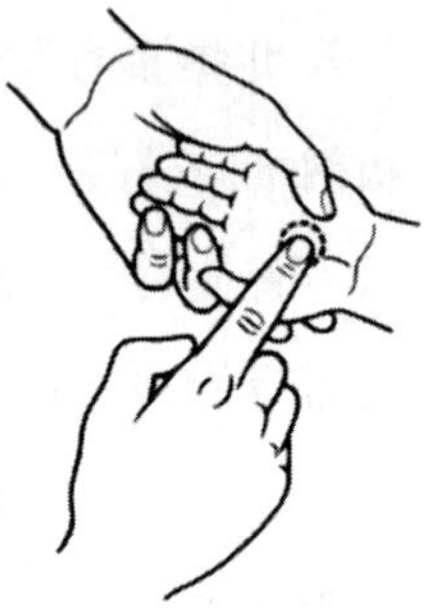

《小儿推拿方脉活婴秘旨全书》：内劳宫，屈中指尽处是穴，发汗用。

图3-23　揉手心

《小儿推拿方脉活婴秘旨全书》：鹰爪惊……灯火断头顶、眉心、两太阳、掌心、心演、涌泉，大敦穴各一燋，绕脐一转。

《万育仙书》：运内劳宫，屈中指运之，能动五脏六腑之气，左运汗，右运凉。

《推拿秘旨》：截内劳宫穴，在掌心，四指尖掐，此乃大热之法，通三关散汗之法。

《小儿推拿广意》：内劳宫属火，揉之发汗。

《幼科推拿秘书》：内劳宫，在手心正中，属凉。

《幼科推拿秘书》：内劳在手心处，属凉，捞明月在此……点者，轻轻拂起，如蜻蜓之点水……退心热甚效。

《小儿推拿直录》：捏而揉之能发汗。

《保赤推拿法》：（揉内劳宫穴法）内劳宫穴，在略偏大指边，天心穴之左。屈儿中指于掌心，其中指头按处，即是。欲儿发汗，将儿小指屈住，用手揉儿内劳宫，向左按而运之。若向右运，反凉。

《厘正按摩要术》：手心冷者腹中寒，手心热者虚火旺。

19. 内八卦

位置：掌心内劳宫四周，即：南为"离"、北为"坎"、东为"震"、西为"兑"、西北为"乾"、东北为"艮"、东南为"巽"、西南为"坤"。

操作：按顺时针或逆时针方向用运法，约50次；掐，3～5次（图3-15）。

主治：胸闷咳喘，呕吐泄泻。

【文献辑录】

《按摩经》：运八卦，除胸肚膨闷，呕逆气吼，噫，饮食不进用之。

《按摩经》：（运八卦）以大指运之，男左女右，开胸化痰。

《按摩经》女子右手正面之图所示：八卦与男子左手成反方向。男子掌心与掌背外八卦同方向。

《小儿推拿方脉活婴秘旨全书》：（运八卦）开胸膈之痰结，左转止吐，右转止泻。运八卦，能令浑身酥通。

《小儿推拿秘诀》：运八卦，除胸膈迷闷，肚胀呕吐，气喘，饮食不进，打嗝，用之。

《小儿推拿秘诀》：头向上，运八卦、补脾土为主。

《小儿推拿秘诀》：运八卦，胸满腹胀、呕喘噎、伙食不进用之。

《小儿推拿广意》：……凉则多补，热则多泻。

《小儿推拿广意》：运八卦，开胸化痰除气闷。吐乳食，有九重三轻之法。

《幼科推拿秘书》：八卦，将指根下是离宫，属心火。运八卦必用大指掩掌，不可运，恐动心火。

《幼科推拿秘书》：坎宫紧与离宫相对，在小天心之上，属肾水。""乾宫名兵门，一名神门。在坎宫之右。

《幼科推拿秘书》：运八卦……此法开胸化痰，除气闷胀满……

《幼科铁镜》：病在脾家食不进，重揉艮宫……再加大指面旋推，脾若初伤效即应。

《幼科铁镜》：寒则旋推从艮入坎，热则旋推从坎入艮。

《秘传推拿妙诀》：凡运八卦，医用大指头自乾上起推至兑上止，但到离上轻轻带过，恐惟动心火，余俱要重。

《小儿推拿辑要》：八卦，将指根下是离宫，属心火；运八卦必用大指掩盖，不可运，恐动心火。

《儿科推拿摘要辨证指南》：运八卦，用左手拿住儿左手四指，掌心朝上，右手四指托住小儿手背，以大指自乾起至震卦，略重，又轻运七次，定魄。再以巽起推至兑四卦，照前七次，定魂。又自坤至坎七次，能退热。又自艮至离七次，能发汗。若咳嗽，自离运至乾七次，再坎离二宫直推七次，为水火既济。

《儿科推拿摘要辨证指南》：八卦，热则旋推从坎入艮，寒则旋推从艮入坎。

《推拿三字经》：……胸膈闷，八卦详（八卦主运动、调和五脏之气），运八卦，离宫轻……

《保赤推拿法》：（运内八卦法）从坎到艮左旋推，治热，亦止吐。从艮到坎右旋推，治凉，亦止泻。掌中离南、坎北、震东、兑西、乾西北、艮东北、巽东南、坤西南。男女皆推左手。

《推拿述略》：掌心八卦当左右旋推，凡治热症自坎至艮而左旋，寒症则自艮至坎而右旋，大约推二三十遍，察看病情轻重，酌量为之。

20. 天门

又名：神门、乾宫。

位置：在手掌内侧乾宫处。（按：另有以下说法。①在大指尖；②在兑宫处。）

操作：自拇指指尖向该处直推，约50次；自食指指尖推向虎口或反之，约50次；拿天门并摇肘肘，3～5次。

主治：食积、消化不良、气血不和。

【文献辑录】

《小儿推拿方脉活婴秘旨全书》：虎口对天门，推之名天门入虎口。推后，二指拿定二穴，一指掐住总筋，以手揉肘肘是也。

《万育仙书》：天门在大指尖侧。

《推拿秘旨》：掐天门虎口、肘肘生血散风、祛惊用之。

《小儿推拿广意》：天门入虎口，推之和气，生血生气。

《幼科推拿秘书》：（天门入虎口重揉肘肘法）此顺气生血之法也。天门即神门，乃乾宫也……

《幼科推拿秘书》：乾宫，名天门，一名神门，在坎宫之右。

《幼科推拿秘书》：（阳掌八卦图注）兑一名为天门。

《小儿推拿直录》：天门入虎口，推之清心明目，调和气血，止五心潮热，口疳气吼。

《推拿三字经》：……天门口（此穴为天门入虎口）顺气血（和血顺气，而气下行）……

21. 小天心

位置：在大小鱼际交接处凹陷中，坎宫之下，总经之上。（按：另外有几种说法：①在内劳宫之下，坎位之上；②即大陵；③在坎位之中。）

操作：掐后继揉，约30次；捣，约30次（图3-24）。

主治：神昏、夜啼、惊风、尿闭等。

【文献辑录】

《按摩经》：掐小天心，天吊惊风，眼翻白，偏左右及肾水不通用之。

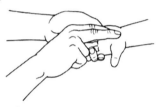

图3-24　揉小天心

《小儿推拿方脉活婴秘旨全书》：天心穴，乾入寸许，止天吊惊风，口眼歪斜，运之效。

《小儿推拿秘诀》：揉掐小天心，眼翻白，偏左右，肾水闭结用之。

《万育仙书》：掐揉小天心，治口眼㖞斜，生肾水。小儿天吊惊眼翻，头偏左右用之。

《万育仙书》：小天心，在劳宫下，坎宫上。

《医学研悦·附刻小儿推拿》：一掐小天心，清补肾水，凡男女眼向上，此穴往下揉，眼向下，往上揉，向左右，居中重揉。

《小儿推拿广意》：小天心，揉之清肾水。

《幼科推拿秘书》：小天心在坎宫下中门。

《幼科推拿秘书》：小天心……揉此以清肾水之火，眼翻上下，掐之甚妙，若绕天心则已在分阴阳之内矣。

《幼科推拿秘书》：运土入水……水者坎水也，在小天心穴上……

《幼科铁镜》：儿眼翻上者，将大指甲在小天心向掌心下掐，即平。儿眼翻下者，将大指甲在小天心向总筋上掐，即平。

《小儿推拿直录》：揉之清肾水，治法从坎卦位上推至横纹，止泻，从横纹推至坎卦，止吐。

《小儿推拿辑要》：小天心，在坎宫下中间。

《推拿三字经》：……眼翻者，上下僵，揉二马，捣天心（天心在坎位中），翻上者，捣下良（捣者打也），翻下者，捣上强，左捣右，右捣左……

《保赤推拿法》：（掐小天心穴法）小天心穴在儿手掌尽处。儿有惊症，眼翻上者，将此穴掌下掐；眼翻下者，将此穴向总筋上掐，即平。

《推拿述略》：小天心在掌内直纹尽处，眼翻上视则向下掐，眼翻下视则向上掐。

《厘正按摩要术》：……小天心在掌根处。

《推拿指南》：小天心在坎宫，一名中关。

《推拿指南》：坎宫即小天心，若眼上翻，将小天心推向掌心即凹，若眼看地，将小天心推向总筋即上。

《推拿抉微》：小天心即针灸之所谓大陵穴，属心包络，故能治风，当系热能生风。

《推拿捷径》：治肾水枯竭，应揉小天心穴。

《增图考释推拿法》：（小天心）大陵……

22. 大横纹

又名：横门。

位置：仰掌，掌后横纹处（图3-15）。

操作：向板门处推或反之，约100次；自该处刮向中指指尖约80次；掐，3～5遍；自总筋处向阴阳池处分推或合推，约50次。

主治：呕吐、泄泻、痰喘等。

【文献辑录】

《按摩经》：推横门向板门，止呕吐。板门推向横门，止泻。如喉中响掐之。

《小儿推拿方脉活婴秘旨全书》：横纹掐至中指尖，主吐（横纹在掌尽处）。

《新刻幼科百效全书》：横门刮至中指尖推之主吐。

《新刻幼科百效全书》：板门推上横门吐法，横门推上板门泻法，还上止。

《幼科推拿秘书》：大横纹，在手掌下一道横纹。

《小儿推拿辑要》：在手掌下，一道横纹动摇处，便是此穴。

《保赤推拿法》：（横门穴推到板门穴法）横门穴，即掌与肱交界之横纹，板门穴，在大指节下五分，从横门推到板门，能止儿吐。板门穴推到横门穴法：从板门穴推到横门穴能止儿泻。中指尖推到横门穴法：从中指尖推到横门穴，止小儿吐。横门穴刮到中指尖法：从横门穴刮到中指尖，掐之，使小儿吐。掐横门穴法：在儿横门穴掐之，治喉中痰响。（按：据该书保赤推拿法图所示，横门在掌横纹处。）

《推拿抉微》：（横门穴）即掌与肱交界之横纹……从横门推，到板门，能止儿吐。

《推拿抉微》：横门穴刮到中指尖掐之，使小儿吐。

《推拿抉微》：在儿横门穴掐之，治喉中痰响。

《增图考释推拿法》：（横门）当大陵之止，内关之下，亦心包络之脉所经，在浅屈指筋与内桡骨筋间，分布重要静脉，尺骨动脉及正中神经。

23. 阴穴

又名：阴池。

位置：在大横纹尺侧端，相当于神门，神门属手少阴心经（图3-15）。（按：另有在大横纹桡侧端之说。）

【文献辑录】

《新刻幼科百效全书》：掐阴池止头疼，温和亦发汗热。

《小儿推拿辑要》：阴池，小天心右边。

《保赤推拿法》：（分阴阳法）正面掌肱交界之横纹两头，即阴阳二穴，小指边为阴穴，大指边为阳穴，就横纹上，两指中分，向两边抹，为分阴阳，治寒热往来、膨胀、泄泻、呕逆、脏腑结。（和阴阳法）用二大指自阴阳穴两头，向中合之，能和气血。

《推拿指南》：阴池阳池在小天心两旁，医人两大指从天心处分阴阳连运。

24. 阳穴

又名：阳池。

位置：在大横纹桡侧端（图3-15）。（按：另有在大横纹尺侧端之说。）

操作：掐，3～5次；分推，又称分阴阳，约30次；合推，又称合阴阳或和阴阳，约30次。

主治：寒热往来，气血不和，呕逆，泄泻。

【文献辑录】

《按摩经》：分阴阳，止泄泻痢疾，遍身寒热往来；肚膨胀逆用之。

《按摩经》：如喉中响，大指掐之。

《按摩经》：（分阴阳）屈儿拳于手背上，四指节从中往两下分之，分利气血。

《按摩经》：（和阴阳）从两下合之，理气血用之。

《小儿推拿方脉活婴秘旨全书》：横纹两傍，乃阴阳二穴，就横纹上，以两大指中分，往两傍抹，为分阴阳。肚胀、腹膨胀、泄泻、二便不通、脏腑虚，并治。

《小儿推拿秘诀》：凡男女有恙俱由于阴阳寒热之失调也，故医者当先为之分阴阳；次即为之推三关、退六腑……如寒多则宜热之，多分阳边与推三关，热多则宜凉之，多分阴边与退六腑……

《万育仙书》：分阴阳……屈儿拳于四指背节，从中两边分之，治泄泻症。

《万育仙书》：治风痰，止头痛。

《小儿推拿广意》：分阴阳，阳则宜重，阴则宜轻……

《小儿推拿广意》：分阴阳，除寒热泄泻。

《幼科推拿秘书》：阳池穴阴池穴，在小天心两旁。

《幼科推拿秘书》：大横纹在手掌下一道横纹。

《幼科推拿秘书》：分阴阳……推此不特能和气血。凡一切膨胀泄泻，如五脏六腑有虚，或大小便不通，或惊风痰喘等疾，皆可治之。至于乍寒乍热尤为对症。热多则分阳从重，寒多则分阴从重"。"合阴阳……盖因痰诞涌甚，先掐肾经取热……

《秘传推拿妙诀》：肚响是气虚，分阴阳、推脾土为主。

《秘传推拿妙诀》：四肢掣跳，寒热不拘，掐五指节、分阴阳为主。

《秘传推拿妙诀》：头偏左右有风，分阴阳、擦五指节为主。

《秘传推拿妙诀》：眼向上，分阴阳、推肾水、运水入土为主。

《儿科推拿摘要辨证指南》：（分阴阳）将儿手向上用两手托住，将两大指往外分阴阳二穴，阳穴宜重分，阴穴宜轻分。

《推拿三字经》：……看印堂……色白者，肺有痰，揉二马，合阴阳（自阴阳处向内、合之而阴阳和也），天河水，立愈恙……

《推拿三字经》：分阴阳者以我两大拇指，从小天心下横纹处两分处推之，能分寒热、平气血，老幼加减。

《推拿三字经》：合阴阳，以我两大指从阴阳处合之，盖因痰涎涌甚，先推肾经、取热，然后用大指合阴阳，向天河水极力推至曲池，而痰即散也。各穴三百数。

《保赤推拿法》：（分阴阳法）正面掌肱交界之横纹两头，即阴阳二穴，小指边为阴穴，大指边为阳穴，就横纹上，两指中分，向两边抹，为分阴阳，治寒热往来、膨胀、泄泻、呕逆、脏腑结。和阴阳法：用二大指自阴阳穴两头，向中合之，能和气血。

《厘正按摩要术》：推分阳池。由小儿阳掌根中间，向左蘸葱姜汤推之，治唇干头低，肢冷项强、目直视，口出冷气。

《厘正按摩要术》：推分阴池。由小儿阳掌根中间，向右蘸葱姜汤推之，须用手大指……

《增图考释推拿法》：（阴穴）太渊……（阳穴）神门（兑冲、中都、锐中）……

25. 总筋

又名：总位、黄筋、总心、合骨、内一窝风，总经。

位置：在大陵穴后0.5寸处（图3-15）。（按：另有在腕横纹之中点之说，相当于大陵穴，属手厥阴心包经。）

操作：掐揉该处，3~5次；或自该处向两旁分推，约50次。

主治：惊风、夜啼、潮热、吐泻。

【文献辑录】

《医门秘旨》：总筋属土，五行以应脾胃，主温暖，外通四大板门。反而生肠鸣霍乱吐泻痢疾之症。却则中界掐之，则肢舒畅也。

《补要袖珍小儿方论·秘传看惊掐筋口授手法论》：位居中属土，总五行以应脾与胃，主温暖，外通四大板门，四肢舒畅也。

《按摩经》：指总经、过天河水，能清心经，口内生疮，遍身潮热，夜间啼哭，四肢常掣，去三焦六腑五心潮热病。

《按摩经》：总筋者，诸经之祖，诸症掐效。嗽甚，掐中指一节。痰多，掐手背一节。手指甲筋之余，掐内止吐、掐外止泻。

《按摩经》：（总筋）位居中属土，总五行，以应脾与胃。主温暖，外通向四大板门，反则主肠鸣霍乱、吐泻痢症，却在中界掐之，四肢舒畅矣。

《按摩经》：（赤淡黄筋）居中分界火土兼备，以应三焦，主半寒半热，外通四大板门，周流一身；反则主壅塞之症，却向中宫掐之，则元气流通，除其壅塞之患矣。

《按摩经》：诸惊风，总筋可治。

《按摩经》：（大陵穴后五分）为心穴，治天吊惊往下掐抠，看地惊往上掐抠，女子同。

《按摩经》六筋图所示：（六筋按）浮、阳、总、心、阴、肾，自大指侧向小指侧顺序排列。

《小儿推拿方脉活婴秘旨全书》：（总筋）属土，总五行，以应脾胃。主温热，外通板门，周流一身，壅塞之证及诸惊皆掐此。

《万育仙书》：总筋，在掌肘交界正中，过天河水，能清心经，口内生疮，遍身潮热，夜啼，四肢掣跳。

《万育仙书》：第三总筋，位居中属土，总五行，以应脾与胃，主温暖，外通四大板门。反则主泻痢等症。在中界掐之，则四肢舒畅。

《新刻幼科百效全书》：总筋经诸惊在此处总掐之，即效。

《小儿推拿广意》：掐总经，推天河，治口内生疮、吐热，人事昏沉。

《小儿推拿广意》：大陵，掐之主吐。

《小儿推拿广意》：总筋，天河水除热，口中热气并弄舌。

《幼科推拿秘书》：总经穴，在大横纹下，指之脉络皆总于此，中四指脉皆总于此。

《幼科推拿秘书》：拿总筋……若鹰爪惊，本穴掐后就揉。

《幼科推拿秘书》：大陵穴，外劳下手背骨节处。

《幼科推拿秘书》：总经在小天心下，内间史上，五指诸筋经络，总由此散去，故名总经……小儿惊风，手足掣跳，横拿一个时辰。

《秘传推拿妙诀》：医用右手大指跪于孩童总位上，而以中指于一窝风处，对着大指尽力拿之（此法所谓急惊拿之即醒，是也）。

《小儿推拿直录》：治诸惊风，两手摇动，揉按取汗，捏之乃过气之法。

《保赤推拿法》：总经即黄筋，乃五筋正中一筋，属土，总五行。以应脾与胃，掐之治肠鸣，霍乱，吐泻。

《推拿述略》：总筋在掌后腕前有横纹之处，左为阳，右为阴，向中间开至两边推之，阳位宜稍重，阴位宜稍轻，此治寒热往来之症也。

《厘正按摩要术》：按总经，总经在掌根横纹之后，用右手大指背屈按其上，复以中指按手背，与横纹对过一窝风，治急惊暴亡等症。

《厘正按摩要术》：摩总经、天河、曲池三穴，以右手大指侧直摩之，自能开胸退热。

《推拿指南》：总筋在大横纹下，指内联络皆总于此。

《推拿捷径》：治口内生疮，遍身潮热，夜间啼哭，四肢抽掣等症，应掐总筋。总筋在掌后，由总筋掐过天河水，即可清心降火。

26. 三关

又名：大三关。

位置：前臂桡侧缘。阳池至曲池成一直线［图3-25（1）］。（按：另有以下说法。①在一窝风经外关至曲池；②从阳池经外关至曲池或少海；③从鱼际至曲池。）

操作：直推，约300次。一般推至该处局部皮肤发凉［图3-25（2）］。

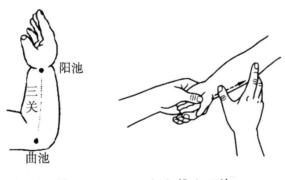

（1）三关　　　　　（2）推上三关

图3-25　三关及推上三关

主治：发热、恶寒、无汗。

【文献辑录】

《按摩经》：三关，凡做此法，先掐心经、点劳宫，男推上三关，退寒加暖，属热；女反此，退下为热也。

《医门秘旨》：推上三关为热为补，除寒。

《小儿推拿秘诀》：四肢冷弱，推三关、补脾土、四横纹为主。

《小儿推拿秘诀》：眼翻白，推三关、擦五指节为主。

《万育仙书》：三关即寸关尺，从此推至曲池上。

《万育仙书》：三关在手肘大指边。

《新刻幼科百效全书》：（三关）先掐心经，点劳宫。男推上三关，退寒加暖，属热。女反此，退下为热也。

《医学研悦·附刻小儿推拿》：一掐心经，二掐劳宫，推上三关，发热出汗用之。能开泄腠理，如汗不来，再以二扇门掐之，此法最热，量人虚实用之。男左手女右手。

《推拿秘旨》：一掐二扇门，推三关发汗用之。

《推拿秘旨》：男推上三关为热，退下六腑为凉。女推上六腑为热，退下三关为凉。……截三关三指是穴，乃大热出汗之法，能退遍身之风寒。

《小儿推拿广意》：三关，男左三关推发汗，退下六腑谓之凉，女右六腑推上凉，退下三关谓之热。

《幼科推拿秘书》：三关穴，在手膊上旁边。

《幼科推拿秘书》：鱼际穴，散脉处，从此侧推三关，取真火。

《幼科推拿秘书》：侧推三关，从鱼际穴推至曲池，大补元气……

《幼科推拿秘书》：大三关者，对风气命食指上小三关而言也。属真火元气也。其穴从鱼际穴往膊上边到手弯曲池，故曰侧。其推法，以我二指或三指，从容用力，自鱼际推到曲池。培补元气，第一有功，熏蒸取汗，此为要着。男子左手，从鱼际推到曲池。女子从曲池推往鱼际，在右手，皆大补之剂，大热之药也。

《幼科铁镜》：男左手直骨背面为三关，属气分，推上气行阳动，故为热为补。

《秘传推拿妙诀》：大叫一声死，推三关、拿合骨、清天河水、捞明月为主。

《小儿推拿辑要》：（三关）左手膊上旁边，即三关脉所。

《儿科推拿摘要辨证指南》：男左女右推三关六腑：男推左手三关，自下而上至曲池。女推右手三关，自上而下至手骱为止。俱是发汗，男推左手六腑，自上而下退至手骱为止。女推右手六腑，自下而上至曲池为止，俱是清热。

《推拿三字经》：……六腑穴，去火良，左三关（左手三关之穴，亦属大热），去寒恙（去上焦之寒，因推上为补），右六腑，亦去恙……

《推拿三字经》：天河水左自大横纹向内推，名推三关。大补肾中元气，数不拘照病若推，老幼加减，气症痰迷心窍，此穴只准五百数，余推痴症数人，概照此数，其应如响。

《保赤推拿法》：（推上三关法）三关在肱背面，男向上推之为加热；女向上推之反为加凉，阳极阴生也，如推上三关三下，亦必推下六腑一下以应之，若止推不应，男恐发热有火，女恐过凉有滞。

《推拿述略》：三关在腕之背而属气属三阳经，其经自下而上，故推上以顺之，使阳动而气行也。……惟男在推三关为温补，推六腑为凉泻，女者推六腑为温补，推三关为凉泻。……凡三关推上约三十遍，必兼六腑推下约九遍，凡六腑推下约三十遍，必兼三关推上约九遍，用以调和之。

《厘正按摩要术》：推三关，蒸葱姜汤，由阳池推至曲池。主温性，病寒者多推之。

《秘传推拿妙诀》：身寒掣，推三关涌泉穴为主。

《推拿指南》：三关在手膊上旁边即是。

《推拿指南》：推三关从鱼际起推至曲池为热，大补元气，面色即红，若寒症取乃大温至剂也。

《推拿捷径》：治小儿耳流脓水，应推三关一百，推六腑一百，推脾土十五。

按：另有指三关即背三关（脑后曰玉枕关，夹脊曰辘轳关，水火之际曰尾闾关），均与此处所说三关不同。

27. 天河水

位置：前臂正中，从总筋至洪池（曲泽）成一直线。（按：另有以下说法。①此穴即为郄门，属手厥阴心包经；②在总筋穴下三指；③内间使下内关穴，属手厥阴心包经。）

操作：自总筋向上直推，约300次，或推至该处皮肤发凉为度（图3-26）。

主治：热证。

【文献辑录】

《按摩经》：天河水，推者，自下而上也，按住间使，退天河水也。

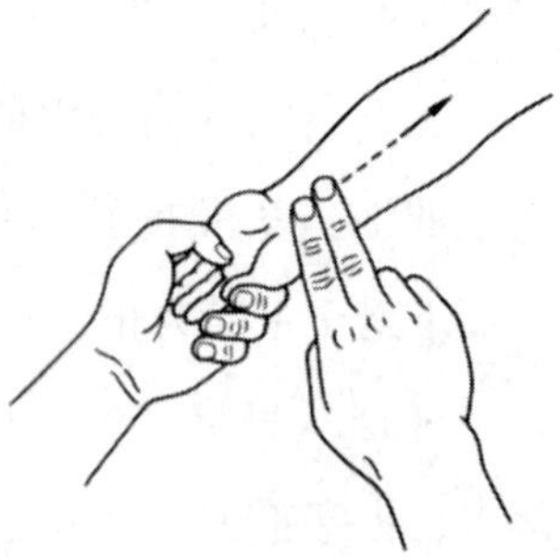

《小儿推拿方脉活婴秘旨全书》：心经热盛定痴迷，天河推过到洪池。

图3-26　清天河水

《小儿推拿方脉活婴秘旨全书》：天河水，在总筋下三指，掐总筋，清天河水，水底捞明月，治心经有热。

《小儿推拿方脉活婴秘旨全书》：清天河，分阴阳，赤凤摇头止夜啼。

《小儿推拿秘诀》：揉掐总位，清天河水，口内生疮，遍身潮热，夜间啼哭，四肢常掣用之。

《小儿推拿秘诀》：天河水向掌心推为取天河。

《小儿推拿秘诀》：向曲尺（泽）推为天河水过入洪池。

《万育仙书》：天河水，在总筋下中心，明目去五心潮热，除口中疳疮。

《万育仙书》：天河，在三关六腑中，正对中指。

《医学研悦·附刻小儿推拿》：一掐总位，清天河水，凡口内生疮，遍身潮热，夜间啼哭，四肢常掣，用之。

《推拿秘旨》：截天河水四指下是穴，乃大热出汗，能退遍身之风寒，治夜啼四肢掣跳。

《小儿推拿广意》：天河水，推之清心经烦热，如吐宜多运。

《小儿推拿广意》：总筋天河水除热，口中热气并弄舌。

《幼科推拿秘书》：天河穴，在内间使下，自总筋直往曲池。

《幼科推拿秘书》：清天河，天河穴在膀膊中，从坎宫小天心处，一直到手弯曲池……取凉退热，并治淋疴昏睡，一切火症俱妙。

《秘传推拿妙诀》：口渴是虚火，推天河水为主。

《秘传推拿妙诀》：临晚啼哭，心经有热，清天河水为主。

《小儿推拿直录》：急慢惊，天河水主之，括之。

《小儿推拿辑要》：天河水，自总心直推往曲池。

《推拿三字经》：……看印堂……色白者，肺有痰，揉二马，合阴阳，天河水（此穴能清上焦之热，重推痰即散也），立愈恙……

《推拿三字经》：……天河水（天河水乃通心膻中，心火旺极，此穴能清心火，舌乃火之苗也），遍身热，多推良……

《保赤推拿法》：（清天河水法）天河水穴，在内间使穴上，先掐总筋，用新汲水以手浇之，从此穴随浇随推，至洪池止，洪池穴在肱弯，为清天河水，又名引水上天河，治一切热症。

《厘正按摩要术》：推天河水，天河水在总筋之上，曲池之下，蘸水由横纹推至天河，为清天河水……由内劳宫推至曲池为大推天河水……由曲池推至内劳宫，为取天河水，均是以水济火，取清凉退热之义。

《增图考释推拿法》：（天河水）郄门……

28. 六腑

位置：前臂尺侧缘，阴池至肘肘（少海）成一直线［图3-27（1）］。（按：另有曲泽至大陵之说。）

操作：自肘肘推向阴池，约300次；或推至该处皮肤发凉为度［图3-27（2）］。

主治：发热、汗多、便秘。

【文献辑录】

《医门秘旨》：退下六腑为凉为泻，除热，即是曰大板门。

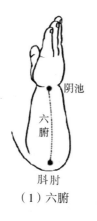

（1）六腑　　　　　（2）退六腑

图3-27　六腑及退六腑

《按摩经》：六腑，凡做此法，先掐心经，点劳宫，男退下六腑，退热加凉，属凉。女反此，推上为凉也。

《小儿推拿方脉活婴秘旨全书》：六腑专治脏腑热，遍身潮热大便结，人事昏沉总可推，去病犹如汤泼雪。

《万育仙书》：六腑，在小指边。

《新刻幼科百效全书》：一掐肾，退下六腑取凉。

《新刻幼科百效全书》：三掐小横，退下六腑治小便赤涩。

《推拿秘旨》：男推上三关为热，退下六腑为凉。女推上六腑为热，退下三关为凉。

《小儿推拿广意》：退下六腑为凉为泻，推上六腑为热。

《幼科推拿秘书》：六腑穴在手膊下旁边。

《幼科推拿秘书》：从肘肘推至大横纹取凉……女右手从大横纹历穴腑至肘肘取凉。（按：其"历穴腑"当为"经六腑"之误。）

《幼科推拿秘书》：六腑穴，在膊之下，上对三关。退者从肘肘处向外推至大横纹头。属凉，专治脏腑热，大便结，遍身潮热，人事昏沉，三焦火病，此为要着。若女子，则从横纹头向里推至曲池以取凉，在右手，医家须小心记之，不可误用，男女惟此不同耳。

《幼科铁镜》：男左手直骨正面为六腑，属血分，退下则血行阴动，故为寒为凉……

《秘传推拿妙诀》：口中插舌，乃心经有热，退六腑、水里捞明月、清天河为主。

《秘传推拿妙诀》：饮食俱进，人事瘦弱，有盛火，退六腑、清天河水、捞明月为主。

《秘传推拿妙法》：大小便少，退六腑、清肾水为主。

《秘传推拿妙法》：鼻流鲜血，五心热，退六腑、清天河水、捞明月为主。

《小儿推拿直录》：推之土热泄泻赤痢。

《小儿推拿辑要》：六腑，在手膊下旁边，拐往旁，三指一块，与水底穴直对，俗名胳膊肚子。

《儿科推拿摘要辨证指南》：男左女右推三关六腑，男推左手六腑，自上而下退至手骱为止。女推右手六腑，自下而上至曲池为止。

《推拿三字经》：看印堂……退六腑（倘色紫乃热之甚也，必须大清，乃六腑也），即去恙……

《推拿三字经》：……瘟疫者（瘟疫伤寒，两途脉细而数传染于人，虽汗不解，为瘟疫），肿脖项（瘟疫结于项，气不能出入，至重之候也），上午重（自寅至申行阳二十五度，若病重乃属阳在血分），六腑当（重推六腑以愈，此穴大凉去火），下午重（自酉至丑行阴二十五度，若病重属阴在血分），二马良，兼六腑，立消亡，分男女，左右手（必须男用左手，女用右手），男六府（男六腑乃言右手向下退），女三关（女三关乃言女右手向上推），此二穴，俱属凉，男女逆（男女逆左右手之穴相返也，乃阴阳之不同也），左右详（左右手之穴，必须详察真实）……

《推拿三字经》：……中气风，男女逆（逆推者乃男用左手女用右手），男用良，左三关，女用强……

《推拿三字经》：……六腑穴（左手六腑之穴大凉，能去寒火，大热之属），去火良（上火下寒必须兼推此穴），左三关（左手三关之穴属大热），去寒养（去上焦之寒，因推上为补），右六腑，亦去恙……

《推拿三字经》：天河水右，自曲池外侧向下退，名退下六腑，大补元精即心血也。此穴于同治十二年，余救多人。肿脖温症，喉无线孔，命在须臾，单推此穴，数在三万立愈，后但肿脖项在左右间，其夜轻日重亦推此六，无不立愈。

《推拿三字经》：推痴症六腑为君，数一万五千，天河水为臣，数一方，后溪穴为佐，数四千五百，三关为使，数五百，共计三万数，为君臣佐使之分。

《保赤推拿法》：（推下六腑法）六腑在肱正面，男向下推之为加凉，女向下推之反为加热。阴极阳生也，如推下六腑三下，亦必推上三关一下以应之。若止推不应，男恐过凉有滞，女恐发热有火。

《推拿述略》：六腑在腕之里而属阴属三阴经，其经自上而下，故推下以顺之，使阴动而血行也。无论男女皆推左手，不推右手，惟男在推三关为温补，推六腑为凉泻，女者推六腑为温补，推三关为凉泻，男女但有阴阳之别，而无左右之分耳。凡三关推上约三十遍，必兼六腑推下约九遍，凡六腑推下约三十遍，必兼三关推上约九遍，用以调和之。

《厘正按摩要术》：推六府，蘸沸汤，由曲池推至阴池，主凉性，病热者多推之。

《推拿指南》：退六腑从肘肘起推至大横纹止为凉，若热症取乃大寒之剂也。

29. 洪池

又名：曲泽（属手厥阴心包经）。

位置：仰掌，肘部微屈，当肱二头肌腱内侧（图3-15）。

操作：拿，3～5次；按、揉，各约30次。

主治：惊风，上肢抽痛。

【文献辑录】

《推拿秘旨》：（洪池穴）治痰火咳嗽，面赤身热，霍乱咬牙，不省人事用之。

《幼科铁镜》：心经热盛作痴迷，天河引水过洪池……

《秘传推拿妙诀》：……五拿曲尺（泽）穴，属肾经能止搐。

《小儿推拿直录》：洪池，捏之，治胃胀痰盛。

《小儿推拿辑要》：曲尺，各胳膊弯处，一名洪池。

《保赤推拿法》：清天河水……洪池穴在肱湾……

《增图考释推拿法》：洪池，曲泽……主心痛善惊，身热烦渴，涎血风疹。

30. 十王

位置：五指甲根两侧，左、右手共20穴（图3-15）。（按：另有以下说法。①即为奇穴"十宣"；②十指甲根正中后0.1寸。）

操作：拇、食指指甲对掐该穴。

主治：惊风、发热。

【文献辑录】

《小儿推拿广意》：十王穴，掐之则能退热。

《厘正按摩要术》：掐十王，十王在五指甲侧，能退热。广意。

《厘正按摩要术》：十指尖为十王穴。

《推拿指南》：此法能退热，十王穴在五指甲两侧，用右大指甲掐之，男左女右。

31. 皮罢

又名：肝记。

位置：拇指指甲外侧端爪甲内（图3-15）。

操作：掐或拿，3～5次。

主治：惊风、痰喘。

【文献辑录】

《医学研悦·附刻小儿推拿》：八拿皮罢穴，属肝经能清神。

《厘正按摩要术》：掐大指端，大指端即肝记穴，又名皮罢，掐之治吼喘。并治昏迷不醒者。

《推拿指南》：此法治哮喘神迷，皮罢穴一名肝记，在大指端爪甲内，用右大指甲重掐之，男左女右。

32. 母腮

位置：距拇指指甲根正中，约0.1寸许（图3-15）。

操作：掐，3～5次。

主治：吐血。

【文献辑录】

《小儿推拿广意》：吐血，两大指甲后一韭叶，即母腮穴，须平掐。

《推拿指南》：此法能止吐。母腮穴在大指甲后一韭叶，用右大指甲掐之。男左女右。

33. 老龙

位置：距中指指甲根正中约0.1寸处（图3-15）。（按：另有以下说法。①足第二趾端之说；②在无名指。）

操作：掐，3～5次。

主治：惊风。

【文献辑录】

《幼科铁镜》：老龙穴挨甲……

《幼科铁镜》：老龙穴，于惊死时，在精威二穴拿，不醒再于此穴一掐，知痛者生，不知痛者死，可向肺俞重揉以揉之。

《保赤推拿法》：（掐老龙穴法）此穴在中指背靠指甲处，相离如韭叶许。若儿急惊暴死，对拿精灵、威灵二穴，不醒，即于此穴掐之，不知疼痛难救。

《厘正按摩要术》：老龙穴，在足二指巅。

《推拿捷径》：老龙穴是在无名。

34. 端正

位置：中指指甲根两侧赤白肉际处，桡侧称左端正，又称内端正；尺侧称右端正，又称外端正（图3-15）。（按：另有在中指中节两边之说。）

操作：掐，3~5次。

主治：目斜视，呕吐，泄泻。

【文献辑录】

《小儿推拿广意》：眼左视，掐右端正穴，右视，掐左端正穴，中指中节外边是。

《厘正按摩要术》：中指左右为两端正。

《厘正按摩要术》：掐端正。端正在左者，中指端左侧，指之止泻。端正在右者，中指端右侧，掐之止吐。

35. 五指节

位置：手背第二掌指间关节横纹处（图3-15）。

操作：掐，3~5次；揉，约30次；捻，约30次。

主治：惊风、痰鸣。

【文献辑录】

《按摩经》：掐五指节，伤风被水吓，四肢常掣，面带青色用之。

《小儿推拿方脉活婴秘旨全书》：掐五指背一节，专治惊吓、不醒人事、百病离身。

《小儿推拿秘诀》：四肢乱舞掐五指节、清心经为主。

《小儿推拿秘诀》：眼翻白，推三关、擦五指节为主。

《万育仙书》：掐五指背节，治惊吓、人事昏迷。

《医学研悦·附刻小儿推拿》：一掐五指节，温和血脉，凡风水惊伤，四肢常掣，面青色者用之。

《新刻幼科百效全书》：五指节，治被惊吓不醒人事，宜掐此五指节。

《新刻幼科百效全书》：掐五指节能苏醒，一掐二扇门，发五脏六腑之汗。

《推拿秘旨》：一掐五指节，最能散风，苏醒人事，活血行血，和四肢脉络之所用也。

《小儿推拿广意》：五指节掐之去风化痰、苏醒人事，通关膈闭塞。

《小儿推拿广意》：揉五指节，化痰用之。

《幼科铁镜》：五指节重重揉捻以治惊吓。（按：据该书手背正面图所示，五指节在手指背第二节横纹。）

《幼科推拿秘书》：掐五指节……去风化痰、苏醒人事、通关膈闭塞。

《秘传推拿妙诀》：四肢掣跳、寒热不拘，掐五指节，分阴阳为主。

《秘传推拿妙诀》：头偏左右，有风，分阴阳、擦五指节为主。

《秘传推拿妙诀》：青筋裹肚有风，补脾土、掐五指节为主。

《秘传推拿妙诀》：口歪有风，推肺经、掐五指节为主。

《秘传推拿妙诀》：遍身掣有风，掐五指节、补脾土、凤凰单展翅为主。

《推拿三字经》：……五指节（此穴和血舒筋，属肝经，凡推完必节卡之），惊吓伤，不计次，揉必良，腹痞积，时摄良（每日时刻摄之，则气滞化矣，水皆化痰），一百日、即无恙……

《推拿三字经》：五指节，男左女右，里外节节揉捻，以去惊吓，老幼按穴推究，必用此穴，以活气血。（按：据文"推究"应为"推完"之误。）

《保赤推拿法》：（捻五指背皮法）将五指背面夹缝上皮轻轻捻之，治惊吓、又燥湿。

《厘正按摩要术》：掐五指节，五指节在手背指节高纹处，后以揉法继之，治口眼㖞斜、咳嗽风痰。

《厘正按摩要术》：五指中节有横纹为五指节。

《推拿指南》：（掐五指节法）此法治一切惊风及四肢抽搐、夜来不安、伤风面青。五指节定在大食名中小五指之背面第二节中处，用右大指甲掐之，男左女右。

《推拿指南》：（掐揉五指节法）此法治风痰咳嗽、口眼㖞斜……用右大指甲掐之，复以有大指面揉之，男左女右。

《推拿捷径》：治顽痰不化，应揉五指节。

《推拿捷径》：治痰迷不醒，应摇五指节，通关开窍、去风化痰。

36. 二扇门

又名：左右扇门，一扇门，三扇门。

位置：手背小指与无名指、无名指与中指，中指与食指的指根夹缝间，当掌指关节前（图3-28）。

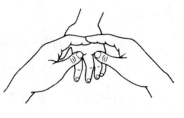

图3-28　掐二扇门

操作：掐，3~5次；揉，约30次。

主治：惊风，发热无汗。

【文献辑录】

《保幼全书》：二扇门在三指与四指根下，是穴揉拿久能出汗，专治小儿热不退，汗不来，此汗必如雨，不宜太多。

《按摩经》：二扇门，发脏腑之汗，两手掐揉，平中指为界，壮热汗多者，揉之即止，又治急惊口眼㖞斜，左向右重、右向左重。

《按摩经》：食中指根交界处为一扇门，中指与无名指交界处为二扇门。

《小儿推拿方脉活婴秘旨全书》：（一扇门，二扇门）在中指两傍夹界下半寸是穴，治热不退，汗不来，掐此，即汗如雨，不宜大多。（按："不宜大多"，应为"不宜太多"之误。）

《小儿推拿秘诀》：二扇门，在中指骨两边空穴处是。二扇门手法，医用两大指甲锁掐中指骨两边空处。

《小儿推拿秘诀》：引开毫毛孔窍，要汗而汗不来，再以二扇门掐之，揉孩童右手心，微汗出即止。

《小儿推拿秘诀》：掐二扇门，两手揉掐，平中指为界，凡发汗用之。

《万育仙书》：掐二扇门，用大食二指分掐揉之，治急惊口眼㖞斜。左向右重、右向左重，又治热不退、汗不出。

《万育仙书》：二扇门，在手背中指根节，高骨两边。

《医学研悦·附刻小儿推拿》：一掐心经，二掐劳宫，推上三关，发热出汗用之。能开泄腠理，如汗不来，再以二扇门掐之，此法最热，量人虚实用之。

《医学研悦·附刻小儿推拿》：一掐二扇门在手背上，两手掐揉，中指为界，小儿凡汗不来，久掐此穴，并及合骨，乃发汗之法，表脏腑之热。

《新刻幼科百效全书》：掐五指节能苏醒，一掐二扇门，发五脏六腑之汗。

《新刻幼科百效全书》：一扇门二扇门，治惊又治热不退，汗不来，可出汗。

《推拿秘旨》：（掐二扇门手法）用两大指甲错掐中指骨下两旁空处。

《推拿秘旨》：一掐六经劳宫，推三关，皆发汗用之，如汗不来之际，再掐二扇门，汗即来也。

《推拿秘旨》：一掐二扇门，推三关发汗用之。

《小儿推拿广意》：二扇门，掐之属火，发脏腑之热，能出汗。

《幼科推拿秘书》：一扇门，在食指二指下夹缝处，威灵穴之上。

《幼科推拿秘书》：二扇门，在无名指根两夹缝处。

《小儿推拿辑要》：二扇门在外劳宫两旁骨缝，两大指双掐。

《保赤推拿法》：（掐二扇门法）掐穴二扇门，穴在手背中指上两旁，离中指半寸许。如欲发汗，掐心经、掐内劳宫、推三关。汗尤不出，则掐此穴，至儿手心微汗出，乃止。

《推拿指南》：二扇门在无名中指根下两夹缝处，精灵之上。

《推拿指南》：此法治急惊，目向右斜。左扇门穴在手背中指骨尽处左边空处。先用大指甲掐之，后用右大指面重揉之。男左女右。

《推拿指南》：此法治急惊，目向左斜，右扇门穴在手指中骨尽处右边空处，先用右大指甲重掐之，后用右大指面重揉之。男左女右。

《推拿捷径》：治壮热多汗，或急惊，口眼㖞斜等症，应掐二扇门，其穴在中指两边空处。

《推拿捷径》：发脏腑之热，且能出汗者，应揉二扇门。

37. 二人上马

又名：上马。

位置：手背小指及无名指掌指关节后陷中（图3-15）。

操作：掐，3～5次；揉，约30次。

主治：牙疼、虚喘、惊风、腹痛、小便赤涩、脱肛。

【文献辑录】

《保幼全书》：二人上马，能治小儿小便赤涩，清补肾水有准。

《按摩经》：掐二人上马，能补肾，清神顺气，苏醒沉疴，性温和。

《小儿推拿方脉活婴秘旨全书》：（二人上马）在小指下里侧，对兑边是穴。治小便赤涩，清补肾水。

《小儿推拿秘诀》：二人上马，在无名小二指骨界空处是，二人上马，医用一大指甲锁掐无名小二指界空处。揉掐二人上马，清补肾水用之。

《小儿推拿秘诀》：揉掐二人上马，清补肾水用之并治眼吊。

《万育仙书》：上补肾水，屈儿小指，医以左大指，拿住屈处，右指从指侧，指至曲池止，治小便赤涩。

《万育仙书》：小指根下，上马穴。

《医学研悦·附刻小儿推拿》：一掐二人上马，在小指与无名指空骨筋中，大指节掐之，乃发汗补肾之法。

《新刻幼科百效全书》：二人上马治小便赤涩、清肾水。

《推拿秘旨》：（掐二人上马手法）用大指甲错掐无名指小指骨界空处。

《推拿秘旨》：一掐二人上马穴，能发汗补肾水不足用之。

《推拿秘旨》：（截二人上马穴）在手背小指指骨下一寸是穴，温和带补之法，治肾水短少。

《小儿推拿广意》：二人上马，掐之苏胃气，起沉疴，左转生凉、右转生热。

《秘传推拿妙诀》：二人上马在名小二指骨界空处是，二人上马，医用一大指甲钻掐无名小二指界空处。

《秘传推拿妙诀》：眼翻白偏左右，拿二人上马、小天心为主。

《幼科推拿秘书》"阴学图"所示：（二人上马）在小指旁三四横纹，及掌乾宫旁。"

《幼科推拿秘书》：二人者，我之大食二指也，上马者，以我大指尖，按儿神门外旁，又以我食指尖，按儿小指根横纹旁……掐之清补肾水，治小肠诸气最效，若单掐肾水一节横纹，退潮热立效，又苏胃气，起沉疴，左转生凉，右转生热。

《小儿推拿辑要》：二人上马，在小指外根，与无名指分岔处，法以大食二指对穴双捏，故名二人上马。秘书手法：在小指旁，二四横纹，即乾宫旁，二人者，我之大食二指也，上马者，以我大指尖，按儿神门外旁，又以我食指尖，按小指根横纹旁，可细详之。

《推拿三字经》：……看印堂……色白者、肺有痰、揉二马（此穴属肾经，先揉此取热）、合阴阳、天河水、立愈善。

《推拿三字经》：……看印堂……风黑者、风肾寒（风入肾经，其色必黑，病必寒也）、揉二马（此穴如八味地黄丸，大补肾中水火，而去寒也）、清补良（若上火下寒，必须清上缓下）……

《推拿三字经》：……瘟疫者、肿脖项，上午重，六腑当，下午重，二马良（重揉二马穴以愈，此穴大热去寒）……

《推拿三字经》：……脱肛者、肺虚恙、补脾土、二马良（二马穴专治阴寒，而补肾水下寒能解）、补肾水、推大肠、来回推、久去恙。

《推拿三字经》：……虚喘嗽、二马良（肾虚下元必须寒，故君二马，乃八味地黄也）、兼清肺、兼脾良……

《推拿三字经》：二人上马穴，在无名指根，小指根中间微下空处，左右旋揉，大补肾气，左揉气上升，右揉气下降也。年逾不惑当用此穴，专治牙疼、耳鸣、阳事不健、足不能步履、腰以下痛、眼红不痛、肾中之病，或用或补下，项肿颊痛，类似双单蛾症，下午痛甚，揉此，愈为度，上午痛甚重退六腑，以愈为度。

《保赤推拿法》：（掐二人上马穴法）此穴在手背小指上里侧，对手足心兑宫处是穴。掐之，能清神顺气，补肾水，醒沉疴，又治小便赤涩。（按："手足心"应为"手掌心"。）

《厘正按摩要术》：二人上马在小指无名指骨界空处，以大中指对过按之，治腹痛。

《推拿指南》：小指根旁横纹及掌乾宫旁，用大食二指掐之，名二人上马。

38. 威灵

位置：手背第二、第三掌骨交接处凹陷中（图3-15）。（按：另有在手背第四、五掌骨歧缝间及在手背掌横纹尺侧端之说。）

操作：掐，3～5次。

主治：惊风。

【文献辑录】

《保幼全书》：专治小儿急症惊风，此症有声可治，无声不治。

《保幼全书》：威灵穴循虎口下那边二人上马穴，傍岐骨边有一小圆骨是穴，但遇猝死之症，掐之揉之即能苏醒，如若不醒不治。

《按摩经》：掐威灵穴，治急惊暴死，掐此处有声可治，无声难治。

《按摩经》男子左手背面图所示：威灵在手背掌横纹尺侧端。

《小儿推拿方脉活婴秘旨全书》：威灵穴在虎口下两傍岐有圆骨处，遇卒死症，摇掐即醒。有声则生，无声则死。

《小儿推拿秘诀》：揉掐威灵穴，暴中风死，急筋跳水，吊颈用之。

《小儿推拿秘诀》：掐威灵穴，治临危气吼，急慢惊风。

《万育仙书》：威灵，在小指侧下掌尽处。

《万育仙书》手背面图所示：威灵在手背掌横纹尺侧端。

《医学研悦·附刻小儿推拿》：一掐威灵穴，定心，补虚，止嗽，急惊吊颈用之。

《新刻幼科百效全书》：掐威灵穴，治小儿临危，惊风猝死，急气喘。

《新刻幼科百效全书》：一掐威灵治气急症惊风，一搐一死，又截疟。

《小儿推拿广意》：威灵，掐之能救急惊卒死，揉之即能苏醒。

《小儿推拿广意》：小儿手不能伸屈者风也，宜威灵穴揉之；四肢软者，血气弱也，宜补脾土、掐四横纹；手握拳者，心经热也，急掐、捞明月及运八卦。

《幼科推拿秘书》：在外劳右边骨缝处。

《幼科推拿秘书》：此穴与中指相连通心，急惊，双手掐此叫则治，不叫难救，左转三推右一摩，取吐痰。

《幼科铁镜》：威灵对拿，哭症轻，不哭大凶，生死皆看。

《小儿推拿辑要》：威灵在外劳宫上，两边骨缝处。

《儿科推拿摘要辨证指南》：威灵对拿哭症轻；不哭大凶，生死再看推俞穴。

《保赤推拿法》：（掐威灵穴法）此穴在手背虎口上，两旁有圆骨处；遇儿急惊暴死，掐此穴，儿哭叫可治，无声难治。

《厘正按摩要术》：揉威灵，治卒亡。

《推拿指南》：威灵在外劳宫右旁骨缝处。

《增图考释推拿法》：（威灵）中渚……

39. 精宁（精灵）

位置：手背第四、第五掌骨间，掌指关节后凹陷中，相当于中渚，属手少阳三焦经（图3-15）。（按：另有在虎口之上、之下及在手背横纹桡侧端之说。）

操作：掐，3～5次；揉，约30次。

主治：痰喘，痞积，口眼㖞斜。

【文献辑录】

《推拿保幼全书》：治小儿痰涌气促气急。

《按摩经》：掐精宁穴，气吼痰喘、干呕痞积用之。

《按摩经》：掐精宁、威灵二穴，前后摇之，治黄肿也。

《按摩经》男子左手背面之图所示：精宁在手背掌横纹之桡侧端。

《小儿推拿方脉活婴秘旨全书》：精宁穴在四指、五指夹界下半寸，治痰壅、气促、气攻。

《小儿推拿秘诀》：揉掐精宁穴，气吼干呕用之，并治痞积。

《小儿推拿秘诀》：干呕，掐精宁穴为主。

《万育仙书》：掐精宁穴，治气急、食积、痰壅。

《万育仙书》：精宁，在虎口下掌尽处。

《万育仙书》手背面图所示：精宁在手背掌横纹之桡侧端。

《新刻幼科百效全书》：一掐精宁之治痰涌气促，此穴掐可退。

《推拿秘旨》：一掐精灵穴，饱胀鼋喘身体痛热，肚痛头疼用之。

《小儿推拿广意》：精宁，掐之能治风哮、消痰、食痞积。

《小儿推拿广意》：掐精宁，治气喘、口歪眼偏、哭不出声、口渴。

《幼科推拿秘书》：精灵穴，在外劳左边骨缝处。

《幼科推拿秘书》：精灵穴在外劳左边与上二扇门相对，与无名指相联，肺经相近……有痰揉此。

《幼科铁镜》：精灵对拿，降喉口痰响。

《秘传推拿妙诀》：干呕，掐精宁穴为主。

《小儿推拿辑要》：精宁在外劳宫下，两边骨缝处。

《儿科推拿摘要辨证指南》：精宁对拿降喉内痰响。

《保赤推拿法》：（掐精灵穴法）此穴在手背无名指小指夹界上半寸。掐之，治痰喘、气吼、干呕、痞积。

《厘正按摩要术》：揉精宁，治喳气、喘气，以二三百遍，气平为止。

《推拿抉微》：精宁即液门……

《增图考释推拿法》：精宁，当合谷之上五分许，亦手阳明之脉所经，有重要静脉，桡骨动脉、桡骨神经。

40. 外劳宫

位置：手背第三、第四掌骨交接处凹陷中，为奇穴。

操作：掐，3~5次；揉，约80次（图3-29）。

主治：头疼，腹痛，泄泻，潮热。

【文献辑录】

《按摩经》：掐外劳宫，和脏腑之热气，遍身潮热，肚起青筋揉之效。

《小儿推拿方脉活婴秘旨全书》：外劳宫止泻用之，拿此又可止头疼。

《小儿推拿方脉活婴秘旨全书》：（外劳宫）在指下，正对掌心是穴，治粪白不变、五谷不消、肚腹泄泻。

《小儿推拿秘诀》：揉掐外劳宫，遍身潮热，肚起青筋用之。

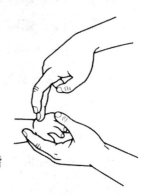

图3-29　揉外劳宫

《万育仙书》：（掐外劳宫）用右手拿儿手指，将左手大食二指，掐而揉之，治粪白不变、五谷不消、肚腹泄泻、内外齐掐，去痢疾。

《医学研悦·附刻小儿推拿》：一掐外劳宫，左转男为补，右转女为补，凡小儿遍身潮热肚大青筋用之。

《医学研悦·附刻小儿推拿》：一掐外劳宫及板门，发汗行痰，人事昏迷祛六腑之热用之。

《新刻幼科百效全书》：揉外劳宫，发五脏六腑之热。

《新刻幼科百效全书》：一掐外劳宫，治粪白不变、五谷不消、胀肚泄泻。

《推拿秘旨》：（截外劳宫）在手背中，与内劳宫相对是穴。能解五脏之热，和五脏之气，治四肢掣跳、腹痛、头痛、心烦闷，哭不转。

《小儿推拿广意》：外劳宫，揉之和五脏潮热，左清凉，右转温热。

《幼科推拿秘书》：外劳宫，在手背正中，属暖。

《幼科推拿秘书》：在手背居中，紧与内劳对，故亦名劳宫也……揉之取汗……从外劳推至大陵位者，取小儿吐痰，又大陵反转至外劳，以泄心热，然以我手大指，左转三来，又必向右转一摩，左从重，右从轻，以取吐泄神效，但此九重三轻手法，最易勿忘，须用心切记，方不错乱，若错乱即不能吐矣……能治粪白不变，五谷不化，肚腹泄泻诸病，又大热不退，揉此退之，是以火攻火之道也。

《幼科铁镜》：手背正面图所注：将儿小指曲着重揉外劳宫，祛脏腑之寒风。

《幼科铁镜》：头疼肚痛外劳宫，揉外劳宫即见功……

《儿科推拿摘要辨证指南》：（外劳宫）将儿小指曲着重揉外劳宫，祛脏腑之风寒。

《推拿三字经》：小腹寒（凡受寒风冷气小腹疼也），外劳宫（此穴属热，能去寒风冷气），左右旋，久揉良。

《推拿三字经》：……上有火，下有寒，外劳宫（此穴在手背中，大热能去寒风冷气）。

《推拿三字经》：外劳宫穴在掌背中心，专治寒风冷气、肚腹疼痛，曲小指重揉，不计次数，以愈为止。

《保赤推拿法》：掐外劳宫穴法……脏腑积有寒风热气，皆能和解，又治遍身潮热、肚起青筋、粪白不变、五谷不消、肚腹膨胀。

《保赤推拿法》：（掐外劳宫穴法）此穴在手背对掌心内劳宫处即是，脏腑积有寒风热气，皆能和解，又治遍身潮热，肚起青筋，粪白不变，五谷不消，肚腹膨胀。

《推拿指南》：外劳宫在手背正在与内劳相对。

《推拿捷径》：和五脏潮热，应揉外劳宫，法以左转清凉、右转温热。

41. 虎口

又名：合谷（图3-15）。

位置：手背第一、第二掌骨之中点，稍偏食指处，属手阳明大肠经。又指手背一、二掌骨交叉部。

操作：拿，3～5次。

主治：感冒、牙疼。

【文献辑录】

《万育仙书》：虎口，在大指食指又间，推至食指梢止。

《推拿秘旨》：截虎口穴能除头痛、疟疾、邪汗、眼昏喉痹、面肿口噤，祛风热。

《幼科推拿秘书》：虎口穴，大指二指交叉处，筋通三关处。

《保赤推拿法》：虎口穴即大指与食指手叉处，自乾由坎艮入虎口穴，揉之，能去食积。

42. 甘载

位置：手背合谷后，第一、第二掌骨交接处凹陷中。

操作：掐后继揉，约30次。

主治：惊风，昏厥。

【文献辑录】

《小儿推拿广意》：甘载，掐之能拯危症，能祛鬼祟。

《厘正按摩要术》：合谷后为甘载。

《推拿指南》：此法能救危急，能祛鬼祟，甘载穴在手背合谷穴上，用右大指甲掐之，男左女右。

《推拿捷径》：甘载，掌后揉，相离合谷才零三。

43. 外八卦

位置：手背外劳宫周围，与内八卦相对（图3-15）。

操作：按顺时针或逆时针方向做运法，约30次。

主治；气血壅滞，脏腑不和。

【文献辑录】

《按摩经》：外八卦，通一身之气血，开脏腑之秘结……

《小儿推拿方脉活婴秘旨全书》：外运八卦，能令浑身酥通。

《万育仙书》：在掌背四围，和脏腑之脉络，通一身之血气。

《小儿推拿广意》：外八卦性凉，除脏腑秘结，通血脉。

《保赤推拿法》：（运外八卦穴法）此穴在手背对手心内八卦处，运之能通一身之气血，开五脏六腑之闭结。

《推拿捷径》：治脏腑之秘结、气血之壅滞、穴络之不和，应运外八卦。外八卦在掌背，运之能开能通能平和也。

44. 一窝风

又名：外一窝风。

位置：屈腕，手背掌根中凹陷处（图3-15）。（按：另有"总筋"穴为内"一窝风"之说。）

操作：揉，30次；掐，3～5次；拿该处，摇腕，约10次。

主治：无汗，腹痛，慢惊风。

【文献辑录】

《保幼全书》：一窝风在手背尽处腕中是穴，或肚痛、急慢惊风俱掐此穴。

《按摩经》：掐一窝风，治肚疼、唇白、眼白、一哭一死者，除风去热。

《小儿推拿方脉活婴秘旨全书》：一窝风能治肚痛。

《小儿推拿方脉活婴秘旨全书》：（一窝风）在掌根尽处腕中，治肚痛极效，急慢惊风。又一窝风掐住中指尖，主泻。（按："掐住"应为"掐往住"之误。）

《小儿推拿秘诀》：揉掐一窝风，肚疼，眼翻白，一哭一死用之。

《万育仙书》：一窝风，在阳池之上，掌背尽正中。

《万育仙书》：一窝风，治久病腹疼，并慢惊及发汗。

《医学研悦·附刻小儿推拿》：一掐一窝风，止肚疼，眼翻白，一笑一死用之。

《新刻幼科百效全书》：掐一窝风止肚疼，属火，亦发汗去风。

《新刻幼科百效全书》：一窝风，治肚疼，慢惊。

《推拿秘旨》：（一窝风穴）治眼翻白，捏拳一撒即死，掐之立醒。

《小儿推拿广意》：一窝风，掐之止肚疼，发汗去风热。

《幼科推拿秘书》：一窝风穴，在大陵位下手膊上，与阳膊总筋下对。

《幼科推拿秘书》：揉一窝风……此能止肚痛或久病慢惊皆可。

《秘传推拿妙诀》：肚疼擦一窝风为主，并拿肚角穴。

《秘传推拿妙诀》：（凤凰单展翅）……跪外一窝风……拿内一窝风……

《小儿推拿辑要》：在大陵位下，手膊上，与总心穴向对，治肚痛。

《推拿三字经》：……若腹疼（腹疼非寒即热），窝风良（此穴能治寒气），数在万（窝风之穴专治下寒，岂止腹疼而已乎），立愈恙（轻寒一万，重寒数万立愈）……

《推拿三字经》：一窝风穴在掌背下腕窝处，仅在横纹中心，专治下寒肚疼。揉不计数，以愈为止。

《保赤推拿法》：（揉一窝风法）此穴在手背根尽处腕中，掐之治肚疼、唇白、急慢惊风。又，掐此穴兼掐中指尖，能使小儿吐。

《推拿捷径》：治肚痛发汗兼去风热，应摇一窝风。

《增图考释推拿法》：（一窝风）阳池（别阳）……

45.膊阳池

又名：外间使、支沟。

位置：手背一窝风后上3寸。

操作：拇指掐，3~5次（图3-30）；拇指或中指揉，约100次。

主治：头痛、吐泻、便秘等。

【文献辑录】

《万育仙书》：止转筋，吐泻。

《新刻幼科百效全书》：掐外间使，治转经吐泻和温。

《厘正按摩要术》：掐外间使，外间使在掌背一窝风、阳池、外关之后，与内间使相对，治吐泻转筋。

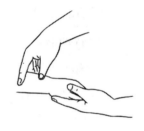

图3-30　掐膊阳池

《保赤推拿法》：（掐外关外间使穴法）外关在肱背，对肱面内关穴处，外间使在肱背，对肱面内间使穴处，掐之，治转筋吐泻。

46.靠山

位置：拇指向上翘时，在拇长、短伸肌腱之间凹陷中（图3-15）。相当于阳溪，属手阳明大肠经。（按：另有即为合谷之说。）

操作：掐，3~5次；向上、向下直推，约50次。

主治：疟疾、泄泻。

【文献辑录】

《按摩经》：阳溪穴，往下推拂，治儿泻，女反之。

《小儿推拿方脉活婴秘旨全书》：靠山穴在大指下掌尽处腕中，能治疟痢痰雍。

《小儿推拿广意》：掐靠山即合谷、少商、内关，剩疟用之。

《保赤推拿法》：（掐靠山穴法）此穴在手背大指下掌根尽处，掐之，治疟痢痰雍。

《增图考释推拿法》：（靠山）阳溪……

47. 螺蛳骨

位置：屈肘，掌心对胸，尺骨小头桡侧缘上方缝隙处（图3-15）。相当于养老穴，属手太阳小肠经。（按：又说在腕横纹两侧端。）

操作：扯该处皮肤，10次。

主治：消化不良。

【文献辑录】

《按摩经》：……天门穴上分高下，再把螺蛳骨上煨……

《按摩经》女子右手正面之图所示：螺蛳在腕横纹两侧端。

《小儿推拿方脉活婴秘旨全书》：潮热惊……用灯火断手上螺蛳骨一燋，虎口一燋，挠脐四燋。

《小儿推拿方脉活婴秘旨全书》：手上螺蛳骨，盖即尺骨头突出处。

《万育仙书》：螺蛳骨，手肘背高骨处。

《保赤推拿法》之图所示：螺蛳骨在掌背尽处，尺骨头前。

48. 肐肘

位置：屈肘，当肘横纹尺侧端与肱骨内上髁之间凹陷处。相当于少海，属手少阳心经。（按：另有分内、外肐肘之说，在肱骨内上髁及肱骨外上髁。）

操作：掐，5～8次；揉，约80次；拿此处，摇肘关节5～10次，此法又称摇肐肘（图3-31）。

主治：急惊、痧证。

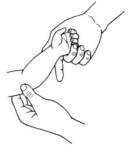

图3-31　摇肐肘

【文献辑录】

《按摩经》：一掐肐肘下筋，曲池上总筋，治急惊。

《万育仙书》：肐肘，在手肘外曲池处。

《幼科推拿秘书》：肐肘穴，在手肘曲处，高起圆骨处，膀膊下肘后一团骨也。

《幼科推拿秘书》：肘肘穴重揉之，顺气生血。

《小儿推拿辑要》：肘肘，在手肘曲处，起圆骨处。

《保赤推拿法》：（掐肘肘曲池穴法）掐肘肘下筋，曲池上筋，曲池即肱弯处，掐之，治急惊。

《厘正按摩要术》：摇肘肘，左手托儿肘肘运转，右手持儿手摇动，能治痞。

《厘正按摩要术》：肘肘在肘弯背后尖处。

《增图考释推拿法》：（肘肘）分内外二穴，少海内（曲节）……曲池外（鬼臣、阳泽）……

【附】其他

1. 大指

【文献辑录】

《按摩经》：小儿喉中气响，掐大指第二节。

《推拿捷径》：醒脾消食应揉二大指头顶，向外转三十六次。

2. 胆

【文献辑录】

《小儿推拿辑要》：胆，在食指根。

《推拿三字经》手掌正面图所示：在掌面食指第二节。

3. 食指

【文献辑录】

《厘正按摩要术》：（搓食指）按关上为风关、关中为气关、关下为命关，大指中指合而直握之，能化痰。

《推拿指南》：（推食指法）此法能和气血、能发汗，用右大指外侧在虎口三关上，向上下推之，男左女右。

4. 气关

【文献辑录】

《幼科推拿秘书》：商阳穴，在食指尖、指根下一节横纹是风关，从掌上巽宫来，二横纹是气关，三横纹是命关。

《保赤推拿法》：（揉气关法）气关在食指第二节。揉之行气通窍。

《推拿指南》：此法能顺气通窍。气关穴，在食指卯节上。用右大指面揉之，男左女右。

5. 手膻中

【文献辑录】

《推拿三字经》手掌正面图所示：心在掌面中指第一节，膻中在掌面中指第二节。（按：为与胸部膻中相别，此处称手膻中。）

6. 中指

【文献辑录】

《按摩经》：横门刮至中指一节掐之，主吐；中指一节内推上，止吐。

《按摩经》：中指头一节内纹掐之，止泻，掐二次就揉。

《按摩经》：小儿咳嗽，掐中指第一节三下，若眼垂，掐四心。

《小儿推拿方脉活婴秘旨全书》：掐中指一节及指背一节，止咳嗽。

《小儿推拿方脉活婴秘旨全书》：若小儿惊急，掐人，眼光掣跳，寒战咬牙，将大指一节久揉即止。掐左足、右手，又将手中指一节掐三下。

《新刻幼科百效全书》：中指一节内推止吐，横门刮至中指尖推之主吐。

《小儿推拿广意》：中指节，推内则热，推外则泻。

《秘传推拿妙诀》推中指手法图说：余指例推。凡推各指，俱以大指无名指拿住指梢，以食中二指托其掐背面，从其指面推之。

《保赤推拿法》：掐中指甲法，将儿中指甲上面，轻轻掐之，止儿泻。

《厘正按摩要术》：（推中指法）治寒热往来，医用左手大指无名指，拿儿中指，以中指食指托儿中指背，蘸汤以右大指推之。

《厘正按摩要术》：掐之，治咳嗽、发热、出汗。

《推拿指南》：此法治寒热往来，用左手大名二指持儿中指尖，以中食二指托儿中指背后，用右大指外侧在儿中指面推之，男左女右。

《推拿指南》：（掐揉中指节法）此法能止泄泻，中指节，即中指正面第二节，先用右大指甲掐之，后用右大指面揉之；男左女右。

《推拿指南》：中指名将指，属心，心气通于舌络，联于将指，通背左筋心俞穴，手中冲穴，足涌泉穴。

《推拿抉微》：从中指尖推到横门穴，止小儿吐。

7. 黄蜂

【文献辑录】

《万育仙书》：黄蜂入洞治阴症，冷气冷痰俱灵应。黄蜂穴在中指根两边，将大指掐而揉之。

8. 三焦

【文献辑录】

《按摩经》男子左手正面之图所示：三焦在中指第三节。女子右手正面之图所示：三焦在中指第二节。

《小儿推拿广意》：推三焦，治心气冷痛。

《小儿推拿广意》阳掌之图所示：三焦在无名指第二节。

《幼科推拿秘书》：治心气冷痛，宜揉三焦。

《幼科推拿秘书》：（阳掌脾土肝木心火肺金肾水图示）三焦在中指第三节。

《幼科铁镜》手掌正面图示：三焦在中指第二节。

《小儿推拿直录》：捏而揉之，能清三焦之火。

《小儿推拿辑要》：三焦，在中指根。

《推拿三字经》：手掌正面图则和《小儿推拿广意》书中阳掌图所示相同。

9. 胞络

【文献辑录】

《小儿推拿直录》：推至指尖，能泻心火。

《厘正按摩要术》：无名指端肺，三节包络。

10. 命门

【文献辑录】

《按摩经》男子左手正面之图所示：命门在小指第三节；女子正面之图所示：命门在小指第二节处。

《小儿推拿方脉活婴秘旨全书》掌面诸穴图所示：命门在大指正面第一节。

《幼科铁镜》手掌正面图示：命门在小指第二节。

《保赤推拿法》图示：命门在小指第二节。

11. 水底

【文献辑录】

《幼科推拿秘书》：水底穴，在小指旁，从指尖到乾宫外边皆是，属肾水。

12. 赤筋

位置：在腕横纹上，同阳池（图3-15）。

【文献辑录】

《医门秘旨》：浮阳属火，以应心与小肠，主霍乱。

《补要袖珍小儿方论·秘传看惊掐筋口授手法论》：乃浮阳属火，以应心与小肠，主霍乱，外通赤筋，反则燥热，却向乾位，掐之则阳火自然即散也。

《按摩经》：赤筋，乃浮阳属火，以应心与小肠，主霍乱，外通舌。反则燥热，却向乾位掐之，则阳自然即散也。又于横门下本筋掐之，下五筋仿此。

《小儿推拿方脉活婴秘旨全书》：（赤筋）属火，以应心、小肠。主霍乱作寒，掐此。

《万育仙书》：第一赤筋，乃浮阳属火，以应心与小肠。主霍乱，外通舌，反则燥热，却向乾位掐之，又于横门下本经掐之，则阳自散去。

《保赤推拿法》：（掐赤筋法）掌肮交界之横纹上，靠大指边第一，赤筋属火，以应心与小肠，掐之治内热、外寒、霍乱。

《增图考释推拿法》：（赤筋）经渠……

13. 黑筋

位置：在腕横纹上，同阴穴（图3-15）。

【文献辑录】

《医门秘旨》：乃重浊属水，以应肾与膀胱，外通两耳，主冷气欠而生尪羸昏迷。

《按摩经》：黑筋，乃重浊沌阴，以应肾与膀胱，主冷气，外通两耳，反则主尪羸昏沉，却在坎位掐之。

《小儿推拿方脉活婴秘旨全书》：（黑筋）重阴，属水，应肾、膀胱，通两耳。主冷气、尪羸、昏沉，掐此。

《万育仙书》：第六黑筋，乃重浊纯阴，以应肾与膀胱。主冷气，外通两耳。反则主尪羸昏沉，在坎位掐之。内热外寒，掐浮筋。作冷，掐阳筋。惊风，掐总筋。作寒，掐心筋，即转热。作热，掐阴筋，即转凉。内热外寒，掐肾筋。

《保赤推拿法》：（掐黑筋法）靠小指边，第五黑筋，属水，以应肾与膀胱，外通两耳，尪瘦昏沉，掐之。

《增图考释推拿法》：（黑筋）阴郄……

14. 青筋

【文献辑录】

《医门秘旨》：阳属木，以应肝胆，主温和，通两目，热乃多眵多泪。

《按摩经》：青筋，乃纯阳属木，以应肝与胆，主温和，外通两目。反则赤涩多泪，却向坎位掐之，则两目自然明矣。

《小儿推拿方脉活婴秘旨全书》：（青筋）阳木，以应肝、胆。主温和，通两目，赤涩、红生、多泪掐此。

《保赤推拿法》：（掐青筋法）靠赤筋里边第二青筋，属木，以应肝与胆，外通两目，掐之治眼赤涩多泪。

15. 白筋

【文献辑录】

《医门秘旨》：白筋乃水，属金应肺与大肠，外通鼻窍，主微凉，反则饱膈胀满，昏沉生疾。

《补要袖珍小儿方论·秘传看惊掐筋口授手法论》：白筋乃属阴属金，以应肺与大肠，主微凉，外通两鼻窍，反则胸膈胀满，脑昏生痰气，却在界后掐之妙也。

《小儿推拿方脉活婴秘旨全书》：（白筋）浊阴，属金，以应肺、大肠。通一身之窍，微凉。胸膈痞满，头昏，生痰，退热掐此。

《万育仙书》：第五白筋，乃浊阴属金，以应肺与大肠。主微凉，外通鼻孔。反则胸膈胀满，在界后掐之。

《保赤推拿法》。掐白筋法，靠总筋边第四，白筋属金，以应肺与大肠，外通两鼻孔，胸腹胀满，昏生痰掐之。

《推拿捷径》：……交骨原因两骨交，穴揉掌后须记牢。

16. 鱼脊

【文献辑录】

《幼科推拿秘书》：鱼脊穴，阳池旁边小窝处，乃大指散脉处。

17. 浮心

【文献辑录】

《幼科推拿秘书》：浮心穴，在大横纹左边。

18. 合骨

【文献辑录】

《推拿秘旨》：截合骨穴，乃温和之法，动五脏之气能清流涕，又能下胎，妇人可用之。

《幼科推拿秘书》：合骨穴，在手背大指中指两骨交叉相合之间。

《幼科铁镜》合骨虎口二穴图所示：合骨穴在掌根大小鱼际交接处。

《幼科铁镜》：合骨穴乃两骨合缝处。

《秘传推拿妙诀》：卒中风，急筋吊颈，拿合骨穴、掐威灵穴为主。

《秘传推拿妙诀》：……拿合骨穴（即总经）通十二经能开关……

《小儿推拿辑要》：合骨即手腕两旁骨节处，我用大食二指，双掐拿去风。

《推拿抉微》：威灵即合骨穴。

19. 交骨

【文献辑录】

《厘正按摩要术》：掌根上为阳池，下为阴池，二池旁为交骨。

《厘正按摩要术》：交骨，交骨在手掌后，上下高骨间。以中大指合按之，治急慢惊风。

《推拿指南》：此法治急慢惊风。交骨穴，在手掌后上下交骨间，用右手大中二指合按之，男左女右。

《推拿指南》左手掌面图所示：交骨在掌横纹两侧端，尺桡骨头前凹陷中。

20. 五指爪甲

【文献辑录】

《幼科铁镜》：掐揉五指爪节时，有风惊吓必须知，若还人事难苏醒，精威二穴对拿之。

《保赤推拿法》：（掐五指爪甲法）掐五指爪甲，治惊吓，若不醒，再拿精灵、威灵二穴。

《推拿抉微》：掐五指爪甲治风疟，若不醒，再拿精灵、威灵二穴。

21. 大指甲

【文献辑录】

《保赤推拿法》：（揉大指甲法）大指甲为外脾，揉之补虚止泻。

22. 中指甲

【文献辑录】

《秘传推拿妙诀》：……或用医大指甲巅掐入病者中指甲内尤为得力。

《保赤推拿法》：（掐中指甲法）将儿中指甲上面轻轻掐之，止儿泻。

《厘正按摩要术》：掐中指甲，医者以大指入儿中指甲内着力掐之，治急慢惊。

《推拿指南》：此法治惊风之危症，用右大指入儿中指甲内着力掐之，舌出者不治，男左女右。

23. 止泻

【文献辑录】

《万育仙书》手背面图所示：止泻穴，约距中指甲根0.5寸处。

24. 手背

【文献辑录】

《按摩经》：提手背四指内顶横纹，主吐；还上，主止吐。

《按摩经》：手背刮至中指一节处，主泻；中指外一节掐，止泻。

《小儿推拿方脉活婴秘旨全书》：掐五指背一节，专治惊吓、醒人事，百病离身。

《保赤推拿法》：（刮手背法）从儿手背刮至中指梢能使儿泻。

《保赤推拿法》：揉手背法，重揉手背能平肝和血。

25. 琵琶

【文献辑录】

《小儿推拿广意》：（拿法）……肩上琵琶肝脏络，本宫壮热又清神。

《小儿推拿广意》：（拿法）……天吊眼唇都向上，琵琶穴上配三阴。

按：据该书正面之图所示，琵琶穴在肩关节内侧下，"能益精神"。

《厘正按摩要术》：琵琶，琵琶在肩井下，以大指按之能益精神。

《推拿指南》：此法能益精神，琵琶穴在肩井穴下，用右大指头按之，男左女右。

26. 走马

【文献辑录】

《小儿推拿广意》：（拿法）……先走百虫穴走马，通关之后降痰行。

按：《小儿推拿广意》正面之图所示，走马穴在琵琶穴下，上臂内侧，"能发汗"。

《厘正按摩要术》：（走马）走马在琵琶下，胖肘之上，以大指按之，发汗。

《推拿指南》：此法能发汗，走马穴在琵琶穴下，用右大指头按之，男左女右。

（三）胸腹部

1. 喉下

又名：天突。

位置：在胸骨切迹上缘正中上0.5寸凹陷中，属任脉。

操作：按、揉均30~50次。

主治：咳嗽、痰喘、咯痰不爽。

【文献辑录】

《小儿推拿方脉活婴秘旨全书》：（马蹄惊）……用灯火断两掌心并肩井各一燋，喉下三燋，脐下一燋。（按：据该书夜啼惊、挽弓惊、胎惊等图所示，"喉下"在咽喉下。）

2. 前胸

又名：气海、胸口、心口、心前膻中。

位置：前胸骨部。

操作：揉，30~50次；分推8遍，称开胸法；抹3~5遍；贴胸骨柄向下或向上直推，30次；指擦，擦热为度。

主治：胸闷、呕吐、痰喘。

【文献辑录】

《小儿推拿方脉活婴秘旨全书》：慢惊风……掐住眉心良久，太阳、心演推之，灯火断眉心、心演、虎口、涌泉穴各一燋，香油调粉推之。（据该书按："心演"穴在《保赤指南车》称作"演心"穴，其部位在心窝两乳对中。）

《幼科推拿秘书》：膻中穴，在人迎下正中，与背后风门相对，皆肺家华盖之系，在胸前堂骨洼处。

《幼科推拿秘书》：在两耳门外……揉膻中风门以我两手按小儿前后两穴，齐揉之，以除肺家风寒邪热，气喘咳嗽之症。

《小儿推拿辑要》："膻中，在人迎下正中，与背后风门相对，皆肺家华盖之系。"

《推拿指南》：小指上一指名无名指，属肺，肺气通于鼻络，联于无名指，通胸前膻中穴，背后风门穴。

《按摩经》：（噤口痢）运八卦，开胸，阴阳，揉脐为之心……

3. 乳根

位置：乳中直下一肋间，属足阳明胃经。

操作：揉，30~50次。

主治：咳喘、胸闷。

【文献辑录】

《幼科推拿秘书》：乳穴在两乳下。

4. 乳旁

位置：乳头外旁2分。

操作：揉，30~50次。

主治：胸闷、咳喘、呕吐。

【文献辑录】

《小儿推拿秘诀》：拿奶旁穴，属胃经能止吐。

《医学研悦·附刻小儿推拿》：四拿奶旁穴，属胃经能止吐。

《医学研悦·附刻小儿推拿》：奶旁穴，止咳吐。

《推拿秘旨》：四拿乳旁穴，属胃经，能醒精神。

《小儿推拿广意》：……及至奶旁尤属胃，去风止吐力非轻……

《厘正按摩要术》：奶旁即乳旁，用右手大指按之治咳嗽，止呕吐，左右同。

《推拿抉微》：此治咳嗽呕吐，奶旁即两乳之旁，用右大指头按之，男左女右。

5. 脐中

又名：神阙。

位置：在肚脐中，属任脉；又指脐周腹部。

操作：揉、搓、摩约3分钟；自脐直推至小腹或反之，约100次（图3-32）。

主治：腹痛、腹胀、腹泻、便秘。

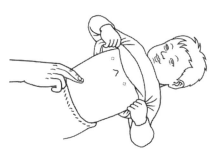

图3-32　揉脐

【文献辑录】

《按摩经》：（揉脐法）指肚肘毕，又以右大指按儿脐下丹田不动，以右大指周围搓摩之，一往一来。

《推拿秘旨》：揉脐中又名神阙穴，治上中下三宛泄泻，痢疾乃小儿痰乳不绝肚膨脐痛，水肿、胀膨、腹鸣俱治之。

《小儿推拿广意》：脐上运之治肚胀气响，如症重则週迴用灯火四燋。

《幼科推拿秘书》：神阙揉此止泻痢。

《幼科推拿秘书》：揉脐及鸠尾……身热重者，必用此法。……寒掌热指，乃搓热手心揉脐也。

《幼科推拿秘书》：揉脐及龟尾并擦七节骨，此治泻痢之良法也。……自龟尾擦上七节骨为补，水泻专用补。若赤白痢，必自上七节骨擦下龟尾为泄。……若伤寒后骨节痛，专擦七节骨至龟尾。

《幼科铁镜》：随分推胸口及揉脐，推委中毕，再揉肩井，至于别穴看症再加揉法。

《保赤推拿法》：（搓脐法）以左大指按儿脐下丹田不动，以右大指在儿脐旁周围搓之，治水泻、膨胀、脐风等症。

《厘正按摩要术》：摩神阙，神阙即肚脐，以掌心按脐并小腹或往上或往下或往左或往右按而摩之，或数十次、数百次，治腹痛，并治便结。

《厘正按摩要术》：推肚脐，须蘸汤往小腹下推则泄，由小腹往脐上推则补。

《推拿指南》：（补脐法）此法能泻，用两大指面交互由脐向小腹下推之。

《推拿指南》：（清脐法）此法能补，用两大指交互由小腹向脐上推之。

《推拿指南》：（摩脐法）此法治腹痛便结，脐一名神圆穴，又名气舍穴，用右掌心向上下左右按而摩之。

《推拿捷径》：治头痛，应揉脐及阳池、外劳宫。

《增图考释推拿法》：（脐）神阙（脐中、气舍）……

附：绕脐

【文献辑录】

《小儿推拿方脉活要秘旨全书》：胎惊……绕脐四燋……

据该书月家惊、看地惊、肚痛惊等图所示：在脐四周断灯火。

按：奇穴中有"脐四边"，在脐上下左右各1寸，又名"魂舍"，灸则治胃肠炎、消化不良等症。

6. 丹田

位置：脐下小腹处（图3-33）。（按：另有脐下2寸及脐下8寸之说。）

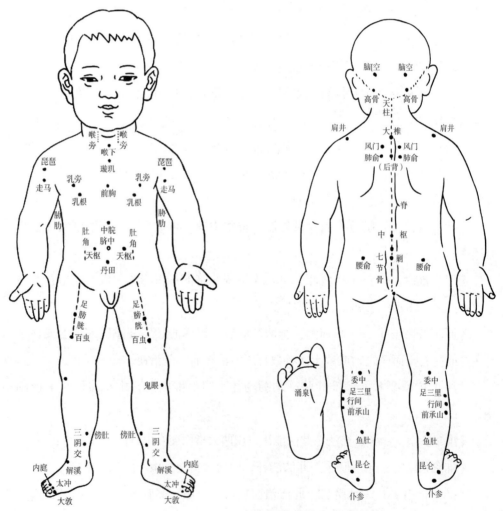

图3-33　胸腹腰背下肢部特定穴

操作：揉、摩约3分钟。

主治：腹痛、泄泻、遗尿、脱肛、便秘。

【文献辑录】

《小儿推拿辑要》：丹田，即气海也。

《保赤推拿法》：（搓脐法）以左大指，按儿脐下丹田，不动，以右大指，在儿脐旁周围搓之，治水泻膨胀，脐风等症。

《厘正按摩要术》：（摩丹田）丹田在脐下，以掌心由胸口直摩之，得八十一次，治食积气滞。周于蕃。

《厘正按摩要术》：搓脐下丹田等处，以右手周围搓摩之，一往一来，治膨胀腹痛。

7. 胁肋

又名：胁。

位置：两胁肋部（图3-33）。

操作：用手掌自腋下搓至肋弓。

主治：胸闷、咳喘。

【文献辑录】

《厘正按摩要术》：摩左右胁，左右胁在胸腹两旁肋膊处，以掌心横摩两边，得八十一次，治食积痰滞。

8. 腹

位置：腹部。

操作：指揉、指摩（图3-34）或掌揉、掌摩5～10分钟；或沿季肋向两旁分推称分推腹阴阳，约30次。

主治：腹胀、食积、呕吐、泄泻、疳积等。

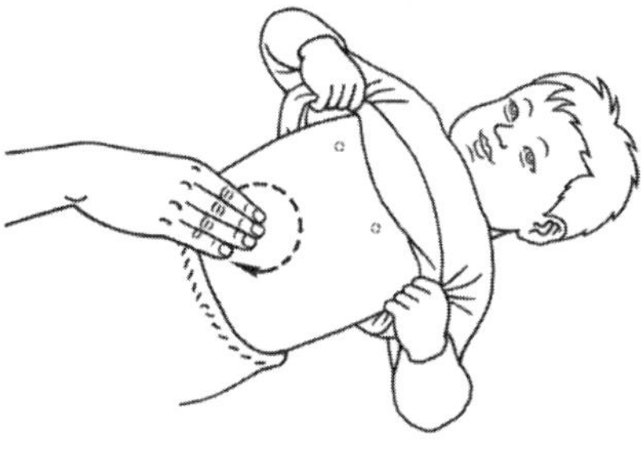

图3-34　摩腹

【文献辑录】

《秘传推拿妙诀》：凡遇小儿不能言者，若偶然恶哭不止，即是肚痛，将一人抱小儿置膝间，医人对儿将两手搂抱其肚腹，着力久久揉之，如搓揉衣服状，又用手掌摩揉其脐，左右旋转数百余回，每转三十六，愈多愈效……

《厘正按摩要术》：摩腹用掌心团摩满腹上，治伤乳食。

《厘正按摩要术》：……腹为阴中之阴、食积痰滞瘀血，按之拒按之不拒，

155

其中虚实从此而辨。

《理瀹骈文》：后天之本在脾，调中者摩腹，寓大和之理。

9. 肚角

位置：脐两旁大筋。

操作：按、拿（图3-35），3～5次；揉，约30次。

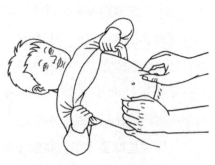

图3-35　拿肚角

主治：腹痛、腹泻。

【文献辑录】

《小儿推拿秘诀》：拿肚角穴，属太阳，能止泄。

《小儿推拿秘诀》：肚角穴，止泄止肚痛，往上推止泄，往下推泄。

《医学研悦·附刻小儿推拿》：肚角穴拿止泻止肚疼。往下推泄。

《医学研悦·附刻小儿推拿》：六拿肚角穴，属太阳能止泻。

《小儿推拿广意》：肚角止涌泄。

《小儿推拿广意》：……肚痛太阴脾胃络，肚疼泄泻任拿停……

《幼科推拿秘书》：肚角穴，腰下两旁往丹田处也。

《厘正按摩要术》：按肚角。肚角在脐之旁，用右手掌心按之，治腹痛亦止泄泻。

10. 肾囊

位置：阴囊。

操作：揉、捻各30次。

主治：斜疝。

按：临床中如见肾囊上缩为寒，松弛为热。

【文献辑录】

《幼科推拿秘书》：（肾囊）卵泡。

（四）腰背部

1. 七节骨

又名：七节。

位置：命门（督脉，第十四椎下凹陷中）至龟尾成一直线（图3-33）。（按：

该穴名，首见于《幼科推拿秘书》。据该书所载：①"七节骨"穴与心窝相对；②从头骨数第七节；③为脊柱骨；④在中枢穴下。又，按临床习惯用法也有定位在第4腰椎至尾椎骨端的。）

操作：自龟尾向上直推至命门或反之，约300次；或擦至透热为度。

主治：泄泻、脱肛、便秘。

【文献辑录】

《小儿推拿广意》：便秘者，烧酒在肾俞推上龟尾。……若泄泻亦要逆推，使气升而泄可止。

《幼科推拿秘书》：七节骨与心窝相对。

《幼科推拿秘书》：（揉脐及龟尾并擦七节骨）……七节者，从头骨数第七节也……

《幼科推拿秘书》：中枢穴，在脊骨七节之上。

《幼科推拿秘书》背面图侧面图所示：七节在脊柱骨上。

《幼科推拿秘书》：七节骨水泻，从龟尾向上擦如数，立刻即止，若痢疾必先从七节骨往下擦之龟尾，以去肠中热毒，次日方自下而上也。

《推拿指南》：（七节骨）与心窝相对。

《推拿指南》：（七节骨）水泻，从龟尾往上推至此即止，若痢疾必先从此往下推至龟尾以去肠中热毒，次日方自下而上推。

2. 龟尾

又名：尾闾、长强、尾尻。

位置：在尾椎骨端，又说在尾骨端与肛门之间，属督脉。

操作：揉、旋推，约300次（图3-36）；掐，3～5次。

主治：泄泻、脱肛、便秘、惊风。

【文献辑录】

《按摩经》：（掐龟尾）掐龟尾并揉脐，治儿水泻、乌痧、膨胀、脐风、月家盘肠等惊。

《小儿推拿方脉活婴秘旨全书》：揉龟尾并揉脐，治水泻、乌痧、膨胀、脐风、急慢等症。

《小儿推拿秘诀》：龟尾即尾闾穴，旋推止泄。

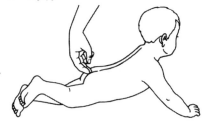

图3-36 揉龟尾

《万育仙书》：掐龟尾，并揉脐，治水泻肚胀，脐风盘肠等惊。

《医学研悦·附刻小儿推拿》：龟尾穴，揉之止泄。

《推拿秘旨》：在背脊骨尖上是穴，治肠鸣腹胀水泄泻，痢疾痔漏，心疼气短，肠风下血，小儿脱肛，惊恐，腰脊俱痛治之。

《小儿推拿广意》：龟尾，揉之止赤白痢泄泻之症。

《小儿推拿广意》：便秘者，烧酒在肾俞推上龟尾。推膀胱推下承山。但脚里边在承山傍抽骨处，亦要推下。而推此顺气之法无急胀之患，若泄泻亦要逆推，使气升而泄可止。

《幼科推拿秘书》：……龟尾者，脊骨尽头，尾闾穴也。

《幼科推拿秘书》：龟尾穴揉止泻痢。

《幼科铁镜》：龟尾灸久痢。

《幼科集要》：开璇玑……虚人泄泻者，逆推尾尻穴至命门两肾间，切不可顺推。

《保赤推拿法》：揉龟尾法，此穴在脊梁骨尽处。揉之，治水泻、肚胀、慢惊风。

《推拿指南》：此法治赤白痢泄泻。尾闾穴，一名龟尾，在臀尖处，用右手大指面揉之。

《增图考释推拿法》：（龟尾）长强……

3. 脊柱骨

又名：脊。

位置：沿第一胸椎至尾椎成一直线（图3-33）。

操作：按揉或旋，推3~5遍；自上向下直推，约100次；自下向上或自上向下捏脊，3~5遍。（按：捏脊前可先在儿背抚摩，然后每捏3次向上提拿1次，称为"捏三提一法"，捏脊后在相应俞穴按揉。）

主治：发热、疳积等。（按：捏脊法适应范围很广，可作为保健及治疗的方法，不仅适用于小儿，且可用于成人，如消化、生殖系等疾患。又称为"捏脊疗法"。）

【文献辑录】

《肘后备急方》：……拈取其脊骨皮，深取痛行之，从龟尾至顶乃止，未愈更为之。

《小儿推拿秘诀》：伤寒骨节疼痛，从此用指一路旋推至龟尾。

《小儿推拿广意》：脊骨自下缓缓推上，虽大人可吐也。

《厘正按摩要术》：（推骨节）由项下大椎直推至龟尾，须蘸葱姜汤推之，治伤寒骨节疼痛。

按：若自上而下直推，可退热。

4.腰俞

位置：第3～4腰椎棘突间，旁开3寸（图3-33）。（按：即相当于奇穴"腰眼"。）

操作：按、揉，约30次；擦腰骶部，透热为度。

主治：腰痛、泄泻，下肢痿痹。

【文献辑录】

《小儿推拿秘诀》：腰俞穴，旋推止泄。

《幼科推拿秘书》：腰俞穴，对前腰旁。

《小儿推拿辑要》：（腰俞）在腰眼旁，即肾俞穴。

5.中枢

位置：第10胸椎棘突下，属督脉。

操作：按，3～5次；揉，约30次。

主治：胃痛、腰痛。

【文献辑录】

《幼科推拿秘书》：中枢穴，在脊骨七节之上。

《推拿指南》：拇指属脾土，脾气通于口，络联于大指，通背脊中枢穴，手列缺穴、足三里穴。

【附】其他

1.青筋缝

【文献辑录】

《小儿推拿方脉活婴秘旨全书》：挽弓惊……灯火断青筋缝四燋。

（按：据该书乌缩惊等图所示，青筋缝在背脊中。）

2.剿

【文献辑录】

《幼科铁镜》身背图所示：剿在腰脊中，对脐中，"疟灸此"。

《推拿易知》：（剿）此穴不在骨上，惊痛灸此，起死回生，对脐穴，疟灸此。（按：据该书背面全身图二所示，剿在腰脊中。）

（五）下肢部

1. 百虫

又名：血海、百虫窝。

位置：髌骨内上缘2.5寸处（图3-33）。

操作：按、揉，约30次；拿，3~5次。

主治：四肢抽搐，下肢痿软。

【文献辑录】

《小儿推拿秘诀》：拿百虫穴、属四肢能止惊。

《小儿推拿秘诀》：百虫穴止搐。

《推拿秘旨》：（百虫窝）小儿疮毒用之，大人膝痛灸之。

《推拿秘旨》：（截百虫窝）在膝宛比上三寸是穴，治阴症疮属俱用之于穴内边些灸五七壮大人灯火三燋。

《小儿推拿广意》：百虫通关。

《小儿推拿广意》：……先是百虫穴走马，通关之后隆痰行。

《小儿推拿广意》：下部四肢百虫穴，调积手足止诸惊。

《小儿推拿辑要》：百虫在大腿上外边。

2. 足膀胱

位置：血海上6寸处。相当于"箕门"穴，该穴属足太阴脾经（图3-33）。（按：有左为膀胱，右为命门之说，为与手上膀胱相别，此处称为"足膀胱"。）

操作：拿，3~5次，或自髌骨内上缘经此推向腹股沟处。（按：近代有"大腿内侧膝盖上缘至腹股沟成一直线"为箕门穴之说。）

主治：癃闭。

【文献辑录】

《医学研悦·附刻小儿推拿》：膀胱穴，推上通小便。

《医学研悦·附刻小儿推拿》：十一拿膀胱穴，能利小便。

《小儿推拿广意》正面之图所示：膀胱穴在右股内侧百虫穴之上，拿足膀胱"能利小便"。

《小儿推拿广意》：（拿法）……莫道膀胱无大助、两般闭结要他清。

《小儿推拿广意》：推命门，止腰痛，补下元。

《幼科推拿秘书》：膀胱穴在左股上。

《秘传推拿妙诀》：……十一拿膀胱穴，能通小便……

3. 鬼眼

又名：膝眼。

位置：屈膝，髌骨下缘，髌骨韧带内外侧凹陷中，属足阳明胃经。

操作：按、揉，约15次；掐，3~5次。

主治：惊风，下肢痿软。

【文献辑录】

《小儿推拿方脉活婴秘旨全书》：膝眼穴，小儿脸上惊来，急在此掐之。

《推拿秘旨》：（鬼眼鹤膝）小儿痢疾推此二十下。

《小儿推拿秘诀》：膝腕穴发汗。（按：膝腕当为膝眼之误。）

《幼科推拿秘书》：鬼眼穴，在膝头膝眼。

《幼科推拿秘书》：外鬼眼穴在膝外眼陷处。

《幼科铁镜》：……若身后仰，即将膝上鬼眼穴向下掐住，身即止。

《小儿推拿直录》：鬼眼治痢疾鹤膝，掐而揉之。

《保赤推拿法》：（掐膝眼穴法）此穴在膝盖里旁。一名鬼眼穴。小儿脸上惊来，急在此掐之。若儿身后仰，即止。

《推拿指南》：鬼眼膝头处膝眼也。

4. 前承山

又名：中臁、子母、条口。

位置：膝下8寸、上巨虚穴下2寸，属足阳明胃经（图3-33）。

操作：掐，3~5次；揉，约30次。

主治：惊风。

【文献辑录】

《按摩经》：（中臁穴）治惊来急，掐之就揉。

《小儿推拿方脉活婴秘旨全书》：（前承山穴）小儿望后跌，将此穴久掐、久揉，有效。

《小儿推拿广意》：前承山，掐之惊将急速者。子母穴同功。（按：据原书图解，子母穴在前承山下。）

《幼科推拿秘书》：前承山穴，一名子母穴，在下腿之前与承山相对，一名中臁穴。（按：中肿当为中臁之误。）

《幼科铁镜》足图所示：中臁在小腿胫骨前中间。

《儿科推拿摘要辨证指南》：（前承山）与后承山相对。

《保赤推拿法》：（掐前承山穴法）此穴在腿下节。前面膝下亦名中臁穴，儿惊风望后跌，在此穴久掐最效。

《推拿指南》：此法治急惊，中臁穴在鬼眼穴下、解溪穴上，用右大指甲掐之，复用右大指面揉之，男左女右。

《推拿抉微》：（中臁）在鬼眼下三寸、大筋与胫骨分筋间。

《增图考释推拿法》：（前承山）条口、中臁。

5. 大脚指

位置：踇趾。

操作：掐约3次，揉约30次。

主治：惊风。

【文献辑录】

《按摩经》：惊，揉大脚指，掐中脚指爪甲少许。

《推拿捷径》：治惊症，应揉足大指并掐足中指少许，此法揉而兼掐者。

6. 足心

又名涌泉穴，属足少阴肾经。

位置：足掌心前1/3与2/3交界处。

操作：拇指揉或直推（图3-37）。

主治：发热、吐泻、目赤。

【文献辑录】

《医门秘旨》：涌泉穴在足掌中，治小儿吐泻慢

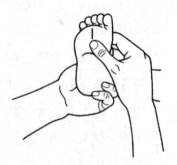

图3-37　推足心

惊，揉之。

《按摩经》：（涌泉穴）治吐泻。男左转揉之止吐，右转揉之止泻。女反之。

《小儿推拿秘诀》：涌泉穴两足俱推不分男女，但旋转不同。

《小儿推拿秘诀》：涌泉穴擦之，左转止吐，右转止泄，女反。

《万育仙书》：治吐泻，先掐后揉，左转止吐，右转止泻，女反是。

《医学研悦·附刻小儿推拿》：涌泉穴，左转止吐，右转止泻。

《新刻幼科百效全书》：治吐泻，本穴掐，左转揉之，吐即止，右转揉泻即止。左转不揉吐，右转不揉泻。男依此，女反之。

《推拿秘旨》：（涌泉穴）通大肠穴，男左女右转，左转止吐，右转止泻；又吐又泻左右推之。

《推拿秘旨》：（截涌泉穴）在脚心是穴提上肠诸热，通于下寒，治小儿诸般急慢惊风等症候。

《小儿推拿广意》：涌泉揉之左转止吐，右转止泻。

《小儿推拿广意》：（掐涌泉）治痰壅上，重则灸之。

《幼科推拿秘书》：涌泉引热下行。

《幼科推拿秘书》：揉涌泉，久揉亦能治眼病……左揉止吐，右揉止泻……亦妙引热下行。

《幼科铁镜》：（涌泉穴）男左转揉之吐即止，右转揉之泻即止，左转不揉主吐，右转不揉主泻，女反是。

《小儿推拿直录》：小儿吐泻，涌泉主之，左转之吐，右转止泻，继而揉之。

《小儿推拿辑要》：（涌泉）在脚板心中处。

《儿科推拿摘要辨证指南》：（涌泉）左足治吐，右足治泻。

《保赤推拿法》：（揉涌泉穴法）此穴在足心。男左转揉之止吐，右转揉之止泻。左转不揉使儿吐，右转不揉使儿泻，女反是。

《推拿述略》：两足心涌泉穴，男者左旋推若干遍，又揉若干遍，能止吐，右旋推若干遍，又揉若干遍能止泻。如左旋推而不兼揉则能令吐，右旋推而不兼揉，能令泻也，女者反是。

《推拿指南》：涌泉在脚心正中不着地处。

《推拿指南》：中指名将指，属心，心气通于舌络，联于将指，通背左筋心俞穴，手中冲穴，足涌泉穴。

《推拿抉微》：涌泉（即足心）……

《推拿捷径》：治吐泻症应搓涌泉，其穴在足心，用左手向大指则止吐，用右手搓向小指则止泻也。

【附】其他

1. 行间

【文献辑录】

《小儿推拿广意》足部之图所示：行间穴在足三里之下。

2. 傍肚

【文献辑录】

《小儿推拿广意》正面之图所示：傍肚穴在三阴交之上能"止泄"。

3. 鬼胀

【文献辑录】

《幼科推拿秘书》：鬼胀穴，在后腿肚旁。

二、经（奇）穴

传统小儿推拿书籍中，往往是论述小儿特定穴较多，所以就容易给人以误解，以为小儿推拿仅仅是应用特定穴。实际上，小儿推拿不仅应用特定穴，还要应用十四经穴（图3-38）和奇穴。特定穴的应用有一定的年龄范围，主要是用在0~6岁的婴幼儿，即使是婴幼儿推拿，也会用到经穴和奇穴。《按摩经》中就因为记载在《针灸大成》之中，而明确指出"穴位不详注，针卷考之甚详"。加之小儿推拿应用范围为0~14周岁，所以更加会用到十四经穴和奇穴。本篇中除记载一些常用经（奇）穴之外，为避免繁复，对十四经穴也用图表说明。

（一）常用经（奇）穴

1. 太阳

位置：眉梢与目外眦中间，向后约1横指凹陷处，为奇穴。

操作：揉，约30次；推，约30次。

主治：无汗，少汗，多汗，慢惊，外感内伤诸症。

【文献辑录】

《小儿推拿秘诀》：拿两太阳穴。属阳明经能醒。

《万育仙书》：止头疼。

《推拿秘旨》：掐两肩及太阳及开胸百下除膨止惊、化痰行血用之。

《推拿秘旨》：（截耳珠穴）分眉心运太阳穴，将大指从眉心两间太阳揉十余下往耳后为泻往眼转为补，治耳聋耳鸣之法。

《推拿秘旨》：一拿太阳穴，阳生能知人事起死回生。

《小儿推拿广意》：……运太阳，往耳转为泻，往眼转为补……

《小儿推拿广意》：太阳青色始方惊，赤主伤寒红主淋，要识小儿疾病笃，青筋直向耳中生。

《小儿推拿广意》：太阳二穴属阳明，起手拿之能醒神……

《幼科推拿秘书》：额角。左为太阳，右为太阴。

《保赤推拿法》：（分推太阴穴太阳穴法）于开天门后，从眉心分推至两眉外梢。太阴太阳二穴，九数。太阴穴在右眉外梢。太阳穴在左眉外梢。

《保赤推拿法》：（揉太阴穴法）治女，揉太阴穴发汗，若发汗太过，揉太阳穴数下以止之。治男，揉太阴穴，反止汗。

《保赤推拿法》：（揉太阳法）治男，揉太阳穴发汗，若发汗太过，揉太阴穴数下以止之。治女，揉太阳穴，反止汗。

《儿科推拿摘要辨证指南》：（运两太阳）用两大指运儿太阳，往耳转为泻，眼转为补。

《推拿述略》：太阳穴在左，太阴穴在右。男则重揉太阳以发汗，重揉太阴以止汗。女则重揉太阴以发汗，重揉太阳以止汗。凡揉太阳约三十遍，必兼揉太阴约九遍，凡揉太阴约三十遍，必兼揉太阳约九遍。但令微汗，忽使过汗为宜。

《厘正按摩要术》：……太阳青，主惊风……

2. 风池

位置：胸锁乳突肌与斜方肌之间凹陷中，平风府。

操作：拿3~5次，揉30次。

主治：头痛、感冒、项强、高血压、眼耳鼻疾患。

【文献辑录】

《小儿推拿秘诀》：临后将两大指，拿住两太阳，两中指拿住脑后两风池穴（后脑下颈项之上两边软处即风池穴）。一齐四指着力拿摇一会。小者令其大哭，即有汗出（当时虽无汗，以后亦自有汗）。

《推拿秘旨》：（截风池穴）入发际一寸是也，掐止眼瘴治头痛俱妙。

《小儿推拿广意》：风气二池黄吐逆。若黄青色定为风。惊啼烦躁红为验。两手如莲客热攻。

《幼科推拿秘书》：风池在目上胞，一名坎上。

《保赤指南车》：风池左右各一穴，在目胞下，相去各一寸，近颧是也。

3. 瞳子髎

位置：目外眦旁约0.5寸，眶骨外缘凹陷中，属足少阳胆经。

操作：拇指或中指揉50次。

主治：头痛、目赤肿痛、惊风。

【文献辑录】

《按摩经》：眼闭，瞳子髎泻。

《推拿秘旨》：（瞳子髎）治慢惊眼闭，目窜视用之。

《小儿推拿广意》：当时被吓，补童子宕。以两手提耳三四次效。

《小儿推拿直录》：瞳子髎，治满惊眼闭。面黑唇青。头痛发汗。揉之。

4. 迎香

位置：鼻翼旁0.5寸，鼻唇沟中，属手阳明大肠经。

操作：揉法，30~50次。

主治：口眼㖞斜，鼻塞流涕。

【文献辑录】

《按摩经》：口眼俱闭，迎香泻。

《推拿秘旨》：（迎香穴）慢惊泻之，唇青面赤，眼闭用之。

《小儿推拿直录》：慢惊，迎香主之，在鼻窝陷中，掐而揉之。

5. 人中

位置：人中沟上1/3与下2/3交界处，属督脉。

操作：掐3次，揉30次。

主治：昏厥，惊风。

【文献辑录】

《肘后备急方》：救卒中恶死……令爪其病人人中，取醒……

《万育仙书》：掐此，治不省人事。

《推拿秘旨》：（人中穴）治急惊及一哭即死用之。

《幼科推拿秘书》：水沟，在准头下，人中是也。

《小儿推拿直录》：急慢惊风，人中主之，在鼻下中心，掐而揉之。

《小儿推拿辑要》：水沟，在准头下，即人中也。

《保赤推拿法》：人中在鼻下口上。

6. 前顶

又名：前顶门。

位置：百会前1.5寸，属督脉。

操作：用拇指或中指指端揉30次。

主治：头痛、惊风。

【文献辑录】

《推拿抉微》：囟门后一寸五分为前顶门，前顶门后为百会。

7. 脑空

位置：枕外隆凸的上缘外侧，头正中线旁开2.25寸，平脑户穴。

操作：用拇指或中指指端按揉30次。

主治：头痛、癫痫、颈项强痛。

【文献辑录】

《小儿推拿广意》背面之图所示：脑空穴在高骨之上，揉头疼。

8. 少商

位置：拇指桡侧甲角，约0.1寸许，属手太阴肺经。

操作：掐揉，用拇指指甲掐刺3次，拇指指端揉约5次。

主治：咽喉肿痛、中风、中暑、昏厥、发热、癫狂等症。

【文献辑录】

《小儿推拿方脉活婴秘旨全书》：（掐大指少商穴）治湿痰疟痢。

《推拿秘旨》：（截少商穴）在手大指端内侧去爪甲一韭叶，五脏有寒气吼。

《幼科推拿秘书》：在大拇指尖。

《保赤推拿法》：此穴在手背大指甲向上内侧，离指甲如韭叶许，掐之，治湿痰疟痢。

9. 列缺

位置：在桡骨茎突上方，腕横纹上1.5寸处，当肱桡肌与拇长展肌肌腱之间，属手太阴肺经。

操作：用拇指指端按揉约30次。

主治：咳嗽、气喘、咽喉肿痛、口眼㖞斜、无汗、头痛、项强等。

【文献辑录】

《小儿推拿广意》：两手抄停，食指尽处为列缺，止头疼。

《推拿三字经》：……看印堂……色黑者，风肾寒，揉二马，清补良，列缺穴（诸风诸惊必须拿列缺穴，肾寒久拿出汗风即散），亦相当（列缺穴寒火能解）……

《推拿三字经》：……治伤寒，拿列缺，出大汗，立愈恙，受惊吓，拿此良，不醒事，亦此方，或感冒，急惊恙，非此穴，不能良……

《推拿三字经》：遍身分阴阳，拿列缺，汗出良……

《推拿三字经》：列缺穴在内外踝，踝下对手拿汗，名称仙手即此穴也。邪祟不省人事，拿此必大汗，痰清邪祛。

《小儿推拿辑要》：列缺在经渠下，天河旁。

《推拿指南》：列缺在经渠下，天河水旁手侧上，次指手交岔处。

《推拿指南》：大拇指属脾土，脾气通于口，络联于大指，通背脊中枢穴，手列缺穴、足三里穴。

10. 曲池

又名：曲尽穴。

位置：屈肘，在肘窝桡侧横纹头至肱骨外上髁中点，属手阳明大肠经。

操作：用拇指指端按揉30次。

主治：上肢痿软、抽掣、咳喘、热病、瘾疹等。

【文献辑录】

《医学研悦·附刻小儿推拿》：五拿曲池穴，属肾经能止痛。

《推拿秘旨》：（曲池穴）痰结喉闭，发热气急用之。

《推拿秘旨》：（截曲池）以手胸在肘外屈骨居中是穴，治麻痹半身不遂，喉痹难言。

《推拿秘旨》：五拿曲池穴，定搐。

《小儿推拿广意》：一截曲池，通肺腑气血，治麻痹半身不遂。

《小儿推拿广意》：曲池脾经能定搐，有风有积也相应。

《幼科推拿秘书》：在手弯处，一名洪池。

《保赤推拿法》：（掐斛肘曲池穴法）掐斛肘下筋，曲池上筋，曲池即肱弯处，掐之，治急惊。

11. 后溪

位置：轻握拳，第五指掌关节后外侧横纹尽头，属手太阳小肠经。

操作：用拇指桡侧缘直推300次，或用拇指指端按揉30次。

主治：头项强痛、腰背痛、目赤、耳聋、癫狂痫、小便短赤。

【文献辑录】

《按摩经》：掐后溪，推上为清，推下为补；小便赤涩宜清，肾经虚弱宜补。

《万育仙书》：推上为清，推下为补，清小便，补肾水。

《小儿推拿广意》：肾水一纹是后溪，推上为补下为泄，小便闭塞清之妙，肾经虚便补为捷。

《幼科铁镜》：（后溪）推往上是清肾利小便，推往下补肾。

《推拿三字经》：后溪穴，向掌根推之，开胸和膈。

《保赤推拿法》：推后溪法，此穴在手背小指尽处靠外边。向上推，能清小便闭赤，向下推，能补肾虚。

《推拿述略》：后溪穴在掌之外侧，乃手太阳小肠经也，往下推能补肾水，往上推能清肾火，及小便闭涩淋漓诸症，可同治之。

《推拿指南》：此法治小便短赤，后溪穴在手背小指尽处靠外边上，用右大指外侧向上推至交骨止。男左女右。

《推拿指南》：此法能补肾虚……用右大指外侧向下推之。男左女右。

12. 阳池

位置：俯掌，在第三、四掌骨直上腕横纹凹陷处，属手少阳三焦经。

操作：用拇指桡侧缘做直推100次，或用拇指指甲掐刺3次，或用拇指指端揉100次。

主治：头痛、二便不通。

【文献辑录】

《推拿保幼全书》：专治小儿风痰之症表散，久揉有效。

《医门秘旨》：阳池穴在手大指侧腕一陷中，止泻，往下推之。

《按摩经》：掐阳池，止头痛，清补肾水，大小便闭塞或赤黄，眼翻白，又能出汗。

《小儿推拿方脉活婴秘旨全书》：（阳池穴）在掌根三寸是。治风痰，头痛。

《推拿秘旨》：一掐阳池穴止头痛，清肾水，大小便闭结黄臭，眼翻白，掐之立效。

《推拿秘旨》：截阳池，在手背阴阳骨居中是穴，治头痛。

《万育仙书》：阳池穴，治风痰止头痛。

《医学研悦·附刻小儿推拿》：一掐阳池，止头痛。

《医学研悦·附刻小儿推拿》：阳池治风痰头痛。

《新刻幼科百效全书》：阳池，掐此治风痰头痛。

《小儿推拿辑要》：阳池，在外间史上。

《推拿三字经》：阳池穴在一窝风下，腕下寸余窝内，与前天河水正中相对，专治头痛，揉数不拘，以愈为止。

《保赤推拿法》：（掐阳池穴法）此穴在肱背面，离掌根三寸是，掐之，治风痰头痛，二便闭塞赤黄。

《推拿指南》：阳池穴在外间史下。

《推拿捷径》：治眉眼不开，宜揉阳池穴。

13. 外关

位置：掌背腕后二寸，属手少阳三焦经。

操作：掐，3~5次；揉，约50次。

主治：热病、头痛、目赤肿痛、耳鸣耳聋、胁肋痛、腹痛、上肢痿痹等。

【文献辑录】

《按摩经》：推外关，间使穴，能止转筋吐泻。

《小儿推拿广意》：两手抄停……中指尽处为外关，止腰背痛，大人通用。

《保赤推拿法》：（掐外关外间使穴法）外关在肱背，对肱面内关穴处，外间使在肱背，对肱面内间使穴处，掐之，治转筋吐泻。

14. 璇玑

位置：在天突下一寸，属任脉。

操作：沿胸肋间分推胸部，再从心窝处向脐直推，然后在腹部用摩挪法，最后从脐部向下直推至耻骨联合处。

主治：痰喘、呕吐、腹泻。

【文献辑录】

《幼科集要》：（开璇玑）璇玑者，胸中、膻中、气海穴是也。凡小儿气促胸高、风寒痰闭、夹食腹痛、呕吐泄泻、发热抽弱、昏迷不醒，一切危险急症，置儿于密室中，解开衣带，不可当风，医用两手大指蘸姜葱热汁，在病儿胸前左右横推至两乳上近胁处，三百六十一次……再从心坎推下脐腹六十四次，次用热汁入右手掌心合儿脐上，左挪六十四次，右挪六十四次，挪毕，用两手自脐中推下小腹，其法乃备虚人泄泻者，逆推尾尻穴至命门两肾门，切不可顺推。

按：在胸部自上而下沿肋间向两旁分推，《推拿新书》中称之为"胸口推摩法"。

15. 中脘

位置：脐上4寸，属任脉。

操作：一指禅推或揉约50次。

主治：胃痛、呕吐、泄泻、腹胀、消化不良。

【文献辑录】

《幼科推拿秘书》：中脘穴，胃脏饮食处。

《幼科推拿秘书》：揉中脘，中脘在心窝下，胃腑也。积食滞在此，揉者，放小儿卧倒仰，以我手掌按而揉之，则积滞食闷，即消化矣。

《小儿推拿直录》：中脘，在心窝，治肚痛揉之。泄泻痢疾泻之。

《厘正按摩要术》：推胃脘。由喉往下推，止吐。由中脘往上推，则吐。均须蘸汤。

《厘正按摩要术》：上中下三脘，以指抚之，平而无涩滞者，胃中平和而无宿滞也。按中脘，虽痞硬而不如石者，饮癖也。

《推拿指南》：（此法能止吐）胃脘穴，一名中脘，又名太仓，在脐上四寸，用两大指外侧，由喉向下交互推之，凡向下推皆谓之补。

《推拿指南》：（此法能使儿吐）……用大指外侧，由穴向上交互推之凡向上推者，皆谓之清……

16. 天枢

位置：脐旁2寸，属足阳明胃经。

操作：揉，30~50次。

主治：腹泻、腹痛、便秘。

【文献辑录】

《幼科推拿秘书》：揉天枢，天枢穴在腹中两旁两乳之下，揉此以化痰止嗽，其揉法以我大食两指八字分开，按而揉之。

17. 肩井

位置：在大椎与肩峰连线之中点，属足少阳胆经。

操作：三指或五指拿法，5~10次。

主治：感冒，昏厥，上肢活动欠利。

【文献辑录】

《小儿推拿方脉活婴秘旨全书》：马蹄惊……天心穴掐之，心经掐之，用灯火断两掌心并肩井各一燋。

《小儿推拿秘诀》：拿肩井穴。属胃经能出汗。

《推拿秘旨》：（肩井穴）吐痰用之。

《推拿秘旨》：截肩井，在肩劳前掐中是穴，提小膈之气，治五劳七伤之病。

《推拿秘旨》：三拿肩井穴、肺经穴，出汗。

《小儿推拿广意》：……肩井肺经能发汗，脱肛痔漏总能遵……

《小儿推拿广意》：肩井颊车施莫夺，荆汤调水服千金。

《幼科推拿秘书》：（总收法）诸症推毕，以此法收之，久病更宜用此，永不犯。

《幼科铁镜》：井肩穴是大关津，掐此开通血气行，各处推完将此掐，不愁气血不周身。

《小儿推拿直录》：肩井，在肩头中，治喉闭缠喉吐痰，掐而揉之。

《小儿推拿辑要》：肩井，在肩膊眼窝内。

《保赤推拿法》：（掐肩井穴法）此穴在颈两旁。靠肩膀骨窝处，不拘何症，推拿各穴毕，掐此能周通一身之气血。

《推拿述略》：肩井穴，在肩尖上，掐此穴可以通行周身之气血。

《厘正按摩要术》：按肩井，肩井在缺盆上，大骨前寸半。以三指按，当中指下陷中是。用右手大指按之，治呕吐发汗。

《推拿指南》：此法能发汗止吐。肩井穴一名膊井，在肩上陷中。用右大指头按之，男左女右。

18. 大椎

位置：在第七颈椎与第一胸椎棘突正中间，属督脉。

操作：揉，30~50次。

主治：感冒、发热、项强。

19. 风门

位置：第二胸椎棘突下旁开1.5寸，属足太阳膀胱经。

操作：揉，30~50次。

主治：咳喘、感冒。

【文献辑录】

《幼科推拿秘书》：风门穴，在脊骨二节上。

《幼科推拿秘书》：风门，咳嗽揉之，取热。

《幼科推拿秘书》：揉膻中风门，以我两手按小儿前后两穴，齐揉之，以除肺家风寒邪热、气喘咳嗽之症。

20. 肺俞

位置：第三胸椎棘突下旁开1.5寸，属足太阳膀胱经。

操作：双手拇指沿肩胛骨内侧缘分推肩胛骨，称开背，或称分推背阴阳；指揉各30~50次。指擦该部，擦热为度。抹该部，约10次，搓该部，3~5遍。

主治：发热、咳喘。

【文献辑录】

《小儿推拿秘诀》：肺俞穴，一切风寒用大指面蘸姜汤旋推之，左右同。

《医学研悦·附刻小儿推拿》：（肺俞穴）一切风寒凡大毒用葱姜汤旋推，左右同。

《小儿推拿辑要》：肺俞，七节骨右边寸许。

《儿科推拿摘要辨证指南》：肺俞，在三节骨下各分开于五分。

《保赤推拿法》：（揉肺俞穴法）此穴在肩膀骨之夹缝处，两边两穴，揉之，化痰。

《厘正按摩要术》：推肺俞，肺俞在第三椎下，两旁相去脊各一寸五分，对乳引绳取之。须蘸葱姜汤左旋推属补，右旋推属泄，但补泄须分四六数用之，治伤寒。

《推拿指南》：肺俞，七节骨右寸许。

21. 足三里

位置：犊鼻下3寸，胫骨外侧约一横指处，属足阳明胃经。

操作：揉，30~50次。

主治：腹胀、腹痛、便秘、泄泻。

【文献辑录】

《小儿推拿广意》：三里，揉之治麻木顽痹。行间穴同功。

《小儿推拿广意》：三里属胃，久揉止肚痛，大人胃气痛者通用。

《幼科推拿秘书》：三里穴在膝头之下。

《推拿指南》：大拇指属脾土，脾气通于口，络联于大指，通背脊中枢穴，手列缺穴、足三里穴。

22. 三阴交

位置：内踝尖直上3寸处，属足太阴脾经。

操作：揉，30~50次。

主治：遗尿、惊风、失眠。

【文献辑录】

《小儿推拿秘诀》：拿三阳交穴，能通血脉。（按：阳交穴位于外踝直上7寸处。此处所说"三阳交"当为"三阴交"之误。）

《推拿秘旨》：（截三阴交穴）在足内螺蛳骨上三寸是穴，治阴症小肠气痛。

《小儿推拿广意》正面之图所示：三阴交，"通血脉"。

《小儿推拿广意》：（拿法）……十二三阴交穴尽，流通血脉自均匀，记得急惊从上起，慢惊从下上而行。

《厘正按摩要术》：三阴交在内踝尖上三寸，以右手大指按之，能通血脉、治惊风。

《厘正按摩要术》：推三阴交，蘸汤从上往下推之，治急惊；从下往上推之，治慢惊。

23. 解溪

位置：踝关节前横纹中点，两筋之间凹陷处，属足阳明胃经。

操作：掐，5~10次；揉，30~50次。

主治：吐泻，惊风，踝关节屈伸不利。

【文献辑录】

《医门秘旨》：解溪穴在足跃陷中，小儿内吊惊往后仰，指揉之。

《按摩经》：（解溪穴）治内吊惊，往后仰，本穴掐之就揉。

《小儿推拿方脉活婴秘旨全书》：（解溪穴），又惊、又吐、又泻，掐此即止。

《小儿推拿方脉活婴秘旨全书》：（鞋带穴）小儿往后跌，掐此效。（按：据原书图解，鞋带穴在解溪穴下少许。）

《万育仙书》：解溪穴即鞋带穴，内吊惊、往后仰，用以掐之、揉之。

《新刻幼科百效全书》：治内吊惊。往后仰穴掐之就揉。或一名鞋带穴。

《推拿秘旨》：（解溪穴）治往后仰搐，掐之止惊。

《推拿秘旨》：七拿解溪穴、百虫窝穴，属胃经通四肢。

《幼科推拿秘书》：蟹溪穴，在脚面上弯处。（按："蟹溪"当为"解溪"之误。）

《幼科推拿秘书》：掐解溪……往后仰。掐之即揉。

《保赤推拿法》：（掐解溪穴法）此穴在足上腿下之弯，结鞋带处，儿惊风吐泻，往后仰，在此穴掐之。

《推拿述略》：解溪穴在足跗上，京骨间之动脉陷中，此足阳明胃脉也。

《推拿指南》：（解溪）脚面上屈处，与中指相对。

24. 大敦

位置：蹞趾爪甲甲根外侧与趾关节之间，属足厥阴肝经。

操作：掐，5~10次；揉，30~50次。

主治：疝气、遗尿、癃闭、痫证。

【文献辑录】

《补要袖珍小儿方论·秘传看惊掐筋口授手法论》：小儿鹰爪惊，本穴掐之就揉。

《医门秘旨》：大敦穴在足大指头去爪甲一分，小儿鹰爪惊，揉之。

《万育仙书》：鹰爪惊，用以掐之，揉之。

《推拿秘旨》：（大敦穴）鹰爪惊，掐之立止。

《小儿推拿广意》：（大敦）掐之爪，惊不止，将大指而掐之。

《幼科推拿秘书》：大敦穴掐此掣跳随即揉之。

《幼科铁镜》：惊来若急，大敦穴拿之或鞋带穴对拿……

《小儿推拿直录》：大敦，治鹰爪惊捏之，其势两手乱舞，如鹰爪之勾物也。

《小儿推拿辑要》：大敦在足大指甲后旁，离指甲一韭菜许。

《保赤推拿法》：（掐大敦穴法）此穴在足大指与足背交界处，儿患鹰爪惊，掐之。

《推拿述略》：大敦穴，在足踝后高骨上之动脉陷中，此足厥阴肝脉也。

《推拿指南》：大敦在足大指。

《推拿指南》：小指属肾，肾气通于耳，络联于小指，通目瞳仁，手合谷，足大敦穴。

25. 内庭

位置：在第二、第三趾趾缝间，属足阳明胃经。

操作：掐，5~10次；揉，30~50次。

主治：齿痛、咽喉肿痛、足背肿痛。

【文献辑录】

《小儿推拿广意》：内庭，掐之治往后跌扑昏闷。

《推拿指南》：内庭在次指外旁骨缝中。

26. 太冲

位置：第一、第二趾趾缝上1.5寸，属足厥阴肝经。

操作：掐，5~10次；揉，30~50次。

主治：眩晕、疝气、月经不调、遗尿、癃闭、惊风、痫证、胁痛、下肢痿痹。

【文献辑录】

《小儿推拿广意》：太冲掐之治危急之症，舌吐者不治。

《儿科推拿摘要辨证指南》：（太冲）足大指本节后，去动脉中。针之治急危症，舌吐不治。

《推拿指南》：太冲在足大指节后二寸许动脉处是也。

27. 委中

位置：屈膝，膝后腘窝横纹中间的两筋凹陷处，属足太阳膀胱经。

操作：掐，3~5次；揉，约30次。

主治：腰痛，下肢痿软，惊风。

【文献辑录】

《医门秘旨》：委中穴在足膝后横纹陷中。

《按摩经》：（委中穴）治望前扑，掐之。

《小儿推拿秘诀》：委中拿，脚不缩。

《万育仙书》：凡掐，男，左手右脚，女，右手左脚。掐法，先于主病之穴掐三遍，然后于诸穴指三遍，就揉之，每日掐三次，或四次，其病即退。治往前扑。

《医学研悦·附刻小儿推拿》：委中穴，拿脚不缩，左同。

《新刻幼科百效全书》：（委中穴）小儿往前扑，掐此。

《推拿秘旨》：（委中穴）治小儿一时昏闷，扑倒地上不起，掐之。

《推拿秘旨》：截委中穴，在膝后腕是穴，治身热腰疼膝痛之法。

《小儿推拿广意》：小儿往前扑者，委中掐之，亦能止大人腰背痛。

《小儿推拿广意》：委中，掐之治往前跌扑昏闷。

《幼科推拿秘书》：委中穴，目下视、手足掣跳，拿之即止。

《幼科铁镜》：惊时若身往前扑，即将委中穴向下掐住，身便直……

《小儿推拿直录》：委中治腰痛小儿往前跌仆不起，捏而揉之。

《小儿推拿辑要》：委中，在膝弯陷处中。

《儿科推拿摘要辨证指南》：委中，膝后弯纹中央。

《保赤推拿法》：（掐委中穴法）此穴在膝弯内，儿惊时，急在此穴掐之，若儿身前扑，即直。

28. 承山

位置：在腓肠肌交界尖端，人字形凹陷处，属足太阳膀胱经。

操作：掐，3~5次；揉，约30次。

主治：腿痛转筋、下肢痿软。

【文献辑录】

《医门秘旨》：承山穴在足股小肚尖，揉之。

《按摩经》：（承山穴）治气吼发热，掐之又揉。

《小儿推拿方脉活婴秘旨全书》：（后承山穴）小儿手足掣跳、惊风紧急，快将口咬之，要久，令大哭，方止。

《小儿推拿秘诀》：（后承山穴）目下视并手足掣跳，拿即止。

《万育仙书》：治气吼。

《医学研悦·附刻小儿推拿》：鱼肚穴，拿能醒。

《医学研悦·附刻小儿推拿》：十拿鱼肚穴，属小肠经，能止泻，醒人事。

《新刻幼科百效全书》：（承山穴）治气吼，本穴掐之又揉。

《推拿秘旨》：截承山穴，在膝后宛中，将手比四指下是穴，治消渴之症。

《小儿推拿广意》：小儿望后跌，承山掐之。

《小儿推拿广意》：……鱼肚脚胫抽骨处，醒神止泻少阳经。

《小儿推拿广意》：……倘热急吼喘，即诸穴未推之先，在承山推下数遍为妙。

《小儿推拿广意》：后承山，揉之治气吼发汗。

《幼科推拿秘书》：后承山穴一名后水穴，如鱼肚一般在腿肚上，一名鱼肚穴。

《幼科推拿秘书》：拿承山……拿此穴，小儿即睡，又治喘，掐之即揉。

《秘传推拿妙诀》：……十拿鱼肚穴，属小肠经，能止泄、醒人事。

《小儿推拿直录》：承山，治气吼痰喘，大小人通用捏之。

《小儿推拿辑要》：后承山，一名后水穴，在腿肚上，如鱼肚一般，又名鱼肚穴。

《儿科推拿摘要辨证指南》：（后承山）后跟，去地一尺取之。

《保赤推拿法》：（掐后承山穴）此穴在腿后，与前承山穴对处。儿手足掣惊急，使人隔布轻咬之，至儿哭方止。

29. 仆参

位置：昆仑穴下，跟骨外侧下凹陷中，属足太阳膀胱经。

操作：掐，5~10次；揉，约30次。

主治：惊风、昏厥。

【文献辑录】

《补要袖珍小儿方论·秘传看惊掐筋口授手法论》：治小儿脚掣跳，本穴就揉。

《医门秘旨》：仆参穴在脚后跟，治小儿急惊就死，手脚掣跳之症，用口咬，名曰猛虎吞食，左转为补，右转为泻，就揉之。

《按摩经》：（仆参穴）治脚掣跳。口咬。左转揉之补吐，右转补泻，又惊又泻又吐，掐此穴及脚中指效。

《小儿推拿方脉活婴秘旨全书》：（仆参穴）治小儿吼喘，将此上推下掐，必然苏醒。如小儿急死，将口咬之，则回生，名曰老虎吞食。

《小儿推拿秘诀》：仆参穴名鞋带穴，不省人事，重拿之即醒。

《万育仙书》：治脚掣跳处去，医用口咬此穴，揉之即苏。

《推拿秘旨》：（仆参穴）治咬牙捻指，目闭死症咬之。咬仆参又名猛虎吞食，儿死咬之。

《幼科推拿秘书》：（仆参穴）拿不醒拿之即醒。

《幼科推拿秘书》：仆参穴在脚后跟上，一名鞋带穴。

《小儿推拿直录》：仆参，治惊风捏拳用口咬本穴揉之。

《保赤推拿法》：（掐仆参穴法）此穴在足后跟里侧微上处，掐之，治脚掣鲍口咬吼喘。左转揉之补吐，右转揉之补泻。又惊又吐又泻，急掐此穴，必止。如儿急死，将此穴上推下掐，必醒。

《厘正按摩要术》：（仆参）仆参即鞋带，在足跟上，按之治昏迷不醒。

《推拿指南》：（仆参）脚后跟上，一名鞋带，又名昆仑穴。

30. 昆仑

位置：外踝尖与跟腱中点凹陷处，属足太阳膀胱经。

操作：揉，约30次。

主治：惊风。

【文献辑录】

《推拿秘旨》：截昆仑穴，在足外踝骨后大筋旁陷中是穴，治半身不遂。

《小儿推拿广意》：……由是推脚，宜运昆仑，以四指之围而掐……

《小儿推拿广意》：（昆仑）灸之治急慢惊风危急等症，咬之叫则治，不叫不治。

《幼科铁镜》：鞋带穴即昆仑，亦名仆参。

《小儿推拿直录》：昆仑，治惊醒而遥推捏之。

《儿科推拿摘要辨证指南》：（昆仑）后跟骨上陷中。

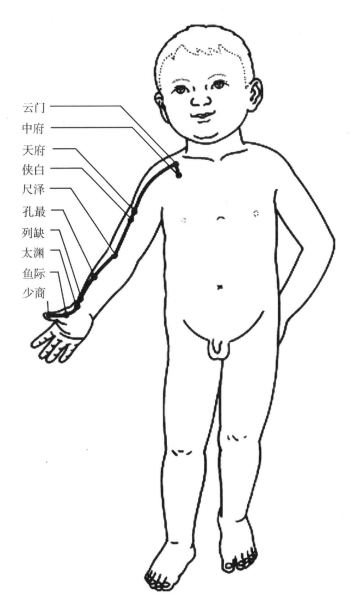

云门
中府
天府
侠白
尺泽
孔最
列缺
太渊
鱼际
少商

图3-38（1） 手太阴肺经及其腧穴

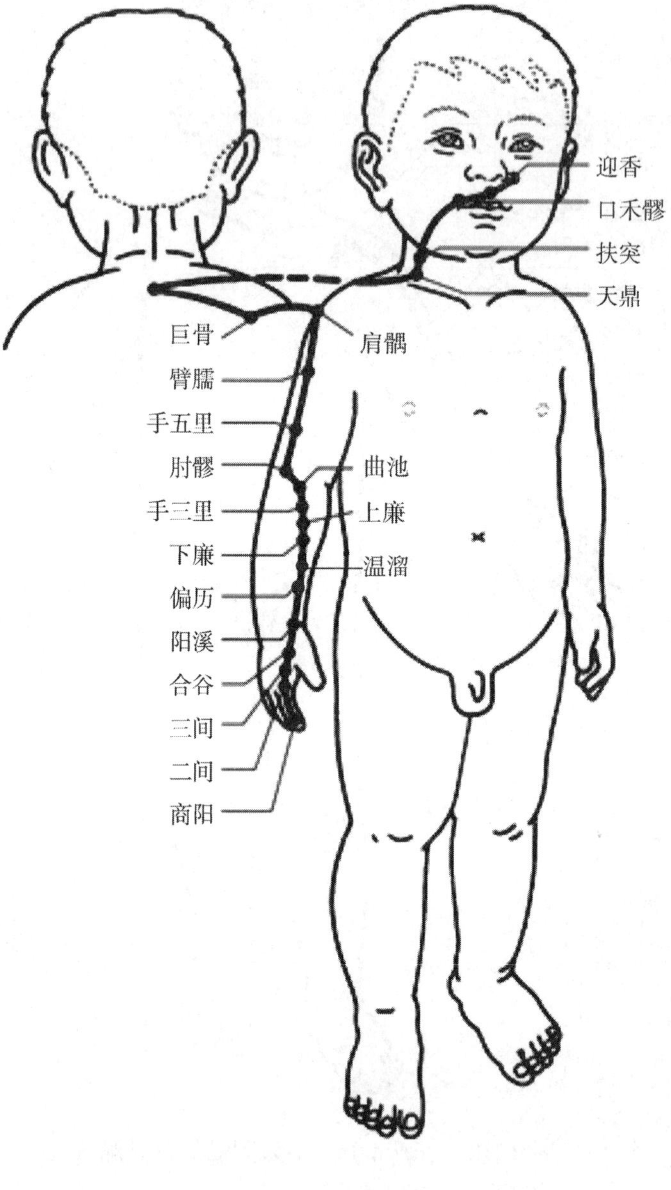

图3-38（2） 手阳明大肠经及其腧穴

迎香
口禾髎
扶突
天鼎

巨骨
臂臑
手五里
肘髎
手三里
下廉
偏历
阳溪
合谷
三间
二间
商阳

肩髃
曲池
上廉
温溜

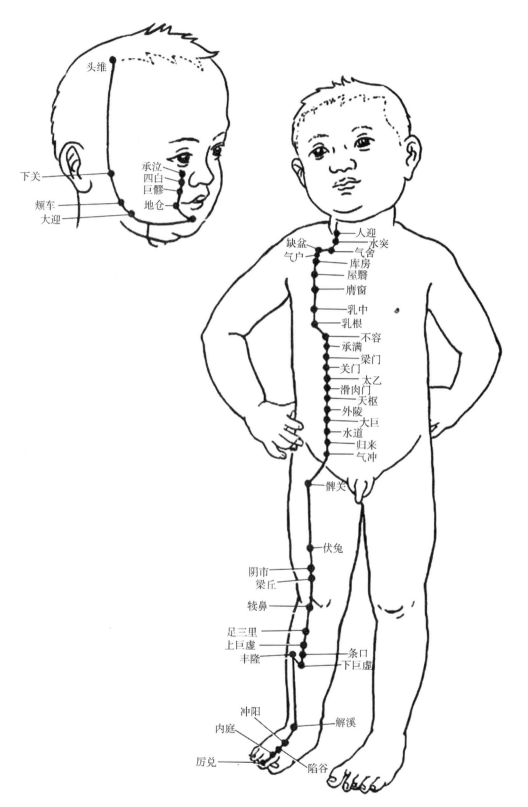

图3-38（3） 足阳明胃经及其腧穴

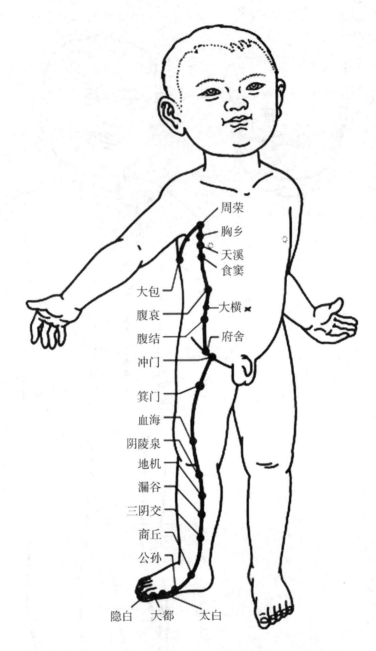

周荣
胸乡
天溪
食窦
大包
腹哀
腹结
冲门
箕门
血海
阴陵泉
地机
漏谷
三阴交
商丘
公孙
大横
府舍
隐白　大都　太白

图3-38（4）　足太阴脾经及其腧穴

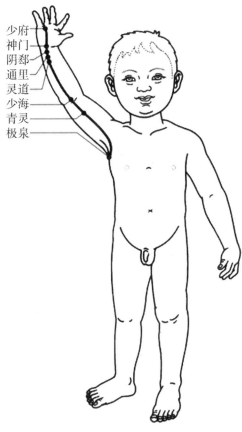

少府
神门
阴郄
通里
灵道
少海
青灵
极泉

图3-38（5） 手少阴心经及其腧穴

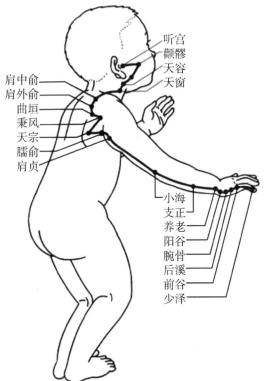

听宫
颧髎
天容
天窗
肩中俞
肩外俞
曲垣
秉风
天宗
臑俞
肩贞

小海
支正
养老
阳谷
腕骨
后溪
前谷
少泽

图3-38（6） 手太阳小肠经及其腧穴

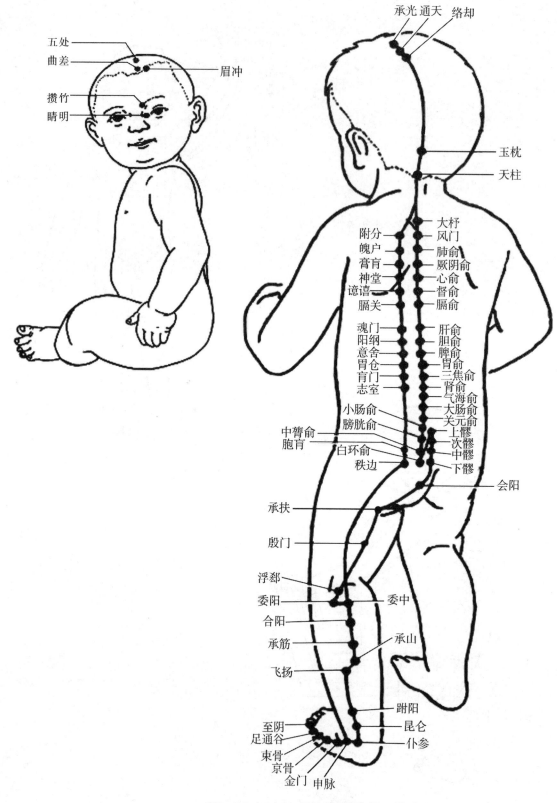

五处
曲差
眉冲
攒竹
睛明

承光 通天 络却
玉枕
天柱

附分
魄户
膏肓
神堂
譩譆
膈关
魂门
阳纲
意舍
胃仓
肓门
志室
小肠俞
中膂俞
胞肓
白环俞
秩边
承扶
殷门
浮郄
委阳
合阳
承筋
飞扬

大杼
风门
肺俞
厥阴俞
心俞
督俞
膈俞
肝俞
胆俞
脾俞
胃俞
三焦俞
肾俞
气海俞
大肠俞
关元俞
上髎
次髎
中髎
下髎
会阳
委中
承山
跗阳
昆仑
仆参
至阴
足通谷
束骨
京骨
金门
申脉

图3-38（7）　足太阳膀胱经及其腧穴

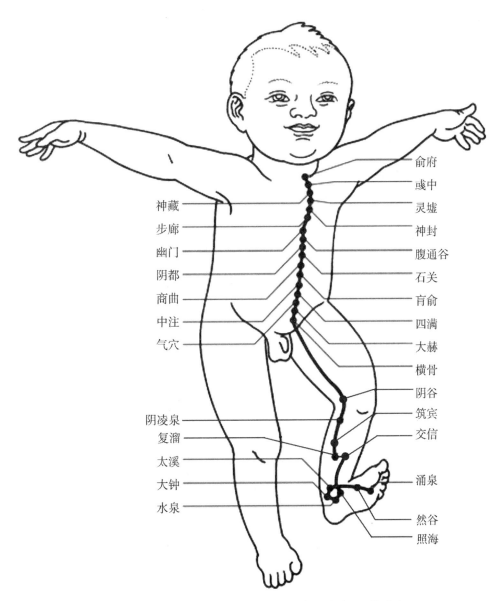

神藏
步廊
幽门
阴都
商曲
中注
气穴

阴凌泉
复溜
太溪
大钟
水泉

俞府
彧中
灵墟
神封
腹通谷
石关
肓俞
四满
大赫
横骨
阴谷
筑宾
交信

涌泉

然谷
照海

图3-38（8） 足少阴肾经及其腧穴

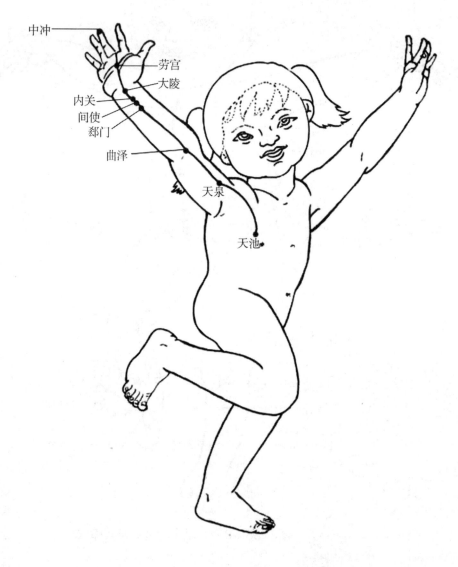

中冲

劳宫

大陵

内关

间使

郄门

曲泽

天泉

天池

图3-38（9）　手厥阴心包经及其腧穴

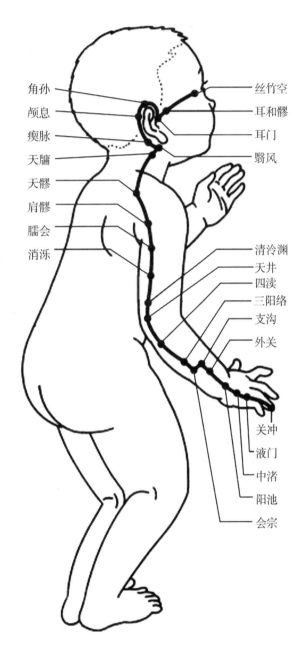

角孙
颅息
瘈脉
天牖
天髎
肩髎
臑会
消泺

丝竹空
耳和髎
耳门
翳风

清泠渊
天井
四渎
三阳络
支沟
外关

关冲
液门
中渚
阳池
会宗

图3-38（10） 手少阳三焦经及其腧穴

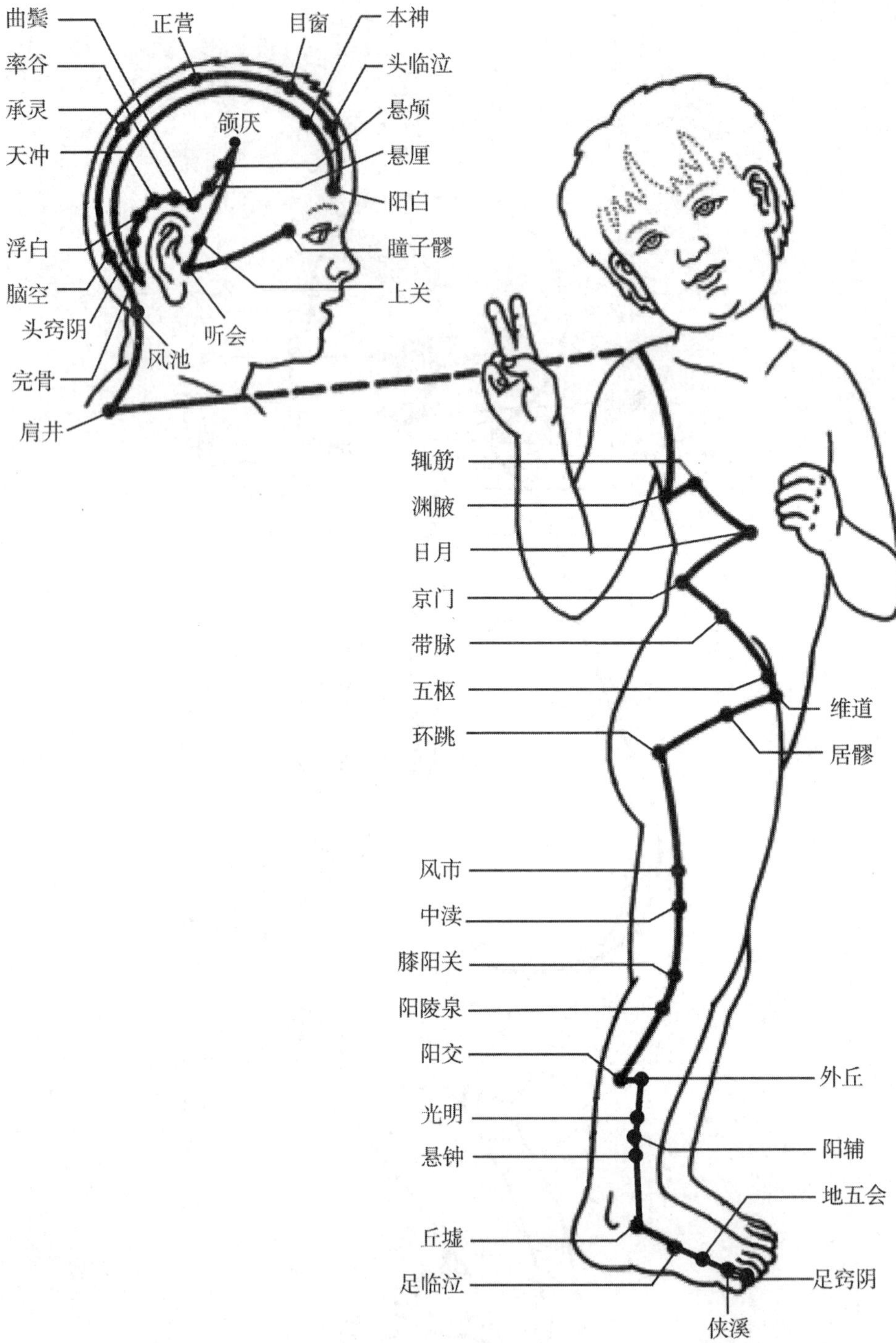

曲鬓　正营　目窗　本神
率谷　　　　　头临泣
承灵　　　　　悬颅
天冲　颌厌　　悬厘
　　　　　　　阳白
浮白　　　　　瞳子髎
脑空　　　　　上关
头窍阴　听会
完骨　风池
肩井

辄筋
渊腋
日月
京门
带脉
五枢
环跳
风市
中渎
膝阳关
阳陵泉
阳交
光明
悬钟
丘墟
足临泣
侠溪

维道
居髎
外丘
阳辅
地五会
足窍阴

图3-38（11）　足少阳胆经及其腧穴

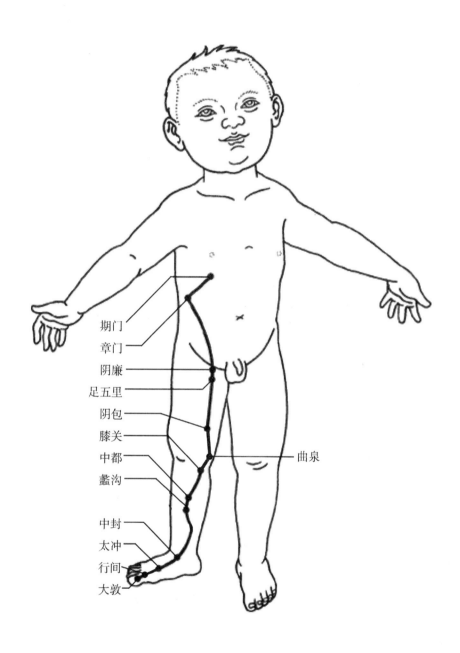

期门
章门
阴廉
足五里
阴包
膝关
中都
蠡沟
中封
太冲
行间
大敦

曲泉

图3-38（12）　足厥阴肝经及其腧穴

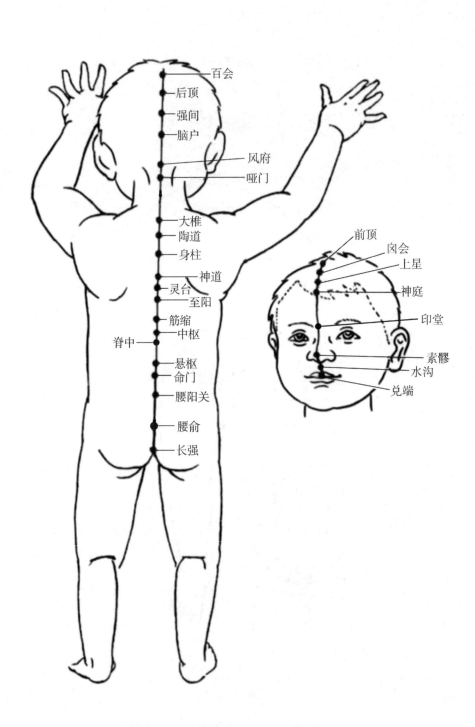

百会

后顶

强间

脑户

风府

哑门

大椎

陶道

身柱

神道

灵台

至阳

筋缩

脊中

中枢

悬枢

命门

腰阳关

腰俞

长强

前顶

囟会

上星

神庭

印堂

素髎

水沟

兑端

图3-38（13）　督脉及其腧穴

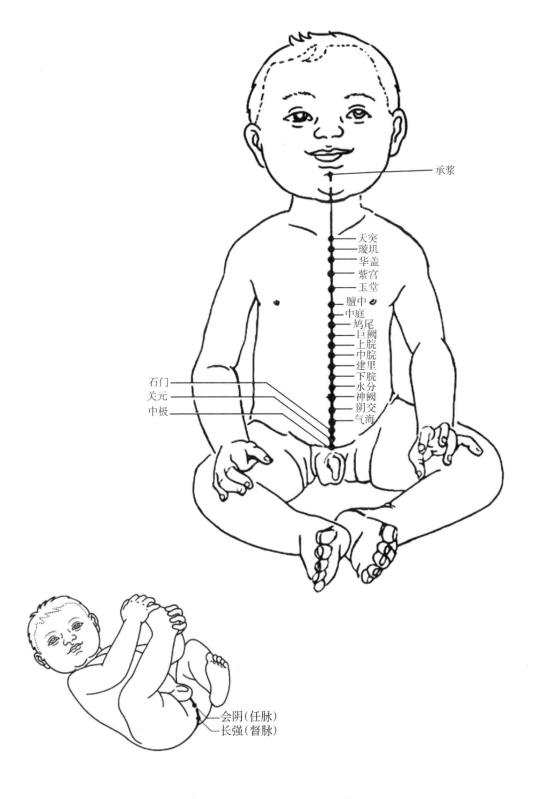

承浆

天突
璇玑
华盖
紫宫
玉堂
膻中
中庭
鸠尾
巨阙
上脘
中脘
建里
下脘
水分
神阙
阴交
气海

石门
关元
中极

会阴（任脉）
长强（督脉）

图3-38（14）　任脉及其腧穴

（二）十四经经穴与奇穴

1. 十四经经穴表

穴名	位置	主治	备注
中府	在胸外侧部，云门下1寸，平第一肋间隙处，距前正中线6寸	咳嗽，气喘，肺胀满，胸痛，肩背痛	肺募穴，手太阴经、足太阴经之交会穴
云门	在胸外侧部，肩胛骨喙突上方，锁骨下窝凹陷处，距前正中线6寸	咳嗽，气喘，胸痛，肩背痛，胸中烦痛	
天府	在臂内侧面，肱二头肌桡侧缘，腋前纹头下3寸处	咳嗽，气喘，鼻衄，瘿气，肩及上臂内侧痛	
侠白	在臂内侧面，肱二头肌桡侧缘，腋前纹头下4寸，或肘横纹上5寸处	咳嗽，气喘，干呕，烦满，上臂内侧痛	
尺泽	在肘横纹中，肱二头肌肌腱桡侧凹陷处	咳嗽，气喘，咳血，潮热，胸部胀满，咽喉肿痛，小儿惊风，吐泻，肘臂挛痛	手太阴经之合穴
孔最	在前臂掌面桡侧，当尺泽与太渊连线上，腕横纹上7寸处	咳嗽，气喘，咳血，咽喉肿痛，肘臂挛痛	手太阴经之郄穴
经渠	在前臂掌面桡侧，桡骨茎突与桡动脉之间凹陷处，腕横纹上1寸	咳嗽，气喘，胸痛，咽喉肿痛，手腕痛	手太阴经之经穴
商阳	在手食指末节桡侧，距指甲角0.1寸	耳聋，齿痛，咽喉肿痛，颌肿，青盲，手指麻木，热病，昏迷	手阳明经之井穴
二间	微握拳，当手食指本节（第二掌指关节）前，桡侧凹陷中	目昏，鼻衄，齿痛，口歪，咽喉肿痛，热病	手阳明经之荥穴
三间	微握拳，在手食指本节（第二掌指关节）后，桡侧凹陷处	咽喉肿痛，牙痛，腹胀，眼痛，肠泻，洞泄	手阳明经之输穴
偏历	屈肘，在前臂背面桡侧，当阳溪与曲池连线上，腕横纹上3寸处	目赤，耳鸣，鼻衄，喉痛，手臂酸痛，水肿	手阳明经之络穴
温溜	屈肘，在前臂背面桡侧，当阳溪与曲池连线上，腕横纹上5寸处	头痛，面肿，咽喉肿痛，疔疮，肩背酸痛，肠鸣腹痛	手阳明经之郄穴
下廉	在前臂背面桡侧，当阳溪与曲池连线上，肘横纹下4寸处	头痛，眩晕，目痛，肘臂痛，腹胀，腹痛	

穴名	位置	主治	备注
上廉	在前臂背面桡侧，当阳溪与曲池连线上，肘横纹下3寸处	头痛，肩臂酸痛，半身不遂，手臂麻木，肠鸣腹痛	
手三里	在前臂背面桡侧，当阳溪与曲池连线上，肘横纹下2寸处	齿痛颊肿，上肢不遂，腹痛，腹泻	
肘髎	在臂外侧，屈肘，曲池上方1寸，当肱骨边缘处	肘臂部疼痛，麻木，挛急	
手五里	在臂外侧，当曲池与肩髃连线上，曲池上3寸处	肘臂挛痛，瘰疬	
臂臑	在臂外侧，三角肌止点处，当曲池与肩髃连线上，曲池上7寸处	肩臂痛，颈项拘挛，瘰疬，目疾	
肩髃	在肩部，三角肌上，臂外展，或向前平伸时，当肩峰前下方向凹陷处	肩臂挛痛不遂，瘾疹，瘰疬	手阳明经与阳跷脉之交会穴
巨骨	在肩上部，当锁骨肩峰端与肩胛冈之间凹陷处	肩臂挛痛不遂，瘰疬，瘿气	手阳明经与阳跷脉之交会穴
天鼎	在颈外侧部，胸锁乳突肌后缘，当结喉旁，扶突与缺盆连线中点	暴喑，咽喉肿痛，瘰疬，瘿气	
扶突	在颈外侧部，结喉旁，当胸锁乳突肌前、后缘之间	咳嗽，气喘，咽喉肿痛，暴喑，瘰疬，瘿气	
口禾髎	在上唇部，鼻孔外缘直下，平水沟穴	鼻塞，衄衊，口歪，口噤	
承泣	在面部，瞳孔直下，当眼球与眶下缘之间	目赤肿痛，流泪，夜盲，眼睑瞤动，口眼㖞斜	足阳明经、阳跷脉、任脉之交会穴
四白	在面部，目正视，瞳孔直下，当眶下孔凹陷处	目赤痛痒，目翳，眼睑瞤动，口眼㖞斜，头痛眩晕	
巨髎	在面部，瞳孔直下，平鼻翼下缘处，当鼻唇沟外侧	口眼㖞斜，眼睑瞤动，鼻衄，齿痛，唇颊肿	足阳明经与阳跷脉之交会穴
地仓	在面部，口角外侧，上直对瞳孔	口歪，流涎，眼睑瞤动	手阳明、足阳明经与阳跷脉之交会穴
大迎	在下颌角前方，咬肌附着部前缘，当面动脉搏动处	口歪，口噤，颊肿，齿痛	
下关	在面部耳前方，当颧弓与下颌切迹所形成的凹陷中	耳聋，耳鸣，聤耳，齿痛，口噤，口眼㖞斜	足阳明与足少阳经之交会穴

穴名	位置	主治	备注
头维	在头侧部,当额角发际上0.5寸,头正中线旁4.5寸	头痛,目眩,口痛,流泪,眼睑瞤动	足阳明经、足少阳经与阳维脉之交会穴
人迎	在颈部,喉结旁,当胸锁乳突肌的前缘,颈总动脉搏动处	咽喉肿痛,气喘,瘰疬,瘿气,高血压	足阳明经与足少阳经之交会穴。慎灸
水突	在颈部,胸锁乳突肌的前缘,当人迎与气舍连线的中点	咽喉肿痛,咳嗽,气喘,瘿瘤,瘰疬	
气舍	在颈部,当锁骨内侧端的上缘,胸锁乳突肌的胸骨头与锁骨头之间	咽喉肿病,气喘,呃逆,瘿瘤,瘰疬,颈项强	不可深刺
缺盆	在锁骨上窝中央,距前正中线4寸	咳嗽,气喘,咽喉肿痛,缺盆中痛,瘰疬	不可深刺
气户	在胸部,当锁骨中点下缘,距前正中线4寸	咳嗽,气喘,呃逆,胸胁支满,胸痛	
库房	在胸部,当第一肋间隙,距前正中线4寸	咳嗽,气喘,咳唾脓血,胸肋胀痛	
屋翳	在胸部,当第二肋间隙,距前正中线4寸	咳嗽,气喘,咳唾脓血,胸肋胀痛	
膺窗	在胸部,当第三肋间隙,距前正中线4寸	咳嗽,气喘,胸肋胀痛	
乳中	在胸部,当第四肋间隙,乳头中央,距前正中线4寸		本穴不针不灸,只作胸腹部腧穴的定位标志
不容	在上腹部,当脐中上6寸,距前正中线2寸	呕吐,胃病,食欲减退,腹胀	
承满	在上腹部,当脐中上5寸,距前正中线2寸	胃痛,吐血,食欲减退,腹胀	
梁门	在上腹部,当脐中上4寸,距前正中线2寸	胃痛,呕吐,食欲减退,腹胀泄泻	
关门	在上腹部,当脐中上3寸,距前正中线2寸	腹胀,腹痛,肠鸣泄泻,水肿	
太乙	在上腹部,当脐中上2寸,距前正中线2寸	胃病,心烦,癫狂	
滑肉门	在上腹部,当脐中上1寸,距前正中线2寸	胃痛,呕吐,癫狂	
外陵	在下腹部,当脐中下1寸,距前正中线2寸	腹痛,疝气,痛经	

穴名	位置	主治	备注
大巨	在下腹部，当脐中下2寸，距前正中线2寸	小腹胀满，小便不利，疝气，遗精	
水道	在下腹部，当脐中下3寸，距前正中线2寸	小腹胀满，小便不利，疝气	
归来	在下腹部，当脐中下4寸，距前正中线2寸	腹痛	
气冲	在腹股沟稍上方，当脐中下5寸，距前正中线2寸	肠鸣腹痛，疝气	冲脉所起
髀关	在大腿前面，当髂前上棘与髌底外侧端的连线上，屈股时，平会阴，居缝匠肌外侧凹陷处	腰痛膝冷，痿痹，腹痛	
伏兔	在大腿前面，当髂前上棘与髌底外侧端的连线上，髌底上6寸	腰痛膝冷，下肢麻痹，疝气，脚气	
阴市	在大腿前面，当髂前上棘与髌底外侧端的连线上，髌底上3寸	腿膝痿痹，屈伸不利、疝气，腹胀腹痛	
梁丘	屈膝，大腿前面，当髂前上棘与髌底外侧端的连线上，髌底上2寸	膝肿痛，下肢不遂，胃痛，血尿	足阳明经之郄穴
上巨虚	在小腿前外侧，当犊鼻下6寸，距胫骨前缘一横指（中指）	肠鸣，腹痛，泄泻，便秘，肠痈，下肢痿痹	大肠经之下合穴
条口	在小腿前外侧，当犊鼻下8寸，距胫骨前缘一横指（中指）	脘腹疼痛，下肢痿痹，转筋，跗肿，肩臂痛	
下巨虚	在小腿前外侧，当犊鼻下9寸，距胫骨前缘一横指（中指）	小腹痛，泄泻，痢疾，下肢痿痹	小肠经之下合穴
丰隆	在小腿前外侧，当外踝尖上8寸，条口外，距胫骨前缘二横指（中指）	头痛，眩晕，痰多咳嗽，呕吐，便秘，水肿，癫狂痛，下肢痿痹	足阳明经之络穴
冲阳	在足背最高处，当踇长伸肌腱和趾长伸肌腱之间，足背动脉搏动处	口眼㖞斜，面肿，齿痛，癫狂痛，胃病，足痿无力	足阳明经之原穴
陷骨	在足背，当第二、第三跖骨接合部前方凹陷处	面目浮肿，水肿，肠鸣腹痛，足背肿痛	足阳明经之输穴
厉兑	在足第2趾末节外侧，距趾甲角0.1寸	鼻衄，齿痛，咽喉肿痛，腹胀，热病，多梦，癫狂	足阳明经之井穴
隐白	在足大趾末节内侧，距趾甲角0.1寸	腹胀，便血，尿血，癫狂，多梦，惊风	足太阴经之井穴

穴名	位置	主治	备注
大都	在足内侧缘，当足大趾本节（第一跖趾关节）前下方赤白肉际凹陷处	腹胀，胃痛，呕吐，泄泻，便秘，热病	足太阴经之荥穴
太白	在足内侧缘，当足大趾本节（第一跖趾关节）后下方赤白肉际凹陷处	胃痛，腹胀，肠鸣，泄泻，便秘，痔漏，体重节痛	足太阴经之输穴、脾经原穴
公孙	在足内侧缘，当第一跖骨基底部的前下方	胃痛，呕吐，腹痛，泄泻，痢疾	足太阴经之络穴；八脉交会穴之一，通于冲脉
商丘	在足内踝前下方凹陷中，当舟骨结节与内踝尖连线的中点处	腹胀，泄泻，便秘，黄疸，足踝痛	足太阴经之经穴
漏谷	在小腿内侧，当内踝尖与阴陵泉的连线上，距内踝尖6寸，胫骨内侧缘后方	腹胀，肠鸣，小便不利，下肢痿痹	
地机	在小腿内侧，当内踝尖与阴陵泉的连线上，阴陵泉下3寸	腹痛，泄泻，小便不利，水肿	足太阴经之郄穴
阴陵泉	在小腿内侧，当胫骨内侧踝后下方凹陷处	腹胀，泄泻，水肿，黄疸，小便不利或失禁，膝痛	足太阴经之合穴
血海	屈膝，在大腿内侧，髌底内侧端上2寸，当股四头肌内侧头的隆起处	瘾疹，湿疹，丹毒	
冲门	在腹股沟外侧，距耻骨联合上缘中点3.5寸，当髂外动脉搏动处的外侧	腹痛，疝气	足太阴、足厥阴经之交会穴
府舍	在下腹部，当脐中下4寸，冲门上方0.7寸，距前正中线4寸	腹痛，疝气，积聚	足太阴、足厥阴经与阴维脉之交会穴
腹结	在下腹部，大横下1.3寸，距前正中线4寸	腹痛，泄泻，疝气	
大横	在腹中部，距脐中4寸	泄泻，便秘，腹痛	足太阴经与阴维脉之交会穴
腹哀	在上腹部，当脐中上3寸，距前正中线4寸	消化不良，腹痛，便秘，痢疾	足太阴经与阴维脉之交会穴
食窦	在胸外侧部，当第五肋间隙，距前正中线6寸	胸胁胀痛，噫气，反胃，腹胀，水肿	本经食窦至大包诸穴，深部为肺脏，不可深刺
天溪	在胸外侧部，当第四肋间隙，距前正中线6寸	胸胁疼痛，咳嗽	

穴名	位置	主治	备注
胸乡	在胸外侧部，当第三肋间隙，距前正中线6寸	胸胁胀痛	
周荣	在胸外侧部，当第二肋间隙，距前正中线6寸	咳嗽，气逆，胸胁胀满	
大包	在侧胸部，腋中线上，当第六肋间隙处	气喘，胸胁病，全身疼痛，四肢无力	脾之大络
极泉	在腋窝顶点，腋动脉搏动处	心痛，咽干烦渴，胁肋疼痛，瘰疬，肩臂疼痛	
青灵	在臂内侧，当极泉与少海的连线上，肘横纹上3寸，肱二头肌的内侧沟中	头痛，目黄，胁痛，肩臂疼痛	
少海	屈肘，当肘横纹内侧端与肱骨内上髁连线的中点处	心痛，肘臂挛痛，瘰疬，头项痛，腋胁痛	手少阴经之合穴
灵道	在前臂掌侧，当尺侧腕屈肌腱的桡侧缘，腕横纹上1.5寸	心痛，暴喑，肘臂挛痛	手少阴经之经穴
通里	在前臂掌侧，当尺侧腕屈肌腱的桡侧缘，腕横纹上1寸	心悸，怔忡，暴喑，舌强不语，腕臂痛	手少阴经之络穴
阴郄	在前臂掌侧，当尺侧腕屈肌腱的桡侧缘，腕横纹上0.5寸	心痛，惊悸，骨蒸盗汗，吐血，衄血，暴喑	手少阴经之郄穴
少府	在手掌面，第四、第五掌骨之间，握拳时，当小指尖处	心悸，胸痛，小便不利，遗尿，阴痒痛，小指挛痛	手少阴经之荥穴
少冲	在小指末节桡侧，距指甲角0.1寸	心悸，心痛，胸胁痛，癫狂，热病，昏迷	手少阴经之井穴
少泽	在小指末节尺侧，距指甲角0.1寸	头痛，目翳，咽喉肿痛，昏迷，热证	手太阳经之井穴
前谷	在手掌尺侧，微握拳，当小指本节（第五指掌关节）前的掌指横纹头赤白肉际处	头痛，目痛，耳鸣，咽喉肿痛，热证	手太阳经之荥穴
腕骨	在手掌尺侧，当第五掌骨基底与钩骨之间的凹陷处，赤白肉际	头项强痛，耳鸣，目翳，黄疸，热病，疟疾，指挛臂痛	手太阳经之原穴
阳谷	在手腕尺侧，当尺骨茎突与三角骨之间的凹陷处	头痛，目眩，耳鸣，耳聋，热病，癫狂痫，腕痛	手太阳经之经穴
养老	在前臂背面尺侧，当尺骨小头近端桡侧凹陷中	目视不明，肩、背、肘、臂酸痛，急性腰痛，项强	手太阳经之郄穴
支正	在前臂背面尺侧，当阳谷与小海的连线上，腕背横纹上5寸	头痛，目眩，热病，癫狂，项强，肘臂酸痛	手太阳经之络穴
小海	在肘内侧，当尺骨鹰嘴与肱骨内上髁之间凹陷处	肘臂疼痛，癫痫	手太阳经之合穴

穴名	位置	主治	备注
肩贞	在肩关节后下方，臂内收时，腋后纹头上1寸	肩臂疼痛，瘰疬，耳鸣	
臑俞	在肩部，当腋后纹头直上，肩胛冈下缘凹陷中	肩臂疼痛，瘰疬	手太阳、足太阳、阳维脉与阳跷脉交会穴
天宗	在肩胛部，当冈下窝中央凹陷处，与第四胸椎相平	肩胛疼痛，气喘	
秉风	在肩胛部，冈上窝中央，天宗直上，举臂有凹陷处	肩胛疼痛，上肢酸麻	手三阳与足少阳经交会穴
曲垣	在肩胛部，冈上窝内侧端，当臑俞与第二胸椎棘突连线的中点处	肩胛疼痛	
肩外俞	在背部，当第一胸椎棘突下，旁开3寸	肩背疼痛，颈项强急	
肩中俞	在背部，当第七颈椎棘突下，旁开2寸	咳嗽，气喘，肩背疼痛，目视不明	
天窗	在颈外侧部，胸锁乳突肌的后缘，扶突后，与喉结相平	耳鸣，耳聋，咽喉肿痛，颈项强痛，暴喑	
天容	在颈外侧部，当下颌角的后方，胸锁乳突肌的前缘凹陷中	耳鸣，耳聋，咽喉肿痛，颈项强痛	
颧髎	在面部，当目外眦直下，颧骨下缘凹陷处	口眼㖞斜，眼睑瞤动，齿痛，颊肿	手少阳、手太阳经之交会穴
听宫	在面部，耳屏前，下颌骨髁状突的后方，张口时呈凹陷处	耳鸣，耳聋，聤耳，齿痛，癫狂痫	手少阴、足少阳与手太阳经交会穴
睛明	在面部，目内眦角稍上方凹陷处	目赤肿痛，流泪，视物不明，目眩，近视，夜盲，色盲，急性腰痛	手太阳经、足阳明经、阴跷脉、阳跷脉之交会穴
攒竹	在面部，当眉头凹陷中，眶上切迹处	头痛，口眼㖞斜，目视不明，流泪，目赤肿痛，眼睑瞤动，眉棱骨痛，眼睑下垂，腰痛	
眉冲	在头部，当攒竹直上入发际0.5寸，神庭与曲差连线之间	头痛，眩晕，鼻塞，癫痫	
曲差	在头部，当前发际正中直上0.5寸，旁开1.5寸，即神庭与头维连线的内1/3与中1/3交点	头痛，鼻塞，衄血，目视不明	
五处	在头部，当前发际正中直上1寸，旁开1.5寸	头痛，目眩，癫痫	

穴名	位置	主治	备注
承光	在头部，当前发际正中直上2.5寸，旁开1.5寸	头痛，目眩，鼻塞，热病	
通天	在头部，当前发际正中直上4寸，旁开1.5寸	头痛，眩晕，鼻塞，鼻衄，鼻渊	
络却	在头部，当前发际正中直上5.5寸，旁开1.5寸	头晕，目视不明，耳鸣	
玉枕	在后头部，当后发际正中直上2.5寸，旁开1.3寸，平枕外隆凸上缘的凹陷处	头项痛，目痛，鼻塞	
天柱	在项部大筋（斜方肌）外缘之后发际凹陷中，约当后发际正中旁开1.3寸	头痛，项强，鼻塞，癫狂痫，肩背病，热病	
大杼	在背部，当第一胸椎棘突下，旁开1.5寸	咳嗽，发热，项强，肩背痛	八会穴之一，骨会大杼；手太阳、足太阳经之交会穴
厥阴俞	在背部，当第四胸椎棘突下，旁开1.5寸	咳嗽，心痛，胸闷，呕吐	心包之背俞穴
心俞	在背部，当第五胸椎棘突下，旁开1.5寸	心痛，惊悸，咳嗽，吐血，失眠，健忘，盗汗，癫痫	心之背俞穴
督俞	在背部，当第六胸椎棘突下，旁开1.5寸	心痛，胸闷，腹痛，寒热、气喘	
膈俞	在背部，当第七胸椎棘突下，旁开1.5寸	呕吐，呃逆，气喘，咳嗽，吐血，潮热，盗汗	八会穴之一，血会膈俞
肝俞	在背部，当第九胸椎棘突下，旁开1.5寸	黄疸，胁痛，吐血，目赤，目眩，雀目，癫狂痫，脊背痛	肝的背俞穴
胆俞	在背部，当第十胸椎棘突下，旁开1.5寸	黄疸，口苦，胁痛，肺结核，潮热	胆的背俞穴
脾俞	在背部，当第十一胸椎棘突下，旁开1.5寸	腹胀，黄疸，呕吐，泄泻，痢疾，便血，水肿，背痛	脾的背俞穴
胃俞	在背部，当第十二胸椎棘突下，旁开1.5寸	胸胁痛，胃脘痛，呕吐，腹胀，肠鸣	胃的背俞穴
三焦俞	在腰部，当第一腰椎棘突下，旁开1.5寸	肠鸣，腹胀，呕吐，泄泻，痢疾，水肿，腰背强痛	三焦的背俞穴
肾俞	在腰部，当第二腰椎棘突下，旁开1.5寸	遗尿，水肿，耳鸣，耳聋，腰痛	肾的背俞穴
气海俞	在腰部，当第三腰椎棘突下，旁开1.5寸	肠鸣腹胀，腰痛	

穴名	位置	主治	备注
大肠俞	在腰部,当第四腰椎棘突下,旁开1.5寸	腹胀,泄泻,便秘,腰痛	大肠的背俞穴
关元俞	在腰部,当第五腰椎棘突下,旁开1.5寸	腹胀、泄泻,小便频数或不利,遗尿,腰痛	
小肠俞	在骶部,当骶正中嵴旁1.5寸,平第一骶后孔	遗尿,尿血,小腹胀痛,泄泻,痢疾,疝气,腰腿疼	
膀胱俞	在骶部,当骶正中嵴旁1.5寸,平第二骶后孔	小便不利,遗尿,泄泻,便秘,腰脊强痛	膀胱的背俞穴
中膂俞	在骶部,当骶正中嵴旁1.5寸,平第三骶后孔	泄泻,疝气,腰脊强痛	
白环俞	在骶部,当骶正中嵴旁1.5寸,平第四骶后孔	遗尿,腰部疼痛	
上髎	在骶部,当髂后上棘与中线之间,适对第一骶后孔处	大小便不利,阳痿,腰痛	
次髎	在骶部,当髂后上棘内下方,适对第二骶后孔处	疝气,小便不利,遗精,腰痛,下肢痿痹	
中髎	在骶部,当次髎下内方,适对第三骶后孔处	便秘,泄泻,小便不利,腰痛	
下髎	在骶部,当中髎下内方,适对第四骶后孔处	腹痛,便秘,小便不利,腰痛	
会阳	在骶部,尾骨端旁开0.5寸	泄泻,便血,痔疾	
承扶	在大腿后面,臀下横纹的中点	腰骶臀股部疼痛	
殷门	在大腿后面,当承扶与委中的连线上,承扶下6寸	腰痛,下肢痿痹	
浮郄	在腘横纹外侧端,委阳上1寸,股二头肌肌腱的内侧	便秘,股腘部疼痛,麻木	
委阳	在腘横纹外侧端,当股二头肌肌腱的内侧	腹满,小便不利,腰脊强痛,腿足挛痛	三焦的下合穴
附分	在背部,当第二胸椎棘突下,旁开3寸	颈项强痛,肩背拘急,肘臂麻木	手太阳、足太阳经的交会穴
魄户	在背部,当第三胸椎棘突下,旁开3寸	咳嗽,气喘,肺结核,项强,肩背痛	
膏肓	在背部,当第四胸椎棘突下,旁开3寸	咳嗽,气喘,肺结核,健忘,完谷不化	
神堂	在背部,当第五胸椎棘突下,旁开3寸	心痛、心悸、咳嗽,气喘,胸闷,脊背强痛	

穴名	位置	主治	备注
谚语	在背部，当第六胸椎棘突下，旁开3寸	咳嗽，气喘，疟疾，热病，肩背痛	
膈关	在背部，当第七胸椎棘突下，旁开3寸	胸闷，嗳气，呕吐，脊背强痛	
魂门	在背部，当第九胸椎棘突下，旁开3寸	胸胁痛，呕吐，泄泻，背痛	
阳纲	在背部，当第十胸椎棘突下，旁开3寸	肠鸣，腹痛，泄泻，黄疸，消渴	
意舍	在背部，当第十一胸椎棘突下，旁开3寸	腹胀、肠鸣、呕吐、泄泻	
胃仓	在背部，当第十二胸椎棘突下，旁开3寸	胃脘痛，腹胀，小儿食积，水肿，背脊痛	
肓门	在腰部，当第一腰椎棘突下，旁开3寸	腹痛，便秘，痞块	
志室	在腰部，当第二腰椎棘突下，旁开3寸	小便不利，水肿，腰脊强痛	
胞肓	在臀部，平第三骶后孔，骶正中嵴旁开3寸	肠鸣，腹胀，便秘，癃闭，腰脊强痛	
秩边	在臀部，平第四骶后孔，骶正中嵴旁开3寸	小便不利，便秘，腰骶痛，下肢痿痹	
合阳	在小腿后面，当委中与承山的连线上，委中下2寸	腰脊强痛，下肢痿痹，疝气	
承筋	在小腿后面，当委中与承山的连线上，腓肠肌肌腹中央，委中下5寸	腰腿拘急疼痛	
飞扬	在小腿后面，外踝后，昆仑直上7寸；承山穴外下方1寸处	头痛，目眩，腰腿疼痛	足太阳经之络穴
跗阳	在小腿后面，外踝后，昆仑直上3寸	头痛，腰骶痛，下肢痿痹，外踝肿痛	阳跷脉之郄穴
申脉	在足外侧部，外踝直下方凹陷中	头痛，眩晕，癫狂痫，腰腿酸痛，目赤痛，失眠	八脉交会穴之一，通阳跷脉
金门	在足外侧部，当外踝前缘直下，骰骨下缘处	头痛，癫痫，小儿惊风，腰痛，下肢痿痹，外踝痛	足太阳经之郄穴
京骨	在足外侧部，第五跖骨粗隆下方，赤白肉际处	头痛，项强，目翳，癫痫，腰痛	足太阳经之原穴
束骨	在足外侧，足小趾本节（第五跖趾关节）的后方，赤白肉际处	头痛，项强，目眩，癫狂，腰腿痛	足太阳经之输穴

穴名	位置	主治	备注
足通谷	在足外侧，足小趾本节（第五跖趾关节）的前方，赤白肉际处	头痛，项强，目眩，鼻衄，癫狂	足太阳经之荥穴
至阴	在足小趾末节外侧，距趾甲角0.1寸	头痛，目痛，鼻塞，鼻衄	足太阳膀胱经之井穴
然谷	在足内侧缘，足舟骨粗隆下方，赤白肉际处	小便不利，泄泻，胸胁胀痛，咳血，小儿脐风，口噤，消渴，黄疸，下肢痿痹，足跗痛	足少阴经之荥穴
太溪	在足内侧，内踝后方，当内踝尖与跟腱之间的凹陷处	头痛目眩，咽喉肿痛，齿痛，耳聋，耳鸣，咳嗽，气喘，胸痛咳血，消渴，失眠，小便频数，腰脊痛，下肢厥冷，内踝肿痛	足少阴经之输穴、原穴
大钟	在足内侧，内踝下方，当跟腱附着部的内侧前方凹陷处	咳血，气喘，腰脊强痛，痴呆，嗜卧，足跟痛，二便不利	足少阴经之络穴
水泉	在足内侧，内踝后下方，当太溪直下1寸，跟骨结节的内侧凹陷处	小便不利，目昏花，腹痛	足少阴经之郄穴
照海	在足内侧，内踝尖下方凹陷处	咽喉干燥，痫证，失眠，嗜卧，惊恐不宁，目赤肿痛，疝气，小便频数，不寐，脚气	八脉交会穴，通阴跷脉
复溜	在小腿内侧，太溪直上2寸，跟腱的前方	泄泻，肠鸣，水肿，腹胀，腿肿，足痿，盗汗，身热无汗，腰脊强痛	足少阴肾经之经穴
交信	在小腿内侧，当太溪直上2寸，复溜前0.5寸，胫骨内侧缘的后方	泄泻，大便难，五淋，疝气，泻痢赤白，膝、股内廉痛	阴跷脉之郄穴
筑宾	在小腿内侧，当太溪与阴谷的连线上，太溪上5寸，腓肠肌肌腹的内下方	癫狂，痫证，呕吐涎沫，疝痛，小儿脐疝，小腿内侧痛	阴维脉之郄穴
阴谷	在腘窝内侧，屈膝时，当半腱肌肌腱与半膜肌肌腱之间	疝痛，小便难，癫狂，膝股内侧痛	足少阴肾经之合穴
横骨	在下腹部，当脐中下5寸，前正中线旁开0.5寸	少腹痛，遗尿，小便不通，疝气	冲脉、足少阴经之会穴
大赫	在下腹部，当脐中下4寸，前正中线旁开0.5寸	泄泻，痢疾	冲脉、足少阴经之会穴
气穴	在下腹部，当脐中下3寸，前正中线旁开0.5寸	小便不通，泄泻，痢疾，腰脊痛	冲脉、足少阴经之会穴

穴名	位置	主治	备注
四满	在下腹部，当脐中下2寸，前正中线旁开0.5寸	小腹痛，遗尿，疝气，便秘，水肿	冲脉、足少阴经之会穴
中注	在下腹部，当脐中下1寸，前正中线旁开0.5寸	腰腹疼痛，大便燥结，泄泻，痢疾	冲脉、足少阴经之会穴
肓俞	在腹中部，当脐中旁开0.5寸	腹痛绕脐，呕吐，腹胀，痢疾，泄泻，便秘，疝气，腰脊痛	冲脉、足少阴经之会穴
商曲	在上腹部，当脐中上2寸，前正中线旁开0.5寸	腹痛，泄泻，便秘，腹中积聚	冲脉、足少阴经之会穴
石关	在上腹部，当脐中上3寸，前正中线旁开0.5寸	呕吐，腹痛，便秘	冲脉、足少阴经之会穴
阴都	在上腹部，当脐中上4寸，前正中线旁开0.5寸	腹胀，肠鸣，腹痛，便秘，胸胁满，疟疾	冲脉、足少阴经之会穴
腹通谷	在上腹部，当脐中上5寸，前正中线旁开0.5寸	腹痛，腹胀，呕吐，心痛，心悸，胸痛，暴喑	冲脉、足少阴经之会穴
幽门	在上腹部，当脐中上6寸，前正中线旁开0.5寸	腹痛，呕吐，善哕，消化不良，泄泻，痢疾	冲脉、足少阴经之会穴
步廊	在胸部，当第五肋间隙，前正中线旁开2寸	胸痛，咳嗽，气喘，呕吐，不嗜食	
神封	在胸部，当第四肋间隙，前正中线旁开2寸	咳嗽，气喘，胸胁胀满，呕吐，不嗜食	
灵墟	在胸部，当第三肋间隙，前正中线旁开2寸	咳嗽，气喘，痰多，胸胁胀痛，呕吐	
神藏	在胸部，当第二肋间隙，前正中线旁开2寸	咳嗽，气喘，胸痛，烦满，呕吐，不嗜食	
彧中	在胸部，当第一肋间隙，前正中线旁开2寸	咳嗽，气喘，痰壅，胸胁胀满，不嗜食	
俞府	在胸部，当锁骨下缘，前正中线旁开2寸	咳嗽，气喘，胸痛，呕吐，不嗜食	
天池	在胸部，当第四肋间隙，乳头外1寸，前正中线旁开5寸	胸闷，心烦，咳嗽，痰多，气喘，胸痛，腋下肿痛，瘰疬，疟疾	手厥阴经、足少阳经之会穴
天泉	在臂内侧，当腋前纹头下2寸，肱二头肌的长、短头之间	心痛，胸胁胀满，咳嗽，胸背及上臂内侧痛	
曲泽	在肘横纹中，当肱二头肌肌腱的尺侧缘	心痛，善惊，心悸，胃疼，呕吐，转筋，热病，烦躁，肘臂痛，上肢颤动，咳嗽	手厥阴经之合穴

穴名	位置	主治	备注
郄门	在前臂掌侧，当曲泽与大陵的连线上，腕横纹上5寸，掌长肌肌腱与桡侧腕屈肌肌腱之间	心痛，心悸，胸痛，心烦，咳血，呕血，衄血，疔疮，癫疾	手厥阴经之郄穴
间使	在前臂掌侧，当曲泽与大陵的连线上，腕横纹上3寸，掌长肌肌腱与桡侧腕屈肌肌腱之间	心痛，心悸，胃痛，呕吐，热病，烦躁，疟疾，癫狂，痫证，腋肿，肘挛，臂痛	手厥阴经之经穴
内关	在前臂掌侧，当曲泽与大陵的连线上，中点上2寸，掌长肌肌腱与桡侧腕屈肌肌腱之间	心痛，心悸，胸痛，胃痛，呕吐，呃逆，失眠，癫狂，痫证，郁证，眩晕，中风，偏瘫，哮喘，偏头痛，热病，肘臂挛痛	手厥阴经络穴，八脉交会穴，通阴维脉
大陵	在前臂掌侧的中点处，当掌长肌肌腱与桡侧腕屈肌肌腱之间	心痛，心悸，胃痛，呕吐，惊悸，癫狂，痫证，胸胁痛，腕关节疼痛，喜笑悲恐	手厥阴经之输穴、原穴
中冲	在手中指末节尖端中央	舌强不语，中暑，昏厥，小儿惊风，热证，舌下肿痛	手厥阴经之井穴
关冲	在手无名指末节尺侧，距指甲角0.1寸（指寸）	头痛，目赤，耳聋，耳鸣，喉痹，舌强，热证，心烦	手少阳经之井穴
液门	在手背部，当第四、五指间，指蹼缘后方赤白肉际处	头痛，目赤，耳痛，耳鸣，耳聋，喉痹，疟疾，手臂痛	手少阳经之荥穴
中渚	在手背部，当无名指本节（掌指关节）的后方，第四、五掌骨间凹陷处	头痛，目眩，目赤，目痛，耳聋，耳鸣，喉痹，肩背肘臂酸痛，手指不能屈伸，脊膂痛，热病	手少阳经之输穴
支沟	在前臂背侧，当阳池与肘尖的连线上，腕背横纹上3寸，尺骨与桡骨之间	暴喑，耳聋，耳鸣，肩背酸痛，胁肋痛，呕吐，便秘，热证	手少阳经之经穴
会宗	在前臂背侧，当腕背横纹上3寸，支沟尺侧，尺骨的桡侧缘	耳聋，痫证，上肢肌肤痛	手少阳经之郄穴
三阳络	在前臂背侧，腕背横纹上4寸，尺骨与桡骨之间	暴喑，耳聋，手臂痛，龋齿痛	
四渎	在前臂背侧，当阳池与肘尖的连线上，肘尖下5寸，尺骨与桡骨之间	暴喑，暴聋，齿痛，呼吸气短，咽阻如梗，前臂痛	
天井	在臂外侧，屈肘时，当肘尖直上1寸凹陷处	偏头痛，胁肋、颈项、肩臂痛，耳聋，瘰疬，瘿气，癫痫	手少阳经之合穴
清冷渊	在臂外侧，屈肘时，当肘尖直上2寸，即天井上1寸	头痛，目黄，肩臂痛不能举	

穴名	位置	主治	备注
消泺	在臂外侧，当清泠渊与臑会连线中点处	头痛，颈项强痛，臂痛，齿痛，癫疾	
臑会	在臂外侧，当肘尖与肩髎的连线上，肩髎下3寸，三角肌的后下缘	肩臂痛，瘿气，瘰疬，目疾，肩胛肿痛	
肩髎	在肩部，肩髃后方，当臂外展时，于肩峰后下方呈现凹陷处	臂痛，肩重不能举	
天髎	在肩胛部，肩井与曲垣的中间，当肩胛骨上角处	肩臂痛，颈项强痛，胸中烦满	
天牖	在颈侧部，当乳突的后下方，平下颌角，胸锁乳突肌的后缘	头晕，头痛，面肿，目昏，暴聋，项强	
翳风	在耳垂后方，当乳突与下颌角之间的凹陷处	耳鸣，耳聋，口眼㖞斜，牙关紧闭，颊肿，瘰疬	
瘈脉	在头部，耳后乳突中央，当角孙与翳风之间，沿耳轮连线的中、下1/3的交点处	头痛，耳聋，耳鸣，小儿惊痫，呕吐，泄痢	
颅息	在头部，当角孙与翳风之间，沿耳轮连线的上、中1/3的交点处	头痛，耳鸣，耳痛、小儿惊痫，呕吐涎沫	
角孙	在头部，折耳郭向前，当耳尖直上入发际处	耳部肿痛，目赤肿痛，目翳，齿痛，唇燥，项强，头痛	
耳和髎	在头侧部，当鬓发后缘，平耳郭根之前方，颞浅动脉的后缘	头重痛，耳鸣，牙关拘急，颌肿，鼻准肿痛，口渴	
丝竹空	在面部，当眉梢凹陷处	头痛，目眩，目赤痛，眼睑瞤动，齿痛，癫痫	手少阳经、足少阳经，手太阳经之交会穴
听会	在面部，当耳屏间切迹的前方，下颌骨髁状突的后缘，张口有凹陷处	耳鸣，耳聋，聤耳，齿痛，口眼㖞斜，面痛，头痛，腮肿	
上关	在耳前，下关直上，当颧弓的上缘凹陷处	偏头痛，耳鸣，耳聋，聤耳，口眼㖞斜，口噤，面痛，齿痛，惊痫，癫狂，瘈疭	手少阳经、足少阳经、足阳明经之交会穴
颔厌	在头部鬓发上，当头维与曲鬓弧形连线的上1/4与下3/4交点处	偏头痛，眩晕，目外眦痛，齿痛，耳鸣，口眼㖞斜，癫痫	手少阳经、足少阳经、足阳明经之交会穴
悬颅	在头部鬓发上，当头维与曲鬓弧形连线的中点处	偏头痛，面肿，目外眦痛，齿痛	
悬厘	在头部鬓发上，当头维与曲鬓弧形连线的上3/4与下1/4交点处	偏头痛，面肿，面痛，目赤肿痛，耳鸣，齿痛	手少阳经、足少阳经、足阳明经之交会穴

穴名	位置	主治	备注
曲鬓	在头部,当耳前鬓角发际后缘的垂线与耳尖水平线交点处	偏头痛,颌颊肿,牙关紧闭,暴喑,呕吐,齿痛,目赤肿痛,项强	足太阳经、足少阳经之交会穴
率谷	在头部,当耳尖直上入发际1.5寸,角孙直上方	偏头痛,眩晕,耳鸣,目痛,呕吐,小儿惊风	足太阳经、足少阳经之交会穴
天冲	在头部,当耳根后缘直上入发际2寸,率谷后0.5寸	头痛,耳鸣,耳聋,齿龈肿痛,癫痫,瘿气,惊恐	足太阳经、足少阳经之交会穴
浮白	在头部,当耳后乳突的后上方,天冲与完骨的弧形连线的中1/3与上1/3交点处	头痛,项强,耳鸣,耳聋,齿痛,瘰疬,瘿气,臂痛不举,足痿不行	足太阳经、足少阳经之交会穴
头窍阴	在头部,当耳后乳突的后上方,天冲与完骨的弧形连线的中1/3与下1/3交点处	头痛,眩晕,项强,胸胁痛,口苦,耳鸣,耳聋,耳痛	足太阳经、足少阳经之交会穴
完骨	在头部,当耳后乳突的后下方凹陷处	头痛,项强,颊肿,喉痹,龋齿,口眼㖞斜,癫痫,疟疾	足太阳经、足少阳经之交会穴
本神	在头部,当前发际上0.5寸,神庭旁开3寸,神庭与头维连线的内2/3与外2/3交点处	头痛,目眩,癫痫,小儿惊风,项强,胸胁痛,半身不遂	足少阳经、阳维脉之交会穴
阳白	在前额部,当瞳孔直上,眉上1寸	头痛,目眩,目痛,外眦疼痛,雀目	阳维脉之交会穴
头临泣	在头部,当瞳孔直上入前发际0.5寸,神庭与头维连线的中点处	头痛,目眩,目赤痛,流泪,目翳,鼻塞,鼻渊,耳聋,小儿惊痫,热证	足太阳经、足少阳经、阳维脉之交会穴
目窗	在头部,当前发际上1.5寸,头正中线旁开2.25寸	头痛,目眩,目赤肿痛,远视,近视,面浮肿,上齿龋肿,小儿惊痫	足少阳经、阳维脉之交会穴
正营	在头部,当前发际上2.5寸,头正中线旁开2.25寸	头痛,头晕,目眩,唇吻强急,齿痛	足少阳经、阳维脉之交会穴
承灵	在头部,当前发际上4寸,头正中线旁开2.25寸	头晕,眩晕,目痛,鼻渊,鼻衄,鼻塞,多涕	足少阳经、阳维脉之交会穴
渊腋	在侧胸部,举臂,当腋中线上,腋下3寸,第四肋间隙中	胸满,胁痛,腋下肿,臂痛不举	
辄筋	在侧胸部,渊腋前1寸,平乳头,第四肋间隙中	胸肋痛,喘息,呕吐,吞酸,腋肿,肩臂痛	
日月	在上腹部,当乳头直下,第七肋间隙,前正中线旁开4寸	肋肋疼痛,胀满,呕吐,吞酸,呃逆,黄疸	足太阴经、足少阳经之交会穴,胆经之募穴

穴名	位置	主治	备注
京门	在侧腰部，章门后1.8寸，当第十二肋骨游离端的下方	肠鸣，泄泻，腹胀，腰胁痛	足少阴经之募穴
带脉	在侧腹部，章门下1.8寸，当第十一肋骨游离端下方垂线与脐水平线的交点上	疝气，腰胁痛	足少阳经、带脉之交会穴
五枢	在侧腹部，当髂前上棘的前方，横平脐下3寸处	疝气，少腹痛，便秘，腰胯痛	足少阳经、带脉之交会穴
维道	在侧腹部，当髂前上棘的前下方，五枢前下0.5寸	腰胯痛，少腹痛，疝气，水肿	足少阳经、带脉之交会穴
居髎	在髋部，当髂前上棘与股骨大转子最凸点连线的中点处	腰腿痹痛，瘫痪，足痿，疝气	阳跷脉、足少阳经之交会穴
环跳	在股外侧部，侧卧屈股，当股骨大转子最凸点与骶管裂孔连线的外1/3与中1/3交点处	腰胯疼痛，半身不遂，下肢痿痹，遍身风疹，挫闪腰疼，膝踝肿痛不能转侧	足少阳经、足太阳经之交会穴
风市	在大腿外侧部的中线上，当腘横纹上7寸；或直立垂手时；中指尖处	中风半身不遂，下肢痿痹、麻木，遍身瘙痒，脚气	
中渎	在大腿外侧，当风市下2寸，或腘横纹上5寸，股外肌与股二头肌之间	下肢痿痹、麻木，半身不遂	
膝阳关	在膝外侧，当阳陵泉上3寸，当股骨外上髁上方的凹陷处	膝髌肿痛，腘筋挛急，小腿麻木	
阳陵泉	在小腿外侧，当腓骨小头前下方凹陷处	半身不遂，下肢痿痹、麻木，膝肿痛，脚气，胁肋痛，口苦，呕吐，黄疸，小儿惊风，破伤风	足少阳经合穴，八会穴之筋会
阳交	在小腿外侧，当外踝尖上7寸，腓骨后缘	胸胁胀满疼痛，面肿，惊狂，癫疾，瘛疭，膝股痛，下肢痿痹	阳维脉之郄穴
外丘	在小腿外侧，当外踝尖上7寸，腓骨前缘，平阳交	项强，胸胁痛，疯犬伤毒不出，下肢痿痹，癫疾，小儿龟胸	足少阳经之郄穴
光明	在小腿外侧，当外踝尖上5寸，腓骨前缘	目痛，夜盲，膝痛，下肢痿痹，颊肿	足少阳经之络穴
阳辅	在小腿外侧，当外踝尖上4寸，腓骨前缘稍前方	偏头痛，目外眦痛，缺盆中痛，腋下痛，瘰疬，胸、胁、下肢外侧痛，疟疾，半身不遂	足少阳经之经穴
悬钟	在小腿外侧，当外踝尖上3寸，腓骨前缘	半身不遂，项强，胸腹胀满，胁痛，膝腿痛，脚气，腋下肿	八会穴之髓会

穴名	位置	主治	备注
丘墟	在外踝的前下方，当趾长伸肌肌腱的外侧凹陷处	颈项痛，腋下肿，胸胁痛，下肢痿痹，外踝肿痛，疟疾，疝气，目赤肿痛，目生翳膜，中风偏瘫	足少阳经之原穴
足临泣	在足背外侧，当足4趾本节（第四跖趾关节）的后方，小趾伸肌肌腱的外侧凹陷处	头痛，目外眦痛，目眩，瘰疬，胁痛，疟疾，中风偏瘫，痹痛不仁，足跗肿痛	足少阳经之输穴；八脉交会穴之通带脉
地五会	在足背外侧，当足4趾本节（第四跖趾关节）的后方，第四、五跖骨之间，小趾伸肌肌腱的内侧缘	头痛，目赤痛，耳鸣，耳聋，胸满，胁痛，腋肿，跗肿	
侠溪	在足背外侧，当第四、五趾间，趾蹼缘后方赤白肉际处	头痛，眩晕，惊悸，耳鸣，耳聋，目外眦赤痛，颊肿，胸胁痛，膝股痛，足跗肿痛，疟疾	足少阳经之荥穴
足窍阴	在第四趾末节外侧，距趾甲角0.1寸	偏头痛，目眩，目赤肿痛，耳聋，耳鸣，喉痹，胸胁痛，足跗肿痛，多梦，热证	足少阳经之井穴
行间	在足背侧，当第一、第二趾间，趾蹼缘的后方赤白肉际处	遗尿，淋疾，疝气，胸胁满痛，呃逆，咳嗽，洞泄，头痛，眩晕，目赤痛，青盲，中风，癫痫，瘛疭，失眠，口歪，膝肿，下肢内侧痛，足跗肿痛	足厥阴经之荥穴
中封	在足背侧，当足内踝前，商丘与解溪连线之间，胫骨前肌肌腱的内侧凹陷处	疝气，小便不利，黄疸，胸腹胀满，腰痛，足冷，内踝肿痛	足厥阴经之经穴
蠡沟	在小腿内侧，当足内踝尖上5寸，胫骨内侧面的中央	疝气，小便不利，小腹痛，腰背拘急，胫部酸痛，足胫痿痹	足厥阴经之络穴
中都	在小腿内侧，当足内踝尖上7寸，胫骨内侧面的中央	胁痛，腹胀，泄泻，疝气，小腹痛	足厥阴经之郄穴
膝关	在小腿内侧，当胫骨内上髁的后下方，阴陵泉穴后1寸，腓肠肌内侧头的上部	膝髌肿痛，寒湿走注，历节风痛，下肢痿痹	
曲泉	在膝内侧，屈膝，当膝关节内侧面横纹内侧端，股骨内侧髁的后缘，半腱肌、半膜肌止端的前缘凹陷处	疝气，小便不利，头痛，目眩，癫狂，膝髌肿痛，下肢痿痹	足厥阴经之合穴
阴包	在大腿内侧，当股骨内上髁上4寸，股内肌与缝匠肌之间	遗尿，小便不利，腰骶痛	

穴名	位置	主治	备注
足五里	在大腿内侧，当气冲直下3寸，大腿根部，耻骨结节的下方，长收肌的外缘	少腹胀痛，小便不通，嗜卧，四肢倦怠，颈疬	
阴廉	在大腿内侧，当气冲直下2寸，大腿根部，耻骨结节的下方，长收肌的外缘	少腹疼痛，股内侧痛，下肢挛急	
急脉	在耻骨结节的外侧，当气冲外下腹股沟股动脉搏动处，前正中线旁开2.5寸	疝气，少腹痛，股内侧痛	
章门	在侧腹部，当第十一肋游离端的下方	腹痛，腹胀，肠鸣，泄泻，呕吐，神疲肢倦，胸胁痛，黄疸，痞块，小儿疳积，腰脊痛	足太阴经之募穴；八会穴之脏会，足厥阴经、足少阳经之交会穴
期门	在胸部，当乳头直下，第六肋间隙，前正中线旁开4寸	胸胁胀满疼痛，呕吐，呃逆，吞酸，腹胀，泄泻，饥不欲食，胸中热，咳喘，奔豚，疟疾，伤寒热入血室	肝经之募穴，足厥阴经、足太阴经与阴维脉之交会穴
会阴	仰卧屈膝，在会阴部，男性当阴囊根部与肛门连线的中点。女性当大阴唇后联合与肛门连线的中点	脱肛，疝气，痔疮，二便不利，溺水窒息，昏迷，癫狂	任脉、督脉、冲脉之交会穴
曲骨	在前正中线上，耻骨联合上缘的中点处	小便不利，遗尿，疝气，痛经，少腹胀满	任脉、足厥阴经之交会穴
中极	在下腹部，前正中线上，当脐中下4寸	癃闭，遗尿，疝气	膀胱募穴，任脉、足三阴经之交会穴
关元	在下腹部，前正中线上，当脐中下3寸	少腹疼痛，呕吐，泄泻，疝气，遗尿，尿闭，尿频	小肠募穴，任脉、足三阴经之交会穴
石门	在下腹部，前正中线上，当脐中下2寸	水肿，小便不利，泄泻，腹痛，疝气	手少阳经之募穴
气海	在下腹部，前正中线上，当脐中下1.5寸	腹痛，便秘，泄泻，癃闭，遗尿，疝气	
阴交	在下腹部，前正中线上，当脐中下1寸	腹痛，水肿，小便不利，疝气	任脉、冲脉、足少阴经之交会穴
神阙	在腹中部，脐中央	泄泻，腹痛，脱肛，水肿，虚脱，尸厥	

穴名	位置	主治	备注
水分	在上腹部，前正中线上，当脐中上1寸	腹痛，肠鸣，反胃，泄泻，水肿，小便不利	
下脘	在上腹部，前正中线上，当脐中上2寸	腹胀，腹痛，肠鸣，泄泻，呕吐，食谷不化，痞块	任脉、足太阴经之交会穴
建里	在上腹部，前正中线上，当脐中上3寸	胃痛，呕吐，呃逆，食欲减退，腹胀，水肿	
上脘	在上腹部，前正中线上，当脐中上5寸	胃痛，呕吐，反胃，腹胀，腹痛，泄泻，癫痫	任脉、足阳明经、手太阳之交会穴
巨阙	在上腹部，前正中线上，当脐中上6寸	胸痛，心悸，呕吐，吞酸，噎膈，癫狂痫	心之募穴
鸠尾	在上腹部，前正中线上，当胸剑接合部下1寸	胸闷，心悸，心痛，胃痛，腹胀，呕吐，癫狂痫	任脉络穴
中庭	在胸部，前正中线上，平第五肋间，即胸剑接合部	胸胁胀满，心痛，噎膈，呕吐，小儿吐乳	
玉堂	在胸部，当前正中线上，平第三肋间	胸痛，咳嗽，气喘，心烦，呕吐	
紫宫	当前正中线上，平第二肋间	胸痛，咳嗽，气喘，心烦	
华盖	在胸部，当前正中线上，平第一肋间	咳嗽，气喘，胸胁胀痛	
廉泉	在颈部，当前正中线上，喉结上方，舌骨上缘凹陷处	舌下肿痛，舌根缩急，舌纵涎出，舌强失语，暴喑，喉痹	阴维脉、任脉之交会穴
承浆	在面部，当颏唇沟的正中凹陷处	口歪，齿痛，流涎，暴喑，面肿，面瘫，项强，癫痫	足阳明经、任脉之交会穴
长强	在尾骨端下，当尾骨端与肛门连线的中点处	泄泻，痢疾，便秘，便血，痔疾，癫狂，脊强反折，癃闭，腰脊、尾骶疼痛	络穴，督脉、足少阳经、足少阴经之交会穴
腰俞	在骶部，当后正中线上，适对骶管裂孔	腰脊强痛，腹泻，便秘，痔疾，脱肛，便血，癫痫，下肢痿痹	
腰阳关	在腰部，当后正中线上，第四腰椎棘突下凹陷中	腰骶疼痛，下肢痿痹，便血	
命门	在腰部，当后正中线上，第二腰椎棘突下凹陷中	虚损腰痛，脊强反折，遗尿，尿频，泄泻，头晕耳鸣，癫痫，惊恐，手足逆冷	
悬枢	在腰部，当后正中线上，第一腰椎棘突下凹陷中	腰脊强痛，腹胀，腹痛，完谷不化，泄泻，痢疾	

穴名	位置	主治	备注
脊中	在背部，当后正中线上，第十一胸椎棘突下凹陷中	腰脊强痛，黄疸，腹泻，痢疾，小儿疳积，痔疾，脱肛，便血，癫痫	
筋缩	在背部，当后正中线上，第九胸椎棘突下凹陷中	癫狂，惊痫，抽搐，脊强，背痛，胃痛，黄疸，四肢不收，筋挛拘急	
至阳	在背部，当后正中线上，第七胸椎棘突下凹陷中	胸胁胀痛，腹痛，黄疸，咳嗽气喘，腰背疼痛，脊强，身热	
灵台	在背部，当后正中线上，第六胸椎棘突下凹陷中	咳嗽，气喘，项强，脊痛，身热，疔疮	
神道	在背部，当后正中线上，第五胸椎棘突下凹陷中	心痛，惊悸，怔忡，失眠健忘，癫痫，腰脊强，肩背酸，咳嗽，气喘	
身柱	在背部，当后正中线上，第三胸椎棘突下凹陷中	身热头痛，咳嗽，气喘，惊厥，癫狂痫证，腰脊强痛，疔疮发背	
陶道	在背部，当后正中线上，第一胸椎棘突下凹陷中	头痛项强，恶寒发热，咳嗽，气喘，骨蒸潮热，胸痛，脊背酸痛，疟疾，癫狂，角弓反张	
哑门	在项部，当后发际正中直上0.5寸，第一颈椎下	舌缓不语，暗哑，头重，头痛，颈项强急，脊强反折，癫狂，痫证，癔症，衄血，重舌，呕吐	督脉、阳维脉之交会穴
风府	在项部，当后发际正中直上1寸，枕外隆凸直下，两侧斜方肌之间凹陷处	癫狂，痫证，癔症，悲恐惊悸，半身不遂，眩晕，颈项强痛，咽喉肿痛，目痛，鼻衄	督脉、阳维脉、足太阳之交会穴
脑户	在头部，后发际正中直上2.5寸，风府上1.5寸，枕外隆凸的上缘凹陷处	头重，头痛，面赤，目黄，眩晕，面痛、暗哑，项强，癫狂痫证，舌本出血，瘿瘤	督脉、足太阳经之交会穴
强间	在头部，当后发际正中直上4寸（脑户上1.5寸）	头痛，目眩，颈项强痛，癫狂痫证，烦心，失眠	
后顶	在头部，当后发际正中直上5.5寸（脑户上3寸）	头痛，眩晕，项强，癫狂痫证，烦心，失眠	
囟会	在头部，当前发际正中直上2寸（百会前3寸）	头痛，目眩，面赤暴肿，鼻渊，鼻衄，鼻痔，鼻痛，癫疾，嗜睡，小儿惊风	

穴名	位置	主治	备注
上星	在头部,当前发际正中直上1寸	头痛,眩晕,目赤肿痛,迎风流泪,面赤肿,鼻渊,鼻衄,鼻痔,鼻痈,癫狂,痫证,小儿惊风,疟疾,热证	
素髎	在面部,当鼻尖的正中央	鼻塞,鼻衄,鼻流清涕,鼻中肉,鼻渊,酒糟鼻,惊厥,昏迷,新生儿窒息	
水沟	在面部,当人中沟的上1/3与中1/3交点处	昏迷,晕厥,暑病,癫狂,痫证,急慢惊风,鼻塞,鼻衄,风水面肿,齿痛,牙关紧闭,黄疸,消渴,霍乱,温疫,脊膂强痛	督脉、手阳明经、足阳明经之交会穴
兑端	在面部,当上唇的尖端,人中沟下端的皮肤与唇的移行部	昏迷,晕厥,癫狂,癔症,消渴嗜饮,口疮臭秽,齿痛,口噤,鼻塞	
龈交	在上唇内,唇系带与上齿龈的相接处	齿龈肿痛,口臭,齿衄,鼻渊,面赤颊肿,唇吻强急,面部疮癣,两腮生疮,癫狂,项强	

2. 奇穴穴位表

穴名	位置	主治
四神聪	在头顶部,当百会前、后、左、右各1寸,共4穴	头痛,眩晕,失眠,健忘,癫狂,痫证,偏瘫,脑积水,脑发育不全
当阳	正坐位,在头前部,当瞳孔直上,前发际上1寸	感冒,偏、正头痛,目赤肿痛,头昏目眩
鱼腰	在额部,瞳孔直上,眉毛中	目赤肿痛,目翳,眼睑𬌗动,眼睑下垂,眶上神经痛
耳尖	在耳郭的上方,当折耳向前,耳郭上方的尖端处	目赤肿痛,上目翳,偏正头痛,喉痹,以及麦粒肿
球后	在面部,当眶下缘外1/4与内3/4交界处	目疾,如视神经炎、视神经萎缩、视网膜色素变性、青光眼、早期白内障、近视
上迎香	在面部,当鼻翼软骨与鼻甲的交界处,近鼻唇沟上端尽处	头痛,鼻塞,鼻中肉,暴发火眼,迎风流泪
内迎香	在鼻孔,当鼻翼软骨与鼻甲的黏膜处	目赤肿痛,鼻疾,喉痹,热病,中暑,眩晕
翳明	正坐位,头略前倾,在项部,当翳风后1寸	头痛,眩晕,失眠,目疾,耳鸣

穴名	位置	主治
颈百劳	在项部，当大椎直上2寸，后正中线旁开1寸	颈项强痛，咳嗽，气喘，盗汗，骨蒸潮热
定喘	在背部，当第七颈椎棘突下，旁开0.5寸	哮喘，咳嗽，项强，肩背痛，落枕，上肢疼痛不举
夹脊	在背腰部，当第一胸椎至第五腰椎棘突下两侧，后正中线旁开0.5寸，每侧17穴，左、右共34穴	适应范围较广，其中胸1～5夹脊治疗心肺、胸和上肢疾病；胸6～12夹脊治疗胃肠、脾、肝胆疾病；腰1～5夹脊治疗腰、骶、小腹及下肢疾病
胃脘下俞	在背部，当第八胸椎棘突下，旁开1.5寸	胃痛，腹痛，胸胁痛，消渴，胰腺炎
痞根	在腰部，当第一腰椎棘突下，旁开3.5寸	腹中痞块，腰痛
下极俞	在腰部，当后正中线上，第三腰椎棘突下	腰痛，腹痛，腹泻，遗尿，小便不利
腰眼	在腰部，当第四腰椎棘突下，旁开约3.5寸凹陷中	腰痛，尿频，遗尿，虚劳
十七椎	在腰部，当后正中线上，第五腰椎棘突下	腰腿痛，下肢瘫痪，遗尿，小便不利
腰奇	在骶部，当尾骨端直上2寸，骶角之间凹陷中	癫痫，头痛，失眠，便秘
肘尖	在肘后部，屈肘，当尺骨鹰嘴的尖端	瘰疬，痈疽，疔疮，肠痈
二白	在前臂掌侧，腕横纹上4寸，桡侧腕屈肌腱的两侧，每侧各1穴，一臂2穴，左、右两臂共4穴	痔疮，脱肛，前臂痛，胸胁痛
中泉	在腕背侧横纹中，当指总伸肌肌腱桡侧的凹陷处	胃痛，胸闷，咳嗽，气喘
中魁	握拳在中指指间关节的内侧中点处	噎膈、呕吐、食欲减退、呃逆
大骨空	在拇指背侧指间关节的中点处	吐泻，衄血，目痛，白内障
小骨空	在小指背侧近端指间关节的中点处	指关节痛，目赤肿痛，目翳，咽喉肿痛
腰痛点	在手背侧，当第二、三掌骨及第四、五掌骨之间，当腕横纹与掌指关节中点处，一侧2穴，左、右共4穴	腰痛
八邪	在手背侧，微握拳，第一至秭五指间，指蹼缘后方赤白肉际处，左、右共8穴	手背肿痛，手指麻木，手指拘挛，烦热，目痛，毒蛇咬伤
十宣	在手十指尖端，距指甲游离缘0.1寸，左、右共10穴	昏迷，癫痫，高热，晕厥，惊厥，咽喉肿痛，急性吐泻，手指麻木

穴名	位置	主治
髋骨	在大腿前面下部，当梁丘两旁各1.5寸，一侧2穴，两侧共4个穴位	下肢病症，如疼痛，瘫痪
鹤顶	在膝上部，髌底的中点上方凹陷处	膝痛，足胫无力，瘫痪，鹤膝风
胆囊	在小腿外侧上部，当腓骨小头前下方凹陷处（阳陵泉）直下2寸	急、慢性胆囊炎，胆石症，胆道蛔虫症，下肢痿痹
阑尾	在小腿前侧上部，当犊鼻下5寸，胫骨前缘旁开一横指	急、慢性阑尾炎，胃炎，消化不良，下肢痿痹
内踝尖	在足内侧面，内踝凸起处	牙痛，乳蛾，少儿不语，霍乱转筋
外踝尖	在足外侧面，外踝凸起处	脚趾拘急，踝关节肿痛，脚气，牙痛
八风	在足背侧，第一至第五趾间，趾蹼缘后方赤白肉际处，一侧4穴，左、右共8穴	足背肿痛，趾痛，毒蛇咬伤，脚气
独阴	在足第二趾的跖侧远侧趾间关节的中点	胸胁痛，胃痛，呕吐，疝气
气端	在足十趾尖端，距趾甲游离缘0.1寸处，一侧5穴，左、右共10个穴位	中风急救，睑腺炎，足趾麻木，足背红肿疼痛

第四篇

病症篇

　　小儿推拿临床年龄从最初的以婴幼儿为主改变为0~14周岁。从小儿内科病（瘛疭即惊风）扩充到小儿各科病症。时下适应小儿推拿的病症据不完全统计，有近百种。本篇除了介绍以有古代文献为据的病症之外，还包括近现代临床应用经验。

　　我们发现小儿在经推拿治疗后，往往会少发病、得病轻、好得快。这说明推拿在改善小儿的体质和提高其免疫力方面有益。因此，小儿推拿在治的同时，还有防的作用。同时，我们还发现小儿进行保健调理推拿的时候，也会对某些病症的康复有益。

　　可以这样说，小儿推拿具有防治并举的特点。只不过在具体应用时侧重点有所不同罢了，但绝不能将防与治绝对割裂开来。

一、感　冒

　　感冒又称上呼吸道感染，全年都可发生，冬春时节更为多见。

　　上呼吸道感染主要因感染病毒或细菌而成，正常人的鼻腔部常有病毒或细菌存在。由于小儿鼻腔短小，没有鼻毛，黏膜、血管丰富，若受风邪，则鼻咽部、黏膜血管收缩，局部血液循环障碍而抵抗力降低，病毒和细菌得以大量繁殖，乘虚而入为病。

　　中医认为，感冒主要由外感风邪所致。《幼科释谜》中说："感冒之原，由卫气虚，元府不闭，腠理常疏，虚邪贼风，卫阳受扰。"由于小儿为稚阴稚阳之体，脏腑娇嫩，形气未充，腠理疏薄，卫外能力差，若遇气候变化反常、冷热失宜，或营养不良、缺乏锻炼，则更易为风邪侵袭而得感冒。正如《内经》中所说："邪之所凑，其气必虚。"

　　肺主呼吸、系喉、开窍于鼻、外合于皮毛。外邪侵犯，首先经鼻、皮毛而入而袭于肺。小儿肺脏娇嫩，肺脏受邪则气机不利，肺气失宣而鼻塞、流涕、咳嗽；肺失清肃、津液为痰、痰阻气道而喘；外邪客于皮毛，表卫调节失司，邪正相争，卫阳被遏而恶寒、发热；太阳经脉循行头项，邪犯太阳则头痛。

　　《内经》中指出："风者，善行而数变……百病之长也。"小儿年幼体弱，得病之后易出现其他兼症。小儿脾常不足，感受风邪可影响脾胃的运化功能，乳食积滞而呕吐、泄泻。邪热不退扰乱神明、引动肝风而烦躁不安、抽搐不宁。

感冒主要由风邪侵袭所造成，然有风寒风热之分。风寒者发热轻、畏寒重、无汗、鼻塞、打喷嚏、流清涕、咳嗽、痰清稀；风热者发热重、恶寒轻、有汗、鼻塞、流脓涕、咽红、痰黄。

治疗本病以解表为主。

常用推拿方法：推攒竹、分推坎宫、揉太阳、黄蜂入洞、掐总筋、分阴阳、推上三关、退下六腑、揉膻中、揉肺俞。

风寒者，加拿风池、拿合谷、揉二扇门、掐阳池，多推上三关以辛温解表。

风热者，加推天柱、清肺经、清天河、多退下六腑以辛凉解表。

夹滞者，加清补脾胃、揉板门、揉中脘、摩腹，以健脾和胃。

夹痰者，加按揉天突、拍胸，按揉乳旁、乳根以宣肺豁痰。

夹惊者，加清心经、清肝经、掐十王、掐老龙、水底捞明月、大清天河水以泻火宁神。

【文献辑录】

《备急千金要方》：治小儿鼻塞不通及涕出方：杏仁半两，蜀椒、附子、细辛各六钵，右四味㕮咀，以醋五合，渍药一宿，明旦以猪脂五合煎，令附子色黄，膏成去滓，待冷以涂絮导入鼻孔中，日再，兼摩顶上。

《保幼全书》：若作寒热、眼赤气急，属肺经，就揉大小中三指即时苏醒。

《补要袖珍小儿方论·秘传看惊掐筋口授手法论》：小儿若作寒热，眼赤气急，属肺经，掐总筋、揉大小中三指妙也。

《小儿推拿秘诀》：鼻流清水，推肺经为主。

《小儿推拿秘诀》：眼黄有痰，清肺经，推脾土为主。

《幼科推拿秘书》：治小儿风寒感冒头疼，以取汗为主。

《幼幼集成》：（疏表法）小儿发热，不拘风寒食饮，时行痘疹，并宜用之。以葱一握，捣烂取汁，少加麻油在内和匀，指蘸葱油，摩运儿之五心、头面、项背诸处，每处摩擦十数下，运完，以厚衣裹之，蒙其头，略疏微汗，但不可令其大汗。此法最能疏通腠理，宣行经络，使邪气外出，不致久羁荣卫，而又不伤正气，诚良法也。

《幼幼集成》：（清里法）少儿发热至二三旦，邪已入里，或乳食停滞，内成郁热，其候五心烦热。睡卧不宁，口渴多啼，胸满气急，面赤唇焦……此为内热。以鸡蛋一枚，去黄取清，以碗盛之，入麻油约与蛋清等，再加雄黄细末一钱，搅极匀，复以妇女乱发一团，蘸染蛋清，于小儿胃口拍之。寒天以火烘暖，不可冷用，自胸口拍至脐轮止，须拍半小时之久，仍以头发敷于胸口，以布扎之，一炷香久取下不用，一切诸热，皆能退去。盖蛋清能滋阴退热，麻油、雄黄拔毒凉肌故也。此身有热者用之，倘身无热，惟啼哭焦烦，神志不安者，不必蛋清，专以麻油、雄黄，乱发拍之，仍敷胸口，即时安卧，此法多救危险之症，功难殚述。

《推拿三字经》：流清涕，风感伤，蜂入洞，鼻孔强，若洗皂，鼻两旁，向下推，和五脏，女不用，八卦良。

《推拿三字经》：治伤寒，受惊吓，不醒事，或感冒，拿列缺。

《理瀹骈文》：用葱白捣汁，加麻油和匀，指蘸擦儿心口、头项、脊背诸处，疏通腠理，不伤正气。

《理瀹骈文》：风寒邪已入里，内热（清里法）。以鸡清入麻油加雄黄末调匀，用妇人发团蘸擦儿之胃口，寒天烘暖用，能滋阴退热，拔毒凉肌。倘身无热，惟啼哭焦躁者，去鸡子清，专以麻油乱发拍之，仍敷胃口，即时安卧。

二、咳　嗽

咳嗽为肺脏疾病的主要症候之一。由于小儿解剖方面的特点，更易出现咳嗽痰喘。如鼻腔短小，黏膜、血管丰富，没有鼻毛，易于外感风寒；喉管狭窄，富于淋巴组织和血管，感染后易产生喉头水肿而呼吸困难；气管狭窄，黏膜柔软，血管丰富；炎症后易于肿胀，出现呼吸喘促；婴幼儿肺泡弹性差，含气少，炎症后易被黏液堵塞等。

中医认为，肺为娇脏，主呼吸，开窍于鼻，系喉，外合皮毛。凡外邪袭于肺、肺脏虚弱或其他脏腑有病累及于肺，均可使肺失清肃，肺气壅遏而咳嗽。《小儿推拿广意》中说：夫咳嗽者，未有不因感冒而成也……皮毛先受邪气，邪气得从其合，则伤于肺，是令嗽也。乍暖脱衣，暴热遇风，汗出未干，遽尔戏水，致令伤风咳嗽，初得时面赤唇红，气粗发热，此是伤风，痰壅作嗽。若嗽日久，津液枯耗，肺经虚矣。肺为诸脏华盖，卧开而坐合，所以卧则气促，坐则稍宽。乃因攻肺下痰之过，名曰虚嗽，又当补脾而益肺，借土气以生金，则咳自愈矣。

咳嗽系因外感或内伤而致，外感多实证，内伤多虚证。《厘正按摩要术》云：肺为华盖，职司肃清，自气逆而为咳，痰而为嗽，其证之寒热虚实，外因内因宜审辨也。

小儿形气未充，腠理疏薄，表卫不固，易被风、寒、热、燥等外邪侵袭。外邪袭肺，则肺失宣肃，肺气上逆。症见咳嗽，鼻塞流涕，恶寒发热，无汗或汗，头痛，痰稀白或黄稠。

小儿肺脏娇嫩，肺脏虚弱则气机不利，肺气失宣而闭塞，津液停积而为痰，肺气不足则气短而咳。小儿脾常不足，脾失健运，不能化水谷为精微，反酿成痰，上贮于肺，壅塞肺道而咳。症见咳嗽，胸闷气短，干咳少痰或咳嗽痰多，面白，自汗或盗汗，神疲。

治疗咳嗽以宣肺止咳为主。《小儿推拿方脉活婴秘旨全书》说：咳嗽皆因风入肺，重则喘息热不退，肺伤于寒嗽多痰，伤于热者声壅滞，寒则发散热则清，实当泻胃虚补肺。

常用推拿方法：推攒竹、推坎宫、推太阳、黄蜂入洞、清肺经、按天突、推膻中、揉乳旁、揉乳根。

风寒咳嗽者，加拿风池、推上三关、拿合谷、擦胸背以疏风解表。

风热咳嗽者，加清天河水、揉曲池、分推胸阴阳、分推背阴阳、按弦走搓摩、揉大椎。

内伤咳嗽者，加补脾经，补肺经，补肾经，揉二马，按揉气海，揉中府，揉肺俞，揉擦肾俞，以补脾养肺益肾。

【文献辑录】

《小儿按摩经》：小儿咳嗽，掐中指第一节三下，若眼垂，掐四心。

《小儿推拿方脉活婴秘旨全书》：咳嗽何因？风寒痰火。

《小儿推拿方脉活婴秘旨全书》：有声无痰兮，肺被火炎；有痰无声兮，脾遭湿挠。春作气升夏火炎，秋从虚冷冬寒滞。涎鼻结痰在肺，午后嗽作；阴虚久嗽，龟胸须知莫治。

《万育仙书》：肺经有病咳嗽多，可把肺经久按摩。

《万育仙书》：退肺经病，以肺经为主。补肾水，分阴阳，运八卦，凤凰单展翅，二龙戏珠，天门入虎口，揉肐肘。

《医学研悦·附刻小儿推拿》：肺经有病咳嗽多，离轻坎重久推摩，肾水阴阳分左右，免教咳嗽到沉疴。一退肺经之症，以泻肺为主，推肾水分阴阳，凤凰单展翅，二龙戏珠，推天河水，入虎口。

《幼科百效全书》：咳嗽，掐中指第一节。有痰，掐手背第一节即止。

《小儿推拿广意》：咳嗽门，治宜推三关，六腑，肺经（往上一百二十），二扇门，二人上马，五总（六转六掐），多揉肺俞穴，掐五指节，合谷，运八卦，多揉大指根，掐精宁穴、涌泉，天门入虎口，板门。痰壅气喘，掐精灵穴，再掐板门。痰结壅塞，多运八卦。干咳，退六腑。痰咳，退肺经，推脾，清肾，运八卦。气喘，掐飞经走气，并四横纹。

《幼科推拿秘书》：虚嗽，又当补脾土，而益肺气，运土入水，借土气以生金，则咳自愈。

《幼科推拿秘书》：咳嗽歌……总法宜分阴阳，运八卦。

《幼科推拿秘书》：肺经热清寒补，揉二扇门，运五经，二人上马，掐五指节，掐精宁穴，揉天枢，前揉膻中，后揉风门，两手一齐揉，补脾土，侧推三关。心经热凉寒补，按弦走搓摩，离上推至乾上止，中虚清，揉肺俞穴，拿后承山穴。

《推拿三字经》：虚喘嗽，二马良，兼清肺，兼脾良。

《理瀹骈文》：治咳嗽不止，并胀满痰喘者，乱发香油煎入宫粉和匀擦胸口。凡劳嗽、火嗽、久嗽、干嗽、食嗽、酒嗽，用青黛、瓜蒌、贝母研末和白蜜为丸擦更佳。干咳嗽火郁也，姜汁和蜜擦背佳。

三、头　痛

多种急慢性疾病都可以出现头痛。婴幼儿头痛不能自述，往往表现以手拍打自己的头，或突然尖声哭叫，或烦躁不安，年长儿一般能说明头痛症状。

头痛的原因在小儿时期最常见的是全身性疾病，如发热、营养不良、高血压、代谢或内分泌失调的疾病，各种中毒及精神紧张等；还可见于颅外局部因素，颅脑内疾病等因素。推拿适于治疗无器质性疾病的功能性头痛。

中医认为头为诸阳之会，凡五脏之精血，六腑之清阳，皆上注于头。无论外感或内伤，皆可循经上逆而致头痛。外感头痛主要为小儿肌肤嫩薄，卫外不固，易受外邪，风为百病之长，风邪挟寒、挟热、挟湿等由肌表客于经络，气血阻滞，上扰清窍，清阳受阻，则致头痛。小儿内伤头痛主要责之于肝、脾、肾。若情志不和，肝失疏泄，郁而化火，或肝肾阴亏，水不涵木，肝阳上扰，清窍受扰而头痛；或因脾胃虚弱，失于健运，生化不足，营血亏虚，不能上荣脑髓而头痛；若脾虚生湿，湿聚成痰，痰浊上扰，阻遏清阳而头痛；若禀赋不足，肾阴久亏，髓海空虚亦可发生头痛。

治疗本病以通络止痛为主。

常用推拿方法：开天门、推坎宫、揉太阳、揉天庭、揉天心、揉眉心、掐阳池、按风池。

风寒头痛者，加揉一窝风、推三关、揉二扇门、按风池。

痰湿头痛者，加补脾经、推运内八卦、清肺经、揉外劳宫、揉一窝风、按揉丰隆。

血虚头痛者，加补脾经、补肾经、揉中脘、推揉脾俞、肾俞、揉足三里。

【文献辑录】

《小儿按摩经》：头疼，推三关、分阴阳、补脾土、揉大肠经各一百，煅七壮，揉阴池一百；不止，掐阳池。

《万育仙书》：头痛，推三关，分阴阳，补脾土，揉大肠、太阳，掐阳池、肘肘、印堂、肺经、承浆，葱敷脐，艾敷头项。

《推拿秘旨》：头痛，推三关五十，推脾土二十，揉太阳五十，分阴阳五十，阳池一截，姜汤推之，要汗艾一丸，敷脑顶忌食一时。

《小儿推拿广意》：小儿头痛，揉脐及阳池外劳宫，头向上者，宜补脾土，运八卦，为主。

《小儿推拿广意》：一两手抄停，食指尽处为列缺，止头疼，中指尽处为外关，止腰背痛，大人通用。

《幼科推拿秘书》：治头痛，乃心经热也，宜清心经，捞明月，治头痛，宜掐阳池，揉外劳，若头向上，又宜补脾土，运八卦。

《推拿三字经》：头痛良，阳池穴。

《推拿三字经》：风头痛，蜂入洞，左右旋，立无恙。

《推拿三字经》：中气风，男女逆；右六腑，男用良；左三关，女用强。

《推拿述略》：头疼腹痛，外劳穴在手背之中，推时屈儿小指而重揉，此穴能驱散风寒，又头疼腹痛亦可揉此。

四、发　热

发热是指体温异常升高。体温的恒定受体温调节中枢的支配，通过自主神经及其在各组织器官的温度感受器的冲动来调节产热和散热过程，保持两者的功能达到平衡。正常小儿每日体温可有波动，当超过基础体温1℃时，可认为发热（测体温应在活动后半小时或进食后1小时为准）。

发热是由多种疾病引起的，但热度的异常升高与疾病的严重程度不一定成正比。若不明原因发热及反复发热，应做常规辅助检查，查明发热原因进行治疗。

中医认为引起发热可根据其感邪之不同和体质的因素分为外感、内伤两个方面。外感发热常因六淫之邪及疫病之气所引起，发病较急，属实证为多；内伤发热多为乳食积滞、气血虚弱致脏腑功能失调而成，起病较缓，属虚证为多。

治疗本病以通解清热为主。

常用推拿方法：开天门、推坎宫、揉太阳、清肺经、清天河水。

偏风寒者，加推三关、掐揉二扇门、拿风池。

偏风热者，加退六腑、推天柱骨、推脊。

挟惊者，加揉精宁、威灵。

阴虚内热者，加补脾经、补肺经、推手心、揉二人上马、清天河水、推足心、按足三里。

伤食发热者，加清胃经、清大肠、揉板门、推运内八卦、清天河水、退六腑、摩腹、揉天枢。

【文献辑录】

《小儿推拿秘诀》：遍身潮热，乳食所伤，推脾土肾水为主。

《小儿推拿秘诀》：气吼虚热，补脾土、推肾水为主。

《幼科百效全书》：潮热症，或口内生疮，五心烦热，将茱萸八钱，灯心一束，和水捣烂，做成一饼，贴在男左女右脚心里，裹住，退药后，推三关十下。

《推拿秘旨》：小儿潮热，或热潮，或寒多热少，诸穴宜补，得汗为度。热多寒少，诸穴宜泄，热退为度，涌泉仍前擦法。或热，或邪，或风，或痰，用麝香以唾调擦耳门，宜泄迎香，宜补脉门，各二十四转；百劳上高骨宜补，下高骨宜泄，各十四转。

《小儿推拿广意》：诸热门夫胎热者……（治法）推三关，退六腑，三焦，分阴阳，天河，揉外劳，运八卦（自坤至坎宜多二次），掐肾水、五总，十王穴，运肘肘，水底捞明月，虎口、曲池各用灯火一燋。潮热者……（治法）推三关，补心经，运八卦，分阴阳，泻五经，掐十王，掐中指，六腑，捞明月，肘肘。惊热者……（治法）推三关，肺经，分阴阳，推扇门，清心经，天河，五经，掐总经，运肘肘，捞明月，飞经走气。风热者……（治法）推三关，泻大肠，掐心经，泻肾水，运八卦，掐总经，清天河，二龙戏珠，运肘肘。烦热者……治法：推三关，掐中指，泻五经，掐十王，运八卦，揉外劳，分阴阳，退六腑，捞明月，打马过天河，运肘肘。脾热者……（治法）推三关，脾土，泻心火，肾水，运八卦，分阴阳，掐总经，推上三关（二十四），退下六腑（八十），捞明月，运肘肘。虚热者……（治法）推三关，补五经，捻五指，运八卦，捞明月，掐总经，推上三关（二十四），退下六腑（八十），分阴阳，飞经走气，运肘肘。实热者……（治法）推三关，泻五经，推大肠，清肾水，运八卦，推膀胱，分阴阳，捞明月，退六腑，打马过天河，飞经走气，运肘肘。积热者……（治法）三关，五经，脾土，大肠，心经，三焦，肾水，运八卦，掐总筋，分阴阳，捞明月，退六腑，飞经走气，运肘肘。疳热者……（治法）推三关，补脾土，推大小肠，三焦，运八卦，掐总筋，分阴阳，捞明月，推上三关（二十四），退下六腑（八十），飞经走气，运肘肘。血热者……（治法）推三关，推上三关，退下六腑，分阴阳，运八卦，五经，掐十王，掐总筋，肾水，捞明月，揉肘肘，按弦走搓摩，飞经走气。骨蒸热者，三关，六腑，运五经，分阴阳，清天河，捞明月，肾水，掐总筋，大横纹，打马过天河。壮热者……（治法）三关，六腑，肺经，分阴阳，推扇门，清心经，天河，五经，总经，运肘肘，捞明月，飞经走气。温壮热……（治法）三关，六腑，五经，大肠，肾水，运八卦，膀胱，分阴阳，捞明月，打马过天河。

《小儿推拿广意》：内热外寒者，掐肾水即止。外热内寒者，掐阳筋汗出为度。

《小儿推拿广意》：作寒，掐心经转热。作热，掐肾经转凉。

《幼科推拿秘书》：治内热外寒，掐肾水即止。外热内寒，掐阳池，推三关，汗出为度。

《幼科推拿秘书》：诸热门，法宜分阴阳，运八卦，清天河，水底捞明月，掐肾水，揉外劳，宜服延寿丹。潮热往来，法宜分阴阳，运八卦，运水入土，捞明月，宿寒加推三关，气凑则天门虎口斛肘。惊热，法宜分阴阳，运八卦，清心经，清肺经，清天河，捞明月，二人上马。风热，法宜分阴阳，运八卦，掐心经，清肺经，清天河，二人上马，运水入土，捞明月。烦热，法宜分阴阳，运八卦，泻五经，揉外牢，退六腑，清心经，清肺经，清天河，捞明月，以指掐涌泉为主。脾热，法宜分阴阳，运八卦，清心火，清脾经，掐总经，推三关，退六腑，二人上马，捞明月，宜服延寿丹。虚热，法宜分阴阳，运八卦，运五经，推三关，天门入虎口，揉斛肘，飞金走气，捞明月。实热，法宜分阴阳，运八卦，清大肠，清肾水，二人上马，捞明月，退六腑为主。积热，治法宜分阴阳，运八卦，推大肠，运五经，清心经，运土入水，捞明月，退六腑，天门虎口斛肘，飞金走气，宜服延寿丹。疳热，法宜分阴阳，运八卦，推大肠，运土入水，推脾土，揉中脘，捞明月，虎口斛肘，掐总经，少推三关，多退六腑，揉涌泉。血热，法宜分阴阳，运八卦，运五经，清肾水，二人上马，捞明月，揉斛肘，揉涌泉，推三关少，退六腑多。骨蒸热，法宜分阴阳，运八卦，运五经，清天河，掐横纹，捞明月，打马过天河，运土入水宜服延寿丹。壮热，法宜分阴阳，清天河，水底月，退六腑服延寿丹。温壮热，大便黄臭，宜微利之，法宜分阴阳，运八卦，运五经，清大肠，清肾水，捞明月，退六腑，虎口斛肘。热重不退，法宜清宜泄，水底捞月，揉涌泉，引热下行，揉脐及鸠尾。小儿口吐热气，身子不热，此心经热也。法宜分阴阳，运八卦，清心经，清天河，掐总经，补肾水。小儿诸热不退，法宜将水湿纸团，放在小儿手心内，再用水底捞明月法。惟小儿变蒸热，乃初生时阴阳水火，蒸于气血，而使形体渐长成就也，切不可推，推则受害。作热，掐肾经。

《理瀹骈文》：热证，皆可用鸡子清调绿豆粉敷，如喉闭敷颈上，吐蛔敷脐上，泻血敷脐下，吐者涂两足心，泻者涂囟门，皆法也。

《推拿三字经》：遍身潮，分阴阳，拿列缺，汗出良。

五、哮 喘

哮喘是指阵发性呼吸困难，呼气延长，喉间哮鸣声，严重时张口抬肩，难以平卧而言。《金匮要略》指出："咳而上气，喉中水鸡声。"

喘是指呼吸急促，哮是指呼吸时声高气粗，声如拉锯，《医学心悟》说："喘以气息言，哮以声响言。"哮与喘虽是两个不同的病症，但密切关联，很难分开，故统称哮喘。

哮喘病又称支气管哮喘，是一种反复发作的变态反应性疾病。由于毛细支气管的平滑肌痉挛，支气管内黏膜水肿和过多黏液分泌，引起阵发性呼吸困难及支气管哮喘，多见于四五岁小儿。《厘正按摩要术》说：小儿痰壅气塞，呀呷作声，甚至痰漫窍闭，甚至痰塞喉间，吐之不出，咽之不入，在小儿尤多。

中医认为，引起哮喘的原因：一为外邪侵袭，以感冒风寒多见，风寒犯肺，表卫不固，宣降失司，气逆而喘。二为痰邪内伏，伏痰的产生与脾肾二脏有关，脾虚不能行其津液，湿积生痰上贮于肺；新病属实，久病属虚，病久由肺及肾，肾不纳气，则少气而喘。《景岳全书·喘促》：实喘有邪，邪气实也。虚喘无邪，元气虚也。

哮喘的发生，体质是一个很重要的内在因素，有些患儿机体湿盛，体质过敏，若遇寒或闻煤气、油味、鱼腥常能诱发本病。《景岳全书》指出：喘有夙根，遇寒即发，或遇劳即发者，亦名哮喘。

哮喘一症可见咳嗽气促，喉间痰鸣，痰吐不利，甚则张口抬肩。寒喘可见有形寒无汗，四肢不温，面色㿠白，但不渴；若兼阳虚则伴有面色青灰，神疲肢冷，头汗淋淋，小便清长等；热喘则有发热面红，胸闷，渴喜冷饮，小便黄赤，大便燥秘。

《类证治裁·喘证》有：喘由外感治肺，由内伤治肾。

治疗哮喘以宽胸理气化痰平喘为主。

常用推拿法：推肺经，按天突，揉膻中，揉丹田，揉定喘，揉肺俞，揉、擦肾俞，揉中府，擦胸胁，揉肺（注：若在发作之前推拿，或运用冬病夏治原理，在伏天推拿则可获得较好效果。）

寒喘者，加黄蜂入洞，按风池，补肺经、虎口，推上三关，擦胸胁，擦背，拿肩井，以温肺化痰。

寒喘兼阳虚者，加补脾经、补肺经、补肾经、揉丹田、揉脾俞、揉肾俞、按揉三阴交，以补肾纳气。

热喘者，加清肺经、清大肠、清天河水、分推膻中、推脊，以清肺化痰。

哮喘不仅在发作期要抓紧治疗，缓解期亦当积极防治，以免迁延难治。《幼科推拿秘书》载有：小儿痰喘，痰或作喘。彼不知吐，须用法取之，若不取吐，痰老难治。

【文献辑录】

《保幼全书》：小儿热急喘，承山穴上推下掐之。

《幼科推拿秘书》：痰喘门虚补实泄，法用分阴阳，运八卦，运五经，掐四横纹，乾离重推，补脾土。小便赤，清天河，退六腑，飞金走气。嘴唇红，按弦走搓摩，揉脐及肩井、曲池。气喘，合阴阳，又总筋，清天河立止。气吼发热，揉承山，天门入虎口，揉肘肘，赤凤摇头，飞金走气。痰盛，眼欲上窜，头往上昂，掐两乳下一指期门穴，即止。痰迷心，清心经，清肺经，揉外劳宫，揉精灵，掐五指节，天门虎口肘肘。

《幼科推拿秘书》：面青发喘，清肺经，发热清天河，捞明月小许，痰喘推法尽此矣。方用麦门冬煎汁，入洋糖晚煎，次早热服，五次即愈。

《幼幼集成》：（开闭法）凡小儿风痰闭塞，昏沉不醒，药不能入，甚至用艾灸之，亦不知痛者，盖因痰塞其脾之大络，截其阴阳升降之隧道也。原非死证，用生菖蒲、生艾叶、生姜、生葱各一握，共入石臼内捣如泥，以麻油好醋同前四味炒热，布包之，从头项背胸四肢，乘热往下熨之，其痰一豁，倏然而醒，此方不特小儿，凡闭证皆效。

《推拿三字经》：痰壅喘，横纹上，左右揉，久去恙。

《厘正按摩要术》：小儿中指由根掐至尖数下，再推涌泉穴，左转不揉，以中指对按颊车穴，用耳挖爬舌上，即吐痰，此在上者，因上越之法也。

《厘正按摩要术》：小儿气海穴，医者以手指曲节抵之，旋之放之，以是法取痰，痰即下，此在下者，引而竭之法也。

《理瀹骈文》：利痰用前青金锭入木香汁和蜜擦胸。

《理瀹骈文》：摩芥苨轻粉于背治哮喘咳嗽及痰结胸，白凤仙花根叶熬浓汁，擦背上极热……又痰实气喘者，用紫苏叶、白苏子、萝卜子炒熨亦良……肺热喘急，寒热往来，挑皮芫花煎汤擦胸口，数刻即止。

《理瀹骈文》：痰喘症，生矾、米粉、醋和饼，包足心一宿，痰自下。寒邪入肺，寒郁为热，痰喘上气，肺胀胸鮯……朱砂二钱半，甘遂一钱半，轻粉五分，为末，每取一字，以温浆水少许，上滴香油一点，抄药在油花上，待药沉到底，去浆水取药用，敷脐上。

六、支气管肺炎

支气管肺炎又称小叶性肺炎，为小儿最常见的肺炎，尤以婴幼儿为多。

肺炎多发于冬春寒冷季节及气候骤然变化之时，由细菌或病毒引起。一般支气管肺炎大都由肺炎球菌所致，主要病变散布支气管附近的肺泡，支气管壁及黏膜发炎，不影响深部，无明显间质性病变。有时小病灶融合成为较大范围的支气管肺炎。

弱小婴儿大都起病缓慢，发热不高，咳嗽与肺部体征不明显，或仅有呼吸音变粗或减轻。常见呛奶、呕吐或呼吸困难，呕吐常发生在较强的咳嗽之后。

肺炎时，由于肺泡内充满炎性渗出物，加上乳幼儿呼吸系统管腔狭窄，使气体交换面积减少及病原微生物的作用，可发生不同程度的缺氧和中毒症状，如腹胀、呼吸困难、高热、嗜睡、昏迷、抽搐等。

在中医文献中关于肺咳、肺胀、咳嗽上气、马脾风、肺风痰喘中都有类似本病的记载。

一般来说，肺炎属温热病范畴，《温热篇》云"温邪上受，首先犯肺"；《外感温病篇》云"风温为病，春月与冬季居多，或恶风或不恶风，必身热咳嗽烦渴"；《时病论》冬温篇中有"其症头痛，有汗，咳嗽，口渴，不恶寒而恶热……或胸痛"。麻疹和感冒等其他疾病，亦可并发肺炎，《麻科活人全书》中就有"肺炎咳嗽"的记载。

本病多因感受外邪为主，或其他疾病传变造成肺闭所致。风温犯肺，肺卫受邪，正邪相搏而见寒战、发热，肺气上逆而咳喘；若风热犯肺或寒郁化热，痰热瘀肺阻滞气道，肺络受损而气急痰喘，壮热鼻煽，咯铁锈色痰。

如果热邪炽盛，灼肺伤津，温毒内陷则症候急暴，出现高热，神昏，谵语，抽搐；也可由邪盛正衰而发病急骤出现正虚邪陷的凶险之候。

治疗本病以宣肺为主。

常用推拿法：清肺经，推上三关，退下六腑，按天突，开璇玑，按弦搓摩，按肺俞。

偏于寒者，加黄蜂入洞、按风池、揉二扇门、推上三关、擦胸背，以宣肺解表。

偏于热者，加清天河水，退下六腑，分推胸、背阴阳，分推腹中，推天柱，推脊，以辛凉解表，宣肺化痰。

热毒甚者，加掐十王、清心经、揉小天心、水底捞月、清天河水、推膻中，以清热解毒。

【文献辑录】

《推拿秘旨》：痰胀，小儿胸膈痰胀，推横纹板门，一时就通。

《保赤推拿法》：掐精灵穴……治痰喘，气吼，干呕，痞积。

《幼科集要》：开璇玑……凡小儿气促胸高，风寒痰闭，夹食腹痛呕吐泄泻，发热搐搦昏迷不醒，一切危险急症。

《理瀹骈文》：咳嗽发喘，鼻扇肺胀用明矾一钱，白蜜调擦胸。

《理瀹骈文》：肺胀，又古方有杏仁、青黛、诃子肉佐以海粉、半夏、便香附、瓜蒌加姜汁白蜜者，可以擦胸背。

七、暑热症

小儿暑天长期发热，伴有口渴多饮、多尿、少汗或无汗，天气愈热体温愈高，与气候关系密切，为乳幼儿时期所特有，多见于6个月至2周岁者，故又称"小儿夏季热"。

小儿时期中枢神经系统调节功能差，体表面积相对较大，皮肤汗腺发育不全，体温调节功能较弱，不能耐受炎热暑气，因此在夏季气温升高时可见长期发热。

小儿夏季热虽在气候变凉时会自然痊愈，但因持久发热，会出现食欲减退、精神萎靡、抵抗力低下而并发其他病症，使病症延长不利于恢复。并发症中以消化不良、呼吸道感染为多见。高热时，患儿会出现烦躁不安、惊跳。

中医认为，小儿脏腑娇嫩，形气未充，若外感暑气，熏灼皮毛，腠理闭塞不开，汗不能泄，热不得散而发热；肺为暑气熏灼、津液耗损、来源不足，无以输布且腠理不开而无汗；暑气内蕴蒸逼、耗伤胃津、不能上润口舌而口渴引饮；肺能通调水道，若暑气熏肺则伤肺，肺气虚不能化水，水液下趋而多尿，尿多伤津损阳而小便清长。

治疗本病以清热为主。

常用推拿方法：清胃经、清肺经、补肾经、水底捞月、清天河水、揉二扇门、揉肺俞、推脊、推涌泉。

鼻塞者，加揉迎香以开鼻窍。

脾虚者，加补脾经、揉中脘、摩腹、揉足三里、捏脊以健脾。

惊跳者，加掐十王、揉小天心以镇惊。

【文献辑录】

《幼幼集成》中所说的"上消"类似本病：消渴，由心火动而消上，上消乎心，移热于肺，渴饮茶水，饮之又渴，名曰上消，小便最多，由其水不能停，所以饮水无厌。

八、疰 夏

疰夏又称注夏，是春夏之交所发生的一种季节病，多见于江南潮湿之地。本病的主要表现为全身倦怠、食欲减退、大便不调等。因多在春末初夏发生，至秋凉后可逐渐好转。

中医认为疰夏的发生，除小儿体质娇嫩、脾胃虚弱、元气不足外，暑湿困脾也是一个重要原因。因此变化在脾、胃两经。小儿先天不足，入夏后不能耐受暑湿之气，从而出现以上症状。

治疗本病以健脾益气化湿为主。

常用推拿方法：补脾胃、揉板门、揉二人上马、揉中脘、摩腹、按揉足三里、揉龟尾、捏脊。

伴低热者，加揉二马、清天河水。

《脾胃论》：时当长夏，湿热大胜，蒸蒸而炽，人感之多四肢困倦，精神短少，懒于动作……不思饮食，自汗体重，或汗少。

九、呕　吐

呕吐是由于食管、胃或肠道呈逆蠕动并伴有腹肌强力痉挛性收缩，迫使食管或胃内容物从口、鼻腔涌出，在婴儿时期较为多见。古人以有物有声为呕，有物无声为吐，《小儿推拿广意》中说："有物有声名曰呕，干呕则无物，有物无声名曰吐。"

由于婴儿胃呈水平位、胃肌尚未发育完全、贲门肌较弱、幽门肌紧张度高的解剖特点，或由胃内乳汁较多，吮乳时吞入少量空气导致乳汁自口角溢出的"回乳"现象则不属病态。

引起呕吐的常见原因是消化道功能异常。

中医认为，胃以降为和，凡外感内伤均可使胃气不和而上逆引起呕吐。《内经》中有"诸逆冲上，皆属于火"及"诸呕吐酸，皆属于热"之说。《幼幼集成》指出："夫呕吐者，阳明胃气下行曰顺，今逆而上行，故作呕吐。"《厘正按摩要术》认为"呕属阳明有声有物、气血俱病也，吐属太阳有物无声、血病也，哕属少阳、气病也"。

呕吐之症可单独出现，但往往伴有其他不同原因。《小儿推拿广意》中说，呕吐"有胃寒胃热之不同，伤食胃虚之各异"。

小儿为稚阴稚阳之体，脏腑娇嫩，脾胃运化功能较差，加之风、寒、暑、湿等外邪犯胃，导致胃失利降、气机上逆者，可见突然呕吐、来势较急、乳食不化、无酸臭，一般伴有寒热。

因饮食无节制或卫生不注意，使胃纳失司，食物停滞难以消化，郁久化热蕴于胃肠，阳明胃气不能下行，上逆呕吐者有厌食、脘腹胀满、口渴欲饮冷、呕吐之物有酸腐之味，吐后较安。

若是由久病脾胃虚弱、胃阴不足、运化功能失司，不能承受水谷而引起呕吐的有神疲乏力、睡卧露睛、四肢不温、食入稍多即吐、次数多而吐出物少、口不渴、小便清利的现象。

治疗呕吐以和胃降逆为主。

常用推拿法：揉胃俞、推板门、推中脘、揉中脘、摩腹、按揉足三里。

外邪犯胃者，加推攒竹、分推坎宫、推太阳、清大肠、揉外劳宫，以解表化浊。

伤于饮食者，加清脾胃、清大肠、推板门、运内八卦、推下七节骨，以消食导滞。

脾胃虚弱者，加补脾土、揉板门、捏脊等法以健补脾胃。

长期呕吐则影响营养的吸收，产生营养不良和维生素缺乏症等。《小儿推拿广意》指出："凡吐不问寒热，久吐不止，胃虚生风，恐成慢惊之候，最宜预防。如已成慢脾风症，常呕腥臭者，胃气将绝之兆也。"

【文献辑录】

《小儿推拿方脉活婴秘旨全书》：夫小儿吐泻，皆由乳食过度，冷热不调，脾胃不和，传化失常，停滞于内，外感寒热，而吐泻作矣。泻黄、呕逆为热；泻清、吐乳为寒。须认的当可也。

《小儿推拿方脉活婴秘旨全书》：小儿翻吐后，搐热气长呼，此病知医疗，其原号胃虚。此体弱，元气虚，不思饮食，肌肉不生。

《小儿推拿秘诀》：吐乳，有寒，分阴阳上为主。

《小儿推拿秘诀》：干呕，精宁穴为主。

《幼科百效全书》：（《内经》曰）胃虚则吐，脾虚则泻，脾胃俱虚，吐泻兼作，宜辨虚实而治之。

《幼科百效全书》：（《内经》曰）呕吐皆属于胃，胃虚则吐，胃热则呕，火气炎上之象。盖吐有冷吐、热吐、积吐、伤风嗽吐、伤乳吐、气乳吐也。

《小儿推拿广意》：（热吐者……治法）推三关，脾胃，肺经，十王穴，掐右端正，运水入土，八卦，分阴阳，赤凤摇头，揉总经，六腑，揉斛肘。冷吐者……治法：推三关，补脾胃，肺经，掐右端正，八卦，分阴阳，黄蜂入洞，赤凤摇头，三关（八十），六腑（二十四），斛肘。

《小儿推拿广意》：（伤食吐者……治法）推三关，五指尖，掐右端正，推脾土，八卦，分阴阳，捞明月，打马过天河，六腑，斛肘。

《小儿推拿广意》：（虚吐者……治法）推三关，补五经，多补脾胃，掐右端正，运土入水，八卦，分阴阳，赤凤摇头，三关（二十四），六腑，补大肠，肘肘。

《幼科推拿秘书》：热吐，法宜分阴阳，运八卦，清肺经，板门至横纹，补脾土，揉外劳，乾离重揉，赤凤摇头，捞明月。冷吐，法用分阴阳，运八卦，推三关，推肺经，推脾土，推板门至横纹，乾离重揉。伤食吐，法宜分阴阳，运八卦，揉中脘，按弦走搓摩，揉脐及龟尾，补脾土。虚吐，法宜分阴阳，运八卦，推三关，多补脾土，运五经，运土入水，板门推至横纹。

《幼科推拿秘书》：治吐，揉心窝。

《幼科推拿秘书》：板门直推到横纹……止吐神效；横纹转推到板门，止泻神效。

《理瀹骈文》：治呕吐面赤，手足心热者，以竹茹生姜绞汁棉浸擦胸口。

《理瀹骈文》：大吐不止，附子煎汤抹足。

《孵溪外治方选》：寒症吐蛔，花椒乌梅肉捣研，擦胸口。

十、呃　逆

呃逆俗称"打嗝"，是指气逆上冲，喉间呃呃作声为特征的一种病证。打嗝是由于各种原因引起膈肌痉挛而造成喉间发生"呃呃"的响声，一般不作为一种疾病，可自行缓解；若出现持续性的呃逆不止，或是间歇性发作，会引起小儿烦躁不安、哭闹，甚至影响食欲，应及时治疗。

中医认为其证有虚实之分，多因寒邪、胃火、食滞、气郁，或中焦虚寒，或下元亏损，或病后虚羸，使胃气上逆，失于和降所致。如进食过快过饱，过食生冷，或因病而服寒性药物过多，寒伤中阳，阴寒凝滞，而见呃逆；或因过食辛热炙煿之物，燥热内盛，阳明腑实，气不顺行，致气逆动膈而发生呃逆；或因小儿胃肠狭小，脾常不足，若乳食不节，停积不化，则气滞不行，升降失常，胃气上逆动膈而发；或小儿先天禀赋不足，或后天失调，或久病之后，而致脾肾阳气虚损，胃气衰败，清气不升，浊气不降，虚寒之气上逆动膈而呃；或因久病伤津，或汗、吐、泻得太过，耗损胃液，胃阴不足，虚热上逆动膈而发生呃逆。

治疗本病以和胃降逆止呃为主。

常用推拿方法：按攒竹、按太阳、按内关、按膈俞（上述方法，取其一、二，呃止即可）。

胃寒者，加推三关、揉外劳宫、摩腹。

胃火上逆者，加推六腑、按揉大横、按揉伏兔。

乳食停滞者，加补脾经、清胃经、揉板门、揉胃脘。

脾肾阳虚者，加补肾经、揉脾俞、揉肾俞、揉大肠俞、擦命门以透热为度。

胃阴不足者，加揉足三里、揉血海、揉三阴交、按揉天枢、按揉大横。

十一、厌　食

厌食又称恶食，是以长期食欲减退，甚至不思饮食或拒食为主要临床表现，若外感、内伤等疾病引起的食欲减退则不属本病范畴。

不良的饮食习惯常是厌食的主要原因，高蛋白、高糖的浓缩饮食促使食欲减退；饭前吃零食、吃饭不定时、生活不规律、情绪变化，以及气候的变化等都可影响中枢神经系统的调节功能和消化液的分泌，从而造成厌食。另外，胃肠道的疾病及一些全身性的疾病均可影响消化系统的功能，而导致厌食。长期厌食可导致严重的营养不良和体力的极度衰弱，应引起家长高度重视。

中医认为小儿脏腑娇嫩，脾常不足，若乳食不节，痰湿滞留，或病久脾虚，均可影响脾胃的受纳运化功能，以及食欲减退。

治疗本病以健脾开胃，通达中焦为主。

常用推拿方法：补脾经、摩腹、揉中脘、按揉足三里、捏脊、揉脾俞、揉胃俞。

脾胃积食者，加清脾胃、揉板门、清天河水，以消食导滞。

脾胃虚弱者，加推三关、揉外劳宫，以健脾助运。

【文献辑录】

《小儿推拿秘诀》：凡小儿无他病，惟有风寒水湿伤乳伤食之症。

《小儿推拿秘诀》：亥子时，喉中有痰，食不消，睡多不省，此亦脾病。法亦当多分阴阳，推心经、脾土，急用吐法益黄散、导赤丸。

《小儿推拿秘诀》：婴儿常病，伤于饱也。养小儿之法，第一在节其乳食，宁可不时少与之，切不可令一殠粗饱。乳食后，最要忌风。每见士大夫之家，多雇奶娘，其痛痒既不甚相关，而为父母者，又一切交付与他，不自经心。为奶娘者，但见小儿之哭，惟恐父母闻之，多勉强与之乳食。甚有能食者，暗地与之糖粑饼果坚硬甜冷之物，免其一时之哭。且又不知避风，为害不小，不可不慎也。要得小儿安，多受饥与寒，此语有味。但所谓寒者，无令过暖，非令受风寒也。

《万育仙书》：脾经有病食不进，推动脾土效必应。退脾经病，以脾土为主。推三关，运八卦，艮重，推肺经，分阴阳，推四横纹，天河入虎口，归肘肘。

《万育仙书》：胃经有病食不进，脾土大肠八卦应。

《医学研悦·附刻小儿推拿》：脾经有病食不进，补脾八卦阴阳并，又开肺腑虎横纹，立时攻效如神圣。一脾土以补为主，推三关、运八卦，艮要重，分阴阳，推四横纹，推天门入虎口。

十二、疳　积

疳积是疳证和积滞二症的总称，积滞和疳证有轻重之分，二者关系密切，在临床中多且并见。

积滞是指小儿因内伤乳食、停滞不化、气行受阻所形成的一种慢性消化功能紊乱的综合征，以不思饮食、食而不化、形体消瘦、大便不调为特征。积久不消，转化为疳，故有"无积不成疳、积为疳之母"等说。《厘正按摩要术》：由乳食积滞、胸闷肠鸣、嗳气酸腐、见食则恶或胀或痛、大便臭秽、矢气有伤食之味，夹寒则面色㿠白、舌苔白腻、口吐清水、食物不化、手足时冷，夹热则面赤、唇干、口渴、舌苔黄腻，积久脾伤，延成疳疾。

疳证是指小儿饮食失调，喂养不当，脾胃虚损，运化失权，以病程缓慢、形体消瘦、毛发枯憔、腹大筋暴、神疲乏力为特征。前人说疳为甘、为干，前者指病因，后者则指病症。《厘正按摩要术》：疳者干而瘦也……凡疳疾初起，尿如米泄、午后潮热或因吐泻疟痢日久失治……致令青筋暴露、肚大坚硬、面色青黄、肌肉消瘦、皮毛憔悴，而疳证成也。

疳积与现代医学所称营养不良相类似，营养不良由喂养不当或饮食不足或消化功能不健全、经常呕吐、腹泻等多种因素所致。本病重者由于抵抗力极度降低，常有各种并发症，以低血色素性贫血、各种维生素缺乏等症最为多，影响患儿正常发育。

引起疳积的主要原因是饮食不当伤脾或久病脾虚。《幼科铁镜》：疳者干而瘦也，此由寒热失理，饮食不节，或因吐久、泻久、痢久、疟久、热久、咳久、疮久，以致脾胃亏损、亡失津液而成也。

饮食伤脾主要由于喂养不当或不足，饮食过量或无节制，饥饱无度，缺乏营养或过食甘甜油腻之品损伤脾胃，积滞内停不消，水谷精微不能运化，积久转而成疳，症见腹胀嗳酸、不思饮食、夜眠不安、大便臭秽或溏等。

小儿脾常不足、久病体虚，脾胃受损，不能生化气血，精微输布不能而致积，症见完谷不化、神疲困倦、形体消瘦等。

疳积严重时可见贪食形瘦、毛发干枯、腹膨筋露、尿色如乳等典型症状。

治疗疳积以消食导滞、健脾和胃为主。

常用推拿法：摩腹、揉脐、捏脊、揉脾俞、揉胃俞、按揉足三里。

饮食伤脾者，加清补脾胃、清大肠、揉板门、分推腹阴阳、揉中脘，以助消化导积滞。

体虚脾弱者，加补脾胃、揉中脘，以健补脾胃。

疳积之症宜早防早治，以免迁延日久累及他脏且缠绵难愈。

【文献辑录】

《小儿推拿方脉活婴秘旨全书》：疳之得名，过食肥甘。

《小儿推拿方脉活婴秘旨全书》：盖其病因肥甘之所致，故名曰疳。

《小儿推拿方脉活婴秘旨全书》：夫襁褓中之乳子，与四五岁之孩提，乳铺餔未息，胃气未全，而谷气未充也。不能调助，惟务姑息，舐犊之爱，恣食肥甘，瓜果生冷，一切烹饪调和之味，朝餐暮飧，渐成积滞胶固，以致身热体瘦，面色萎黄，肚大青筋，虫痓，泻痢，诸疳作矣！

《小儿推拿广意》：治宜推三关，六腑，脾土，运八卦，大肠，五经，心经，清天河水，板门，运水入土。

《小儿推拿广意》：治宜推三关，六腑，多补脾土，掐四横纹，补肾水，分阴阳，掐大肠，揉板门，小横纹，运八卦（退艮重），二扇门，天门入虎口，发热腹痛，加水里捞明月，大便秘结，多推六腑，小横纹，揉掐肾水，腹痛泄泻，掐一窝风，揉脐及龟尾。

《小儿推拿广意》：一揉二大指头顶，向外转三十六，随掐之，主醒脾消食。

《小儿推拿广意》：大抵疳之为病，皆因过餐饮食，于脾家一脏有积不治，传之余脏而成五疳之疾，若脾家病去则余脏皆安，苟失其治，日久必有传变，而成无辜之疾，多致不救，可不慎哉。

《幼科推拿秘书》：五脏俱能成疳，先从脾伤而起。

《幼科推拿秘书》：以补脾为主，法宜分阴阳，运八卦，少推三关，多退六腑，侧推大肠到虎口，清天河，清肾水，按弦走搓摩，重补脾土，方用延寿丹，决明良方。

《幼科推拿秘书》：法宜分阴阳，运八卦，运五经，掐小横纹，揉板门，推大肠，推三关，退六腑，天门虎口，肘肘，重补脾土，揉中脘。发热，加捞明月，揉脐及龟尾。腹痛，掐一窝风，揉中脘。膨胀，加按弦走搓摩，不化饮食，揉外劳宫。

《幼科推拿秘书》：治内消，久揉脾土后心，以肚响为度。

《厘正按摩要术》：疳疾，分阴阳（二百遍），推三关（一百遍），退六腑（一百遍），推脾土补清（各二百遍），推肾水（一百遍），揉肚（一百遍），摩脐左右旋（各一百遍）。

《厘正按摩要术》：疳者，干而瘦也。由小儿禀赋气血虚弱，脏腑柔脆，或乳食过饱，或肥甘无节，停滞中脘，传化迟滞，肠胃渐伤，则生积热，热盛成疳，则消耗气血，煎灼津液。凡疳疾初起，尿如米泔，午后潮热，或因泻疟痢，日久失治，以及久热、久汗、久咳、久疮，致令青筋暴露，肚大坚硬，面色青黄，肌肉消瘦，皮毛憔悴，而疳证成矣。

《厘正按摩要术》：脾疳，则黄瘦，头大胫细，或喜吃米，吃茶叶，吃泥土，或吐泻烦渴，大便腥黏。

《孵溪外治方选》：食伤食冷及难化之物，生姜或紫苏煎汤，揉擦心胃肚腹，气通食自化。

《推拿述略》：食滞腹胀，大指端之脾位，掌心之艮位俱属中土，旋推指上之脾位，揉擦掌上之艮位，皆能健运中州，如食滞腹胀等症，于胸脘人字骨下须兼以两大指分开往下推之。

十三、腹　痛

腹痛多由腹部器官病变所致。功能性腹痛常因单纯的胃肠痉挛引起，如消化不良、蠕动紊乱、过敏性肠痉挛等；器质性病变则腹痛持续，且有固定性，有压痛、紧张、肿物或肠型，如阑尾炎、肠梗阻、消化性溃疡等。有些器质性病变可为肠痉挛的诱因，如肠寄生虫、肠炎的黏膜病变、肠粘连以及腹部肿物等。可由于肠蠕动或暂时痉挛引起腹痛阵发性增剧。

腹痛在小儿比较常见，腹腔中有肝、胆、脾、肾、大肠、小肠、膀胱、胞宫等脏腑，手足三阴、足少阳、足阳明、冲、任等经脉循行。凡由各种原因引起这些脏腑、经脉有病变都可引起腹痛之症，因此，腹痛一症也较复杂。《小儿推拿广意》指出："盖小儿腹痛，有寒有热、有食积、癥瘕、偏坠、寒疝及蛔虫动痛，诸痛不同，其名亦异，故不可一概而论之。"

引起腹痛的原因虽多，而以寒、热外邪搏结肠间、伤食、虫扰等因最为常见。《小儿推拿方脉活婴秘旨全书》中说"腹痛多缘乳食积，邪气正气相交击，挟寒挟热亦其因……""小儿腹痛是虫攻，食多肥甘故长虫……"

因受寒邪侵袭而致寒邪搏结肠间，寒则收引，寒凝气滞，经络不通，气血壅阻不行引起的腹痛较为迅疾，痛时以手按之则痛稍止，常伴有发热、恶寒、便溏、小便清利等。至于体虚脾胃虚寒、运化无能、气血不足而腹痛则绵绵不止、肢冷欠温、神疲等。

如因暑热结于肠胃，腑气不通，气机受阻而致，腹痛则时作时止、肚皮发烫、面赤口气热、烦渴、便秘溲赤，暑月为多。

若伤于饮食，乳食积滞壅阻，脾胃运化失司，升降无能，气郁不通形成的腹痛，可见腹胀拒按、弹如鼓响、不思饮食、嗳酸、矢气则舒、便后痛减。

至于虫扰肠中，或窜胆道，或结成团，气血逆乱而痛者，则有腹痛突然、脐周为甚、按之有块、攻痛顶痛，甚至屈腰扑身、口流青涎。

治疗腹痛以温通经络、调和气血为主。《厘正按摩要术》中说：（按）腹痛一证，寒淫为多，热淫为少，以寒则易于阻塞阳气也。气滞者多，血滞者少，理气滞不宜动血，理血滞则必兼行气也。先哲以痛则不通，通则不痛，故治痛大法，不外温散辛通，而其要则初用通腑，久必通络，宜审虚实治之。

常用推拿法：摩腹、揉脐、按膀胱经相应腧穴（如肝、胆、脾、胃、肾俞等）、按揉足三里。

寒邪侵袭者，加揉外劳宫，按一窝风，推上三关，拿肚角以温中散寒止痛。《素问·举痛论篇》：寒气客于肠胃之间，膜原之下，血不得散，小络急引，故痛；按之则血气散，故按之痛止。

脾胃虚寒者，加补脾胃、揉板门、揉中脘以健脾和胃、温中散寒。《景岳全书·卷二十五·杂证谟·心腹痛》：凡虚痛之候，每多连绵不止，而亦无急暴之势，或按之揉之，温之熨之，痛心稍缓。

受暑热而痛者，加退下六腑、水底捞月以清热利火。

食积而痛者，加清脾经、清大肠、推胃脘、分推腹阴阳以消食导滞，和中止痛。

因虫扰腹痛，加搓脐、推脐、揉天枢、拿肚角以驱蛔安虫止痛。

导致腹痛的原因很多，除上述外，有些器质性病变引起的可用推拿止痛，但常须做其他处理，如外科手术治疗等，因此要注意鉴别诊断，以免贻误病机。

【文献辑录】

《小儿按摩经》：肚痛，推三关、分阴阳、推脾土各一百，揉脐五十，腹胀推大肠；不止，掐承山穴。

《小儿推拿方脉活婴秘旨全书》：腹痛因寒，亦多火热。手不可近为实，按之痛止为虚；无休无歇为寒，时痛时止为热。绞肠痧痛，则口唇青黑；手足青冷，则危笃难医。当胸却是心疼，膈下积居胃脘。小腹寒疼，当脐食积。膀胱虚冷无约制，故令睡里遗尿；小肠心热入膀胱，小便因而赤涩。

《小儿推拿秘诀》：凡遇小儿之不能言者，偶然恶哭不止，即是肚疼。肚疼，每次分阴阳二百，推三关一百，退六腑一百，推脾土一百，天门入虎口一十，抱手揉肚二三百，揉窝风穴五十，掌心揉脐一二百，吐法可用。上滚水推，用艾槌饼敷脐，忌乳食，要常带饥饿。

《小儿推拿秘诀》：肚痛，擦一窝风为主，并拿肚角穴。

《万育仙书》：肚疼，三关、阴阳、脾土、揉脐、大肠、掐承山。

《景岳全书》：凡虚痛之候，每多连绵不止，而亦无急暴之势，或按之、揉之、温之、熨之，痛心稍缓。

《幼科百效全书》：小儿腹痛，其因不一，有饮食停滞而痛者，其候按之坚痛，身热恶食……有积痛者，则腹痛欲便，便下酸臭，便后痛减，或闭涩，其症面色萎黄，身热，不思乳食，足冷嗜卧……有虫痛者，蛔虫长尺许或五六寸，居胃脘之间，动则吐清涎，扑身啼哭，面黄唇白，时痛时止……又有血鳖，动则刺心而痛，面黄肌瘦，能食……如火痛者，口中气温，面赤壮热饮冷……寒痛者，口气冷不思饮食，呕逆，泄泻，此寒水侮土也……虚痛者，消导后，其腹尚痛，按之不痛是也。

《小儿推拿广意》：（热腹痛者……治法）三关，六腑，推脾土，分阴重阳轻，黄蜂入洞，四横纹。

《小儿推拿广意》：（寒腹痛者……治法）三关，运五经，二扇门，一窝风，按弦走搓摩，八卦，揉脐及龟尾。

《小儿推拿广意》：（气滞食积而痛者……治法）推三关，分阴阳，推脾土，揉脐及龟尾，掐威灵。若腹内膨胀推大肠。久揉止肚疼，足三里属胃，久揉止肚疼，大人胃气痛者通用。

《幼科推拿秘书》：小儿腹痛有三，或冷，或热，或食积，脐上者热，脐中者食，脐下者冷。热痛，法宜分阴阳，阴重阳轻，运八卦，运五经，推三关少，退六腑多，揉一窝风，大陵推上外劳讫，补脾土，虎口肚肘。伤食痛，法宜分阴阳，运八卦，运五经，侧推虎口，补脾土，揉一窝风，揉中脘，揉板门，天门虎口肚肘，揉脐及龟尾，大陵推上外劳宫讫，运土入水。冷痛，法宜分阴阳，阳重阴轻，运八卦，运五经，掐一窝风，按弦走搓摩，推三关，推肚角穴，揉脐，推脾土，天门虎口揉肚肘，大陵推上外劳泄讫，补脾土。冷气攻心痛者，法宜分阴阳，运八卦，推三关，补肾水，揉二扇门，黄蜂入洞。外感内伤，法宜分阴阳，运八卦，运五经，侧推大肠，补脾土，掐四横纹，运水入土，推三关，退六腑，板门推至大横纹，横纹推转至板门。治胃气疼，久揉三里穴，以此属胃，肚痛亦用之，方用苍术面厘半，五倍子面厘半，共三厘，酒冲服之。

《幼幼集成》：（定痛法）凡小儿胸中饱闷，脐腹疼痛。一时不能得药，用食盐一碗，锅内炒极热，布包之，向胸腹从上熨下。盖盐走血分，故能软坚，所以止痛。冷则又炒又熨，痛定乃止。男妇气痛，皆同此法。

《幼幼集成》：治伤冷食，用生姜、紫苏煎浓汤，置浴盆内，令患者乘热坐汤内，以手揉其胸腹，以热汤淋之，气即通化矣。又方：以生姜捣烂，紫苏捣烂，炒热布包，熨胸腹，如冷，再炒再熨，神效。

《小儿推拿辑要》：肚痛，分阴阳二百，推三关退六腑各一百，平肝二百，直推脾二百，天门入虎口揉斟肘一百，两手揉肚二三百，掐一窝蜂五十，掌心揉脐一二百。用滚水推之，吐法可用。方用艾叶槌饼敷脐，忌乳食，要常使带饥几分。

《理瀹骈文》：受寒曲腰而啼者，腹痛也，葱、盐炒，布包熨。

《鳟溪外治方选》：小儿腹胀，肚皮青色，煎用胡粉，盐熬色变，摩腹上。

《推拿三字经》：若腹痛，窝风良，数在万，立无恙。

《推拿述略》：头疼腹痛，外劳穴在手背之中，推时屈儿小指而重揉，此穴能驱散风寒，又头疼腹痛亦可揉此。

十四、便　秘

便秘是指不能按时排便，或大便坚硬干燥、排时不爽或艰涩难以排出。

生活习惯无规律和缺乏养成按时大便的习惯，以致排便时难以条件反射；或由饮食不足、久病造成营养不良；常用泻剂或灌肠产生腹肌及肠肌瘦弱松弛而便秘。奶液中糖量不足；或食有多量蛋白质而缺少碳水化合物，则肠内分解蛋白质的细菌比发酵细菌多，大便呈碱性，造成大便干燥而次数少。总之，主要是由于大肠传导功能失常，粪便在肠内停滞过久，水分被吸收，粪质干燥坚硬难以排出。

中医认为，饮食入胃，经过脾胃运化，吸收其精微之后，所剩糟粕，由大肠传送而出。《内经》中指出"水谷者，常并居于胃中，成糟粕而俱下于大肠""大肠者，传导之官，变化出焉"。如果胃肠功能正常，则大便通畅，不致产生便秘。

便秘通常分为虚秘、实秘两类。虚秘多因气血虚弱，津液不足所致；实秘则多系燥结气滞所致。

虚秘：因饮食不足，体素虚弱，久病脾虚，运化无能，气血生化无源，气虚则传送无力，血虚则无以滋润大肠产生虚秘，症见面色㿠白，爪甲无华，形体消瘦，气短力怯，便不坚硬。

实秘：因饮食不调，过食厚味，食物停结，气滞不行，郁久化热，燥结肠道，传导失司而造成实秘，症见纳谷不香、噫气泛酸、胸胁痞满、腹中胀满、大便干燥、小便短赤。

治疗便秘以导滞通便为主。

常用推拿法：揉中脘、摩腹、推腹、揉龟尾、推下七节。

虚秘者，加补脾胃、清大肠、揉天枢、揉丹田、捏脊、揉胃俞、按揉足三里。

实秘者，加清大肠、按弦走搓摩、揉天枢，以消食行气导滞。

【文献辑录】

《小儿推拿方脉活婴秘旨全书》：（通便法）初生下，大小便不通，腹胀欲绝者，急令其母以温水漱口，吸咂儿胸、背心并脐、两手、两足四心，共七处。凡三、五次，以红赤为度。须臾，即通。不无生意。

《万育仙书》：小指根即膀胱穴，先掐后揉，大便自通。

《小儿推拿广意》：便秘者，烧酒在肾俞推上龟尾，推膀胱推下承山，但脚里边在承山旁抽骨处，亦要推下，而推此顺气之法，无急胀之患，若泄泻亦要逆推，使气升而泄可止。

《小儿推拿广意》：便秘者，烧酒在肾俞推上龟尾。

《幼科推拿秘书》：大小便结，宜分阴阳，运八卦，补脾土，清肾水，运水入土，小便结，用运土入水，大便结，用退六腑，双龙摆尾，方用葱白加蜂蜜捣成膏，摊布上，小便结，贴肾囊，大便结，贴肚脐。

《理瀹骈文》：归硝之汤，亦宜摩腹，大肠燥结，当归二两，大黄一两，芒硝甘草五钱，煎汤摩腹。

《保赤推拿法》：（虎口推到大肠经法）儿有积滞，从虎口穴侧推到大肠经，能使儿泻。

十五、婴儿泄泻

泄泻是指大便次数增多，粪便稀薄，甚至泻出如水样。婴儿泄泻是指以泄泻为主症的一个综合征，又称消化不良。以一周半岁以下婴幼儿多见，大多发生在夏秋之季。

泄泻的主要病变部位在脾、胃与大肠、小肠。《幼幼集成》中说：夫泄泻之本，无不由于脾胃，盖胃为水谷之海，而脾主运化。使脾健胃和，则水谷腐化，而为气血以行荣卫。若饮食失节，寒温不调，以致脾胃受伤，则水反为湿，谷反为滞，精华之气不能输化，乃至合污下降而泄泻作矣。

引起泄泻的原因，主要以湿盛和脾虚为主，"湿盛则滞泄"。急性泄泻以湿盛为多，慢性泄泻以脾虚为多。湿盛和脾虚二者常互为因果。

而导致湿盛和脾虚主要有三个方面的因素，一为感受风、寒、湿、暑外邪；二为饮食所伤；三为久病脾弱及小儿本身"脾常不足"。《幼科推拿秘书》指出：胃为水谷之海，其精英流布以养五脏，糟粕传送以归大肠。若内由生冷乳食所伤，外因风寒暑湿所感，饥饱失时，脾不能消，冷热相干，逐成水泻。苟脾胃合气以消水谷，水谷即分，安有水泻也。盖脾虚则吐，胃虚则泻，脾胃两伤，吐泻并作。久泻不止，元气下脱，必传慢惊。

感受外邪，夏季易感暑湿，脾喜燥恶湿，若湿困脾阳则运化无权，清浊不分，升降失常而泻；秋凉受风寒之邪，寒湿内停使脾胃运化失常，水反为湿、谷反为滞，并走大肠而泻。湿热者症见腹痛即泻，色黄且臭，小便短赤；寒湿者症见肠鸣腹痛，便稀多沫，色淡少臭。

饮食不节或不洁，脾胃受伤，宿食积滞不化，浊气壅积肠中，症见腹胀痛痞满，泻前哭吵，泻后稍安，大便量多且酸臭，嗳酸厌食。

小儿生机蓬勃、发育迅速，所需营养相对较成人为多，但小儿脾常不足，因而负担较重，易损伤脾胃造成脾虚，若泄泻不止则脾虚更甚，脾虚不能生化气血而面色㿠白，清阳不升则大便稀而不化，反复发作。

暴泻或久泻均可使津液耗伤，甚则可见气脱液竭之危候。泄泻日久又可损及肾阳，肾阳不足反而再影响脾阳，脾肾虚则泄泻无度、大便水样、完谷不化、精神萎靡、四肢厥冷。

治疗本病以健脾燥湿为主。

常用推拿法：补脾经、推大肠、清小肠、摩腹、揉脐、揉龟尾、推上七节。

偏于寒湿者，加揉外劳宫、揉天枢、揉脾俞、揉胃俞以温中散寒。

偏于湿热者，加清大肠、推上三关、退下六腑以清利湿热。

偏于食积者，加清脾胃、揉中脘、搓脐、拿肚角以消食导滞。

偏于脾虚者，加推板门、运内八卦、摩胁（章门）、捏脊、揉脾俞、揉胃俞、擦肾俞、揉足三里以健补脾胃；脾肾阳虚者再加揉肾俞、擦八髎以温补肾阳。

【文献辑录】

《按摩经》：湿泻不响，退六腑、揉脐及龟尾各二百，分阴阳、推脾土各一百，水底捞月三十。冷泻响，推三关二百，分阴阳一百，推脾土五十，黄蜂入洞，揉脐及龟尾各三百，天门入虎口、揉肘各三十。

《万育仙书》：热泻，肚不响，粪黄。退六腑（三百），分阴阳，捞明月（五十），脾土（一百），揉脐、龟尾（各三百）。冷泻，肚响粪白。推三关（二百），分阴阳（一百），推脾土（五十），黄蜂入洞，揉脐及龟尾（各三百），天门入虎口，揉肘（三十），后用灯火断之。不止，补涌泉，大肠经，五指节，外劳宫，威灵，精宁。

《万育仙书》：大肠有病泄泻多，可把大肠久按摩。

《万育仙书》：退大肠病，以大肠为主。推脾土，运八卦，离轻，乾重，揉脐及龟尾，运土入水，推肺经，推外间使，分阴阳，天门入虎口，按弦搓摩。

《医学研悦·附刻小儿推拿》：大肠有病泄泻多，揉脐尻尾按搓摩，八卦阴阳分外间，立地运动起沉疴。以大肠为主，推脾土，揉脐尻尾，运八卦，艮乾重，离轻，运肺经，外间使，按弦走搓摩。

《幼科百效全书》：热泻不响，退六腑二百，分阴阳一百。水底捞月三十，推脾土一百，揉脐及龟尾各三百。冷泻响，推三关二百，分阴阳一百，推脾土五十，黄蜂入洞、揉脐及龟尾各三百，后用灯火断之，天门入虎口，揉肘三十。

《幼科百效全书》：夫小儿泄，粪出少而势缓也。泻，粪大出而势直下不阻也。当别轻重实寒热，不可一药而治。经曰：暴注下迫，皆属于火；水液澄清，皆属于寒。是知风寒湿热皆能令人泄泻，其因不一，备陈于后。

《小儿推拿方脉活婴秘旨全书》：诸呕吐酸，暴注下迫，皆属于热。又曰：湿盛则濡泄。

《小儿推拿方脉活婴秘旨全书》：吐泻后，热泄，先拿经络，后用姜汤磨滚痰丸。定搐用开关散吹入鼻中。

《推拿秘旨》：小儿泄泻，中宛宜泻诸穴皆补。小儿肚痛，中宛泄诸穴补；小儿诸病各穴当补则补宜泄则泄，行必涌泉擦百下。撚热向上后之腹之，横运背上肩井，各一截，返凉退六腑二百，合骨穴截打冷惊止。返渐热推三关一百，推脾土五十，黄蜂入洞十下，阳池五指下各一节。返水泻，退六腑二百，退大肠五十，揉外劳宫二百。肚疼推三关五十，运八卦五十，拿天门入虎口、揉肐肘二十，一窝风手揉之，推脾土一百，艾一丸敷脐火运，禁食少用些。热水泄泻，推三关五十，退六腑二百，推肺经一百，推脾土一百，推大肠五百，运八卦二百。大肠脾重，运五经、揉掐五指节三五十下，拿天门入虎口、揉肐肘三五十下，三指揉脐并龟尾穴。心烦口燥，涌泉四五百下。转筋吐泻，并属胃经成积滞或寒冷，热则泄心经，拿住中指节，泄内关二十四转；寒则补肾经，拿住破骨指甲穴补手曲尺腕二十四转，左右同。如吐不止，即是疾盛，可用藿香正气散服之即安。又方枯矾为末每服五分，蜜汤调服。

《小儿推拿广意》：泄泻门，推三关，心经，清肾水，补脾胃，掐左端正，侧推大肠，外劳宫，阴阳，八卦，揉脐及龟尾掐肚角两旁，补涌泉，掐承山，寒症加黄蜂入洞，三关，六腑，肐肘，热症加捞明月，打马过天河，三关，六腑，肐肘。泄，龟尾骨上一，大便多而秽者不可止。上吐下泻，多推胃与阴阳，灯火五心提之，肚上五火，背上五火效。板门推上横门可吐，横门推下及板门可泄，二穴许对掐之。

《小儿推拿广意》：便秘者，烧酒在肾俞推上龟尾、推膀胱、推下承山，但脚里边在承山傍抽骨处亦要推下，而推此顺气之法，无急胀之患。若泄泻亦要逆推，使气升而泄可止。

《幼科推拿秘书》：脾胃两虚，宜大补之，法宜分阴阳，运八卦，侧推大肠到虎口，补脾土，推三关，运水入土，揉脐及龟尾讫，推补七节骨。如热，加捞明月，打马过天河。

《幼科推拿秘书》：……横纹转推到板门，止泻神效。

《小儿推拿辑要》：泄泻，分阴阳一百，推三关退六腑各一百，天门入虎口五十，补大肠二百，运土入水五十，板门推向横纹五十，推后承山五十。用姜汤水推之。

《推拿三字经》：倘泻肚，仍大肠。

《推拿三字经》：吐并泻，板门良，揉数万，立愈恙。

《推拿述略》：吐、泻，次指外侧上推能止泻。中指上节掐之能止吐。两足心涌泉穴，男者左旋推若干遍，又揉若干遍，能止吐，右旋推若干遍，又揉若干遍能止泻。如左旋推而不兼揉则能令吐，右旋推而不兼揉，能令泻也，女者反是。

《幼科集要》："（开璇玑法）……虚人泄泻者，逆推尾尻穴至命门两肾间，切不可顺推。"

十六、痢　疾

痢疾是指以腹痛、里急后重、痢下赤白为主症的肠道疾病，以夏秋季节为多见。本病为肠道传染病，由痢疾杆菌所致，患者和带菌者是传染源，着凉、疲劳、饥饿及各种急性病常为诱发因素。

痢疾在《内经》中称为"肠澼"、《金匮要略》中称之为"下利"、《丹溪心法》中称之为"时疫痢"，并指出该病具有传染性："时疫作痢，一方一家之内，上下感染相似。"

痢疾常见的原因：一为饮食生冷不洁之物、积滞肠中，湿热内蕴与肠中气血相结，传导失职，肠壁及脉络受损而致痢下脓血、里急后重。《小儿推拿方脉活婴秘旨全书》中说："向因积久多成痢，湿热肥甘滞所为，或赤或黄或下白，要分气血属何之。"二为感受夏秋季节湿热之邪，湿热熏蒸，凝结肠胃，使胃肠受损，气血两伤，而痢下赤白。《幼科推拿秘书》指出："小儿痢疾有三，不独积疳所成……赤白痢，因气血两伤，有热有寒，宜调和为主。"三为脾胃素虚，大肠气弱，风冷暑湿之邪得以乘虚而入，下痢久延不愈，脉络受损下脓血黏冻，或时轻时重，时发时止。久痢可致脾肾阳虚，时有恶化险候出现。

若因气血所伤及寒热偏胜而见赤白交杂或赤多白少或白多赤少。前人认为偏于气、寒者多为白，偏于血、热者多为红，气血两伤者赤白交杂。《小儿推拿广意》中说：夹热而痢者，则痢下红色，此风能动血也……夹冷而痢者，则下纯白冻或白上有粉红色，或似猪肝色，皆为阴症，盖血得寒则凝故也。《厘正按摩要术》中有：……而伤于气者色多白，以肺与大肠相表里也。伤于血者色多赤，以心与小肠相表里也。

痢疾多因湿热而成，若疫毒极重内炽则能内陷营分而犯心、肝等脏，其症急骤、高热、神昏谵语、抽风；若热毒上攻于胃或久痢脾虚已极，胃败不能受纳会出现恶心、呕吐、腹胀下利不止等噤口痢症候，预后险恶。《厘正按摩要术》中说：噤口痢，热毒冲胃，肠中传导皆逆阻似闭，身热、舌赤、唇红，内治以清热解毒主之。《幼科推拿秘书》指出：噤口痢，因内热不清，不投以良法，逐成噤滑。

治疗本病清利湿热为主。

常用推拿方法：清大肠、清小肠、分阴阳、清天河水、揉龟尾、推下七节、推上七节。

虚寒者，加清补脾胃、天门入虎口、推上三关、摩腹、揉脐，以温补脾胃、宣通行气。

噤口痢者，加运八卦、清心经、清肝经、退下六腑、清胃脘、摩腰俞、推委中、推承山，以清热解毒。

【文献辑录】

《按摩经》：痢，赤白相兼，寒热不调，感成此疾，姜汁、车前草汁，略推三关、退六腑、清天河水，水底捞月，分阴阳。噤口痢，运八卦，开胸，阴阳，揉脐为之。推三关、退六腑、大肠经各一百，清天河水四十，推脾土五十，水底捞月一十，凤凰展翅，泻用蒜推。补脾土，用姜推。

《按摩经》：掐大肠，倒推入虎口，止水泻痢疾，肚膨胀用之。红痢补肾水，白多推三关。

《小儿推拿方脉活婴秘旨全书》：痢名滞下，有赤有白。物积内而气滞中，白于气而赤于血。绿如菜色，良由风湿之因；黄而带赤，盖是热积所致。瘀渗兜涩莫试，通因通用为宜。呕吐因过饱中寒，痰火并胃虚所致。烦渴挟暑，肢冷中寒。月里婴儿吐乳，却缘何故？哭声未定乳之，气逆上行。大都正胃调脾。治法降痰下气。霍乱吐泻，并转筋入腹，日热夜寒互激，邪正难分。转筋者，风生肝木；大泻者，脾受湿侵。吐乃火炎心上，阴阳二气相承。暑湿霍乱，为当寒兮，姜附可称。小儿泄泻，食积之因；水泻皆绿，湿盛完谷，盖是脾虚。数至圊而便无粪泄，名大瘕泄。不泄而或多矢气，湿滞痰凝。

《小儿推拿秘诀》：红痢，每次分阴阳二百，推三关一百，退六腑二百，推大肠二百，运水入土一百，板门推向横纹五十，摩脐并腰眼及龟尾各一百二十。推委中后承山各五七十。上葱水推之，黄连甘草各等分煎汤服之。白痢，每次分阴阳二百，推三关二百，退六腑八十，推脾土一百，推大肠一百，运水入土一百，板门推向横纹三十，摩脐并腰眼及龟尾各一百二十。推委中后承山各五七十。上姜葱水推，忌生冷，甘草、黄连各等分，煎汤服之。赤白痢，每次分阴阳二百，推三关一百，退六腑一百，推脾土一百，运八卦五十，推大肠一百，板门推向四横纹五十，摩脐并腰眼及龟尾各一百二十。推委中、后承山各五七十。上葱姜水推之，忌生冷。艾叶同花椒，研饼敷脐，以绢布护之，愈而后去。噤口痢，每次分阴阳二百，推三关一百，退六腑一百，推脾土二百，推大肠二百，板门推向横纹五十，摩脐并腰眼及龟尾各一百二十。推委中、后承山各五七十。

《万育仙书》：痢疾，热多推六腑，寒多推三关。推三关，退六腑，分阴阳，运八卦，推大肠，揉脐及龟尾，推脾土，赤凤摇头，二龙戏珠。噤口痢，是热甚，要清取微汗。葱姜汤推，艾椒末敷脐。

《幼科百效全书》：痢，痢赤白相兼，寒热不调，感成此疾。用姜汁、车前草汁，略推三关，退六腑，清天河水，水底捞月，分阴阳。红痢，推三关一百，退六腑四百，分阴阳二十，推大肠二百，推脾土、揉脐及龟尾二百，男左女右。白痢，推三关一百，退肺经二百，分阴阳二百，补脾土一百，揉大肠一百，推脾土五十，揉脐五十，揉一窝风一十，揉威灵一十。若肚胀，推大肠三十。噤口痢，运八卦，开胸阴阳，揉脐为之，推三关一百，退六腑一百，清天河水四十，分阴阳二十，大肠一百，推脾土五十，水底捞月一十，双凤展翅。泻用蒜推，补用姜。

《推拿秘旨》：白痢，推三关四百，运八卦一百，推大肠三百，合阴阳二百，推脾土二百，拿天门入虎口，揉肘肘二十，揉掌心，揉脐并龟尾穴一百。红痢，推三关三十，退六腑三百，清心经四百，合阴阳五百，推脾土三百，运八卦一百，清补肾水一百，三指揉脐并龟尾穴一百。红白痢，推三关五十，推脾土一百，分阴阳六十，运八卦二十，推大肠五十，水里捞明月二十。赤白相兼痢，肠五十，推脾土二百，运八卦二十，大肠脾土重，合阴阳一百，拿天门入虎口，揉脐并推三关一百，退六腑一百，推大龟尾穴一百。

《小儿推拿广意》：推三关，六腑，清心经，和阴阳，推大肠，脾土，八卦，肾水，揉脐及龟尾。夹冷而痢者……治法：推三关，八卦，脾土，大肠，和阴阳，天门虎口，揉脐及龟尾。

《幼科推拿秘书》：小儿痢疾有三，不独积疳所成，亦且冷热各异，宜调和气血为主，以分阴阳为要。赤白痢……宜调和为主，法宜分阴阳，运八卦，侧推大肠到虎口，补脾土，补肾水，揉脐及龟尾，擦七节骨，先泄后补，天门入虎口，重揉肘肘。赤痢，湿热伤血，宜调血为主，宜分阴阳，阴重阳轻，运八卦，坎重。若以红少白多，止侧推三关，不退六腑，侧推大肠，掐大肠，捞明月，天门虎口肘肘诀，揉脐及龟尾，擦七节骨，先泄后补。白痢……法宜分阴阳，阳重阴轻，运八卦，离宫属火，补脾土，侧推大肠到虎口，天门肘肘，揉脐及龟尾，擦七节骨，先泄后补。噤口痢……法宜分阴阳，运八卦，运五经，推三关，退六腑，清天河，揉板门，补脾土，凤凰单展翅，天门虎口肘肘诀，捞明月，揉脐及龟尾，擦七节骨，先泄后补，方用延寿丹神效。

《幼科推拿秘书》：揉脐及龟尾并擦七节骨……若赤白痢，必自上七节骨擦下龟尾为泄，推第二次再用补，盖先去大肠热毒，然后可补也。

《幼科推拿秘书》：侧推大肠到虎口……盖因赤白痢水润，皆属大肠之病，必推此以补之，且退肝胆之火……若大肠火结，退六腑是也，不必推。

《小儿推拿辑要》：红痢，每次分阴阳二百，推三关八十，退六腑二百，清大肠二百，运水入土二百，板门推向横纹五十，揉脐及龟尾各一百二十，擦七节骨，先泻后补，推委中、后承山穴各五十七，用葱水推之。大黄二钱，黄芩、当归各七分，槟榔、黄连、枳壳各五分，姜水煎服。白痢，每次分阴阳二百，推三关二百，退六腑八十，推脾三百，推大肠二百，运水入土三百，板门推向横纹五十，揉脐及龟尾各二百，擦七节骨，先泻后补，推委中、后承山各五七十，用葱姜汤推之。大黄二钱，黄芩、枳壳、苍术、青皮各八分，厚朴、槟榔木香各五分，水煎服，忌生冷。赤白痢，每次分阴阳三百，推三关、退六腑各二百，红少白多者，止侧推三关，不退六腑，推脾土三百，运八卦五十，坎重推大肠二百，板门推向横纹五十，揉脐及龟尾各一百二十，擦七节骨，先泻后补，推委中、后承山各五七十，忌生冷。用艾叶花椒为饼，敷脐内用黄连五分，木香、厚朴、陈皮、枳壳各三分，山楂二钱，白芍五分，水煎服。血痢，每次分阴阳二百，推八卦六十四，坎重推三关六十，推六腑二百，捞明月五十，倒推大肠到虎口一百二十，天门虎口肘、肘各一百，清天河水五十，揉脐及龟尾各一百二十，擦七节骨，先泻后补。用白芍二钱、当归、黄连、厚朴、黄芩各一钱，枳壳、木香各五分，生地黄、地榆各一钱，水煎服。噤口痢，每次分阴阳二百，推三关、退六腑各一百，推大肠一百，板门推向横纹五十，揉肘肘、天门虎口各五十，运五经五十，揉脐及龟尾各一百二十，擦七节骨先泻后补，推委中、后承山穴各五七十。方用人参一钱、老莲肉二钱、去皮心黄连七分、木香五分，为末，陈米汤化下。

《理瀹骈文》：噤口痢，菖蒲擦胸。

《理瀹骈文》：噤口用南星、皂角、蜈蚣麝末，生姜蘸擦牙。

《推拿三字经》：若泻痢，推大肠，食指侧，上节上，来回推，数万良。

十七、先天性巨结肠

先天性巨结肠是指因直肠及结肠远段运动功能紊乱，使结肠近段因粪便堆积而致肠管肥厚、扩大。为常见的先天性消化道畸形，有家族性，发病率男性是女性的4~5倍。

本病发生是由于直肠及结肠远端肠肌间神经丛的神经节细胞减少或缺如，以致病变肠段经常处于痉挛状态，粪便通过受阻碍，郁滞于阻碍处以上的结肠内；同时结肠代偿性肥大、扩张，形成巨结肠。绝大多数病例，病变肠段仅限于乙状结肠远端及直肠，个别病例病变可波及全部结肠甚至小肠。扩大的结肠可因黏膜层血管受压迫而发生小区域性缺血，或肠内菌群侵入肠壁，或产生肠毒素而导致肠炎。

本病的主要表现为顽固性便秘和腹部膨胀。新生儿以急性肠梗阻为临床主要表现，出生后即无胎粪或仅排出少量胎粪。如并发小肠结肠炎时，可出现腹泻、发热、呕吐及脱水。患儿可有呕吐、食欲差，于灌肠排便后症状才略缓解。一般患儿年龄越大，越多表现为便秘和腹胀。

病程长者或可出现腹泻。患儿发育较差，出现消瘦、贫血。在检查患儿的下腹部时，可触及充满粪便的结肠。患儿腹部于触摸后，可能出现肠型；做肛指检查时，患儿直肠可出现痉挛，而做检查的手指达到壶腹高度时，也未能触及粪便；对患儿进行钡剂灌肠X线检查时，在侧位和前后位X线片上，可以见到痉挛的肠段和在其上方的扩张的肠段。

治疗本病以润肠通便为主。

常用推拿方法：揉中脘、揉天枢、摩腹、按揉足三里、推下七节骨。

发热呕吐者，加揉板门、退六腑。

发育不良者，加补脾、捏脊。

【文献辑录】

《寿世保元》：锁肚，虫肚中受热壅盛，大小便秘而不通，结于肛门，腹胀欲绝。

十八、蛔虫团性肠梗阻

蛔虫团性肠梗阻是指肠道为蛔虫团所阻塞，以致肠道内容物不能顺利通过，临床以腹胀、腹痛、呕吐、便秘为特征的一种急腹症。该病多见于2岁以上的幼儿，卫生条件不良地区发病率高。肠梗阻有机械性和动力性、高位性与低位性、完全性与不完全性，以及单纯性与绞窄性之分类。本文主要介绍的是推拿行之有效的蛔虫团肠梗阻，且是肠壁血液循环正常的单纯性的肠梗阻，而肠壁血液循环障碍的绞窄性肠梗阻一般应采取手术治疗。

本病主要是小儿感染了蛔虫，没有及时排蛔；或者排蛔用药量不当；或是由于饥饿、发热、腹泻等肠道内环境的改变，蛔虫异常活跃，缠结成团，堵塞肠腔造成梗阻。当蛔虫团扭结成团时，因虫体之间多能通过一些气体和液体，肠内容物仍可沿蛔虫体周围通过，故多数表现为不完全性的肠梗阻。个别也有因虫团压迫而发生肠坏死的情况。

中医认为：肠为六腑之一，主消化、吸收与排泄，"动而不静""降而不升""泻而不藏""实而不能满"，以下行通降为顺，滞实上逆而满。凡气、血、寒、热、湿、食、虫等任何因素造成大肠、小肠通降功能失常，使肠道气血痞结，滞塞上逆而发病。

临床上以腹痛、腹胀、呕吐、停止排便、排气为肠梗阻的共同特征。

蛔虫团性肠梗阻的典型症状为：阵发性剧烈腹痛，时作时止，以脐周为甚，伴有呕吐，甚至呕吐蛔虫、便秘、腹脐胀而柔软，脐周可摸到大小不等的条索状包块物，其性质柔软，揉之可改变形状与部位。无便血，X线钡剂灌肠检查呈阴性。

由于常见的几种不同的肠梗阻具有相似的临床表现，因此，在临床上要注意与其他肠梗阻相鉴别，以免延误病情，产生严重后果。

治疗本病以驱虫散结，行气通降为主。

常用推拿方法：摩腹、揉脐、搓脐、抖脐、推脐、揉天枢、拿肚角、推下七节骨。

若腹痛剧烈者，先按压以下穴位如按脾俞、胃俞及按揉大肠俞、拿肚角（痛止即止）以镇痛，再施行以上手法。

【文献辑录】

《肘后备急方·治卒腹痛方第九》：使病人伏卧，一人跨上，两手抄举其腹，令病人自纵重，轻举抄之，令去床三尺许，便放之，如此二七度止，拈取其脊骨皮，深取痛行之，从龟尾至顶乃止，未愈更为之。

《幼幼集成》：凡小儿腹痛，摸其肚有一块梗起者，虫痛也，不须服药，惟令大人以手擦揉其块处，久久搓之。半日许，其虫将死，皆从大便而出。

《幼幼集成》：小儿盘肠腹痛，浓煎葱汤，浇洗儿意，仍以藏捣烂炒热作饼贴脐上，良久，屎出痛止。

十九、肠梗阻

肠腔内容物不能顺利通过肠道，称为肠梗阻。

根据肠梗阻发生的原因，可分为机械性和动力性两大类。前者因各种机械因素所引起，临床上比较常见；后者为神经反射或血液障碍产生肠壁肌肉功能紊乱而造成。

根据肠梗阻的程度，可分为完全性和部分性两种。

根据肠梗阻的部位，可分为高位小肠梗阻、低位小肠梗阻、结肠梗阻。

根据梗阻发生和发展的速度，可分为急性和慢性两类。

梗阻后血液循环正常者称为单纯性肠梗阻，若伴有肠壁血液循环障碍者称绞窄性肠梗阻。

《内经》一书中有"饮食不下，膈塞不通，邪在胃脘"的描写，后世医书中所记述"关格""肠结"的症候也和肠梗阻颇为相似，明代《医贯》中指出："关者不得出也，格者不得入也。"

大肠和小肠为"传化之府"，其生理特点是泻而不藏、动而不静、降而不升、满而不实。总之，是以通降下行为顺，塞滞上逆为病。气血不通则痛，滞塞上逆则呕，清气不能上升，浊气不得下降，肠内积聚则胀，肠道不利则闭。

导致肠梗阻的原因很多，比较复杂，然而推拿对于肠套叠、肠扭转、肠蛔虫团、粪块堵塞等原因造成的肠梗阻有一定的效果，特别是后面两种。

肠套叠是指一段肠管套入其连续的邻近肠管内，常在断奶前后、食物改变或其他因素造成肠蠕动紊乱所致。有阵发性腹痛，脐周或右下腹剧烈绞痛，突然哭叫，面色苍白，出汗和下肢屈曲。发作一阵后间隙期间，幼儿往往又恢复活动，无痛感。呕吐明显，多为胃内容物。发病4～12小时时，往往便血或排出黏液。腹痛发作后可在右侧腹部升结肠、横结肠方向触及"腊肠型"肿块。晚期可出现脱水、电解质紊乱、精神萎靡、腹胀、发热，甚至休克。

肠扭转是由一段肠襻沿其系膜的长轴旋转而造成。扭转多呈顺时针方向。腹部疼痛剧烈、疼痛持续，腹胀多在下腹部，而在某一部位特别明显，可触及胀大肠襻的轮廓，呕吐较频繁，绞痛时易发生休克。

蛔虫团性肠梗阻，腹痛剧烈呈阵发性，伴有呕吐、便秘、腹软，可摸及条索状包块物，这种包块性质柔软，揉之可改变形状与部位。

粪块堵塞性肠梗阻，症见腹胀疼痛，嗳气泛酸，大便秘结不通，腹部可触及粪块。

凡气、血、寒、热、湿、食、虫等任何因素造成通降功能失常，使肠道气血郁结，滞塞上逆即可发病，临床上表现为痛、呕、胀、闭四大症状。

治疗肠梗阻以通降为主。

常用推拿法：摩腹、揉脐、揉天枢、拿肚角。

肠套叠者摩腹时当摸及"腊肠型"肿块，将套入之肠管推挤出鞘部以开通闭塞。手法适当，患儿不觉痛，否则顶痛明显。能在X线透视下做手法则更好。对不能使套叠完全复位，或复位后发现肠坏死，则应行外科手术。

肠扭转者摩腹时常取逆时针方向（因肠扭转多发生在小肠，而且多呈顺时针方向扭转）以回转复位，行气散结。对于较大小儿可采用"颠策法"，即使小儿俯卧取膝肘位，腹肌须放松，操作者双手放在患儿腹两侧，震荡，手法要轻快以小儿能忍受为度，每次5～10分钟，反复施行几次。

蛔虫团引起肠梗阻者，在腹部包块处用揉法为主。揉散后用摩法，推抹法（由脐向下）以散结驱虫。

粪块堵塞脾者，加清大肠、揉龟尾、推下七节，以通里攻下。

肠梗阻腹痛剧烈者，先采用按压脾俞、胃俞、大肠俞、足三里（选压痛明显处）以镇痛，再施行其他手法。

【文献辑录】

《医学入门》：关格死在旦夕，但治下焦可愈，大承气汤下之。

《医贯》：关，下不得出也；格，上不得而入也。

二十、脱　肛

脱肛是指肛管、直肠向外翻出而脱垂于肛门外，又称直肠脱垂。

由于小儿直肠肌肉尚未发育完全、固定较差，加上气血未旺、中气不足，如因长期咳嗽，久泻久痢，大便干燥秘结等可造成气虚下陷、摄纳无力、腹腔内压力增加而促使直肠向下、向外脱出。

另因小儿先天性发育不全，骶骨前弯曲度小，可形成盆腔底部提肛肌和直肠周围的支持组织软弱，失其支持直肠的作用，不能保持直肠于正常位置而形成直肠脱垂。

脱出物仅为直肠黏膜的称为部分脱垂，脱出物包括直肠各层的称完全脱垂。

完全脱垂者，症见脱出物色淡红，形如螺旋而有层次的皱襞，按之质较韧且厚。初起在排便时脱出，便后自行回纳。以后脱出物则渐不能自行回纳，须用手托揉后才能纳回。甚至在啼哭、咳嗽、站立时亦会脱出，伴有少量出血及少许黏液渗出，脱出物如不及时回复可发生肿胀疼痛，甚则脱出物糜烂坏死，造成不良后果。

部分脱垂者，可见脱出物鲜红光泽，脱出物较短、质软，有环形或部分黏膜下垂。

治疗脱肛以升提固脱为主。

常用推拿法：揉气海、关元、天枢、龟尾。

体弱气虚者，加按揉顶心、补脾经、补肺经、补大肠、摩腹、推上七节、拿肩井，以补中益气。

大便燥结者，加清脾胃、清大肠、摩腹、推下七节，以清热通便。

【文献辑录】

《小儿推拿方脉活婴秘旨全书》：肺气虚时脱出肛，小儿此症不须慌，泻痢久而气下坠，涩肠文蛤好推详。

《万育仙书》：脱肛，枯矾（一分），百草霜（四分），敷之。

《小儿推拿广意》：……肩井肺经能出汗，脱肛痔漏总能遵。

《理瀹骈文》：肺热脱肛，用小鲫鱼尾放入儿口中频频摆动，能消除内热；铺活螺蛳令儿坐其上。

《推拿三字经》：脱肛者，肺虚恙，补脾土，二马良，补肾水，推大肠，来回推，久去恙。

二十一、脐 突

脐突又称脐疝，是指脐部高突如球或如囊状突起，虚大光浮，大如核桃。以指按之，肿物可以推回腹内，但遇啼哭吵闹时，又复胀突。脐突是一种先天性发育缺陷，为新生儿及婴儿脐部常见病之一。女婴比男婴多2~3倍。随着年龄的增长而逐渐减少发病，3~4岁以后的小儿，很少再见发病。

新生儿腹肌嫩薄松弛，脐环未闭，如啼哭过多，不时用力努挣伸引，即可导致小肠脂膜突出脐中，成为脐突之症，随着小儿腹部肌肉的发育，疝环常能逐渐缩小而闭合，故本病绝大多数可不治自愈。

脐部膨出，圆形或椭圆形，质软，按压时膨出的肿物可以还纳回腹中，睡觉时腹内压力减小，肿物可以变小、变软，或完全回纳，哭闹时腹内压力增大，肿物可以重复突出，局部皮肤正常，无其他症状。

治疗本病以补中益气为主。

常用推拿方法：揉脐。

反复发作者，加补脾经、补大肠、揉气海、揉丹田、按揉足三里、捏脊。

【文献辑录】

《诸病源候论》：疝者痛也，瘕者假也。其病虽有结瘕，而虚假可推移。故谓之疝瘕也。

二十二、疝　气

疝气又称"小肠气"，是小儿时期常见病，其临床以"内则脐腹绞痛，外则卵丸肿大"为特点，俗称"气蛋"。本证属"腹股沟斜疝"范畴。

本病发生有先天因素和后天因素两类。先天因素多见于婴幼儿，由于出生以后腹膜鞘状突未能闭合或继续开放，形成先天性缺损；由于婴幼儿腹壁肌肉不够坚强，当腹内压增高时（如用力哭闹、咳嗽、用力屏气等），内容物突出发生疝证。

当疝气发生时，在腹股沟一侧或两侧有光滑、整齐、稍带弹性的肿物突出或进入阴囊，其肿物不具透光性。若站立咳嗽时，肿块处可触及有膨胀性冲击感。患儿安静平卧时即逐渐缩小至完全消失。也可用手指由下而上轻压肿物，还纳入腹腔。

突出的内容物过大，时间过久没有复位时，则局部有明显肿胀疼痛，还纳就很困难。可出现腹痛、呕吐、腹胀等肠梗阻症状。当晚期因血行障碍肠管坏死时，则出现发热等全身中毒症状，疝部亦红、肿、热、痛。

中医又称为"气疝"。

本病治疗以益气升提，疏通理气为主。

常用推拿方法：男孩揉顶肾囊，女孩按揉其腹股沟肿胀处（均已回纳即止）。手法回纳复位时，应抬高小儿臀部。小儿情绪安定则更好。

复纳后当用下列方法预防：揉百会、补脾经、揉气海、按揉足三里、捏脊。

【文献辑录】

《万育仙书》：小肠有病气相攻，横纹板门推可通。退小肠病，以横纹板门为主。掐精宁穴，推三关，推肺经脾土，运八卦，按弦搓摩，天门入虎口。

《推拿秘旨》：疝气，将两手提肾经摆之，将二手托卵包揉三百，又将二手在小肚下截一下，三指揉脐及龟尾穴，赤凤摇头五十，姜葱汤推之，取微汗，忌生冷，将椒研末为饼敷脐上最妙。

《推拿秘旨》：小肠气，推三关三十，推脾土一百，清肾水一百，补肾经一百，推四横纹一百，揉板门一百，揉精灵穴，截三阴交。

《小儿推拿广意》：小儿偏坠，治宜推三关（五十），推肾（四百），揉板门（二百），分阴阳（二百），八卦（二百），天河（二百），三阴交（一截）、承山穴（一百），外用艾绒为囊，将肾子兜之，甚效。

《幼科推拿秘书》：治偏坠，推三关，补肾水，多用揉板门，清天河，掐承山，分阴阳，方用艾草为囊，将肾子兜之。

【附】鞘膜积液

腹股沟疝气常包括鞘膜积液。鞘膜原是腹膜的一部分，胎儿时随睾丸下降成为腹膜鞘突，俗称"水疝"。正常腹膜鞘突于胎儿出生前从腹股沟管内环处和近睾丸处两部分开始先闭合，使精索部鞘突完全闭塞成为一纤维索，仅睾丸部鞘突保留为一鞘膜囊，囊内仅有极少量浆液。若鞘突闭合异常，则鞘膜位置、形状及积液量发生变化，形成鞘膜积液，其肿胀处具有透光性。

中医称之为"水疝"。其病因多因肾气不化、肝经湿热。

（1）肾气不化。前阴属肾，肾主水，患儿先天不足，肾的气化不利，使水液下注而成。

（2）肝经湿热。多因睾丸外伤、丝虫感染，使血瘀络阻，水液不行；或患子痈以后，肝经湿热、湿热未清，留聚阴囊而成。

不同类型的鞘膜积液临床表现各异：

（1）非交通性睾丸鞘膜积液。这是阴囊部最常见的疾病。液体积聚增多，睾丸多不易触及，阴囊透光试验阳性。

（2）精索鞘膜积液。精索部可见长圆形光滑肿物，透光试验阳性，睾丸较易触及。

（3）交通性鞘膜积液。鞘膜囊与腹膜腔仍相通，积液可自睾丸部鞘膜囊经精索鞘突流入腹膜腔，同样腹膜腔液体也可流入鞘膜囊。体格检查可见于精索或睾丸部有透光阳性肿物。小儿平卧后肿物可完全消失，而当小儿起立，肿物又徐徐出现。

本病治疗以益气升提为主。

常用推拿方法：揉顶肾囊，见"疝气"，已回纳即止。

复纳后当用下列方法预防：揉百会、补脾经、清肝经、揉气海、按揉足三里、捏脊。

【文献辑录】

《儒门事亲》：水疝，其状肾囊肿痛，阴汗时出，或囊肿而状如水晶，或痒而燥出黄水，或少腹按之作水声。

《幼幼集成》：盖肝主怒，小儿性急，多叫哭而得之者，此气动于内，谓之气疝。

二十三、汗　证

汗液是由汗腺所分泌，而汗腺的分泌功能与交感神经的兴奋性有直接联系，凡有不同原因使交感神经兴奋性增高，即可引起多汗。如常见的低血钙、低血糖、肾上腺素增高均可使交感神经兴奋而致多汗。

汗证是指不正常出汗的一种病证，以全身或局部无故出汗很多，甚至大汗淋漓为特征。多发生于5岁以下小儿。本病证预后良好。

中医认为小儿为纯阳之体，肤薄娇柔，腠理未密，故较成人易于汗出。小儿汗证中有自汗、盗汗之分。睡中出汗，醒即汗止者，称盗汗。盖因小儿素体阴虚，或久病伤阴，或后天失调，心阴不足，虚火内生，而迫汗外泄。不分寤寐，无故汗出者，称自汗。小儿脏腑娇嫩，形气未充，若先天禀赋不足或后天失调，致卫外阳气不足，腠理不密，不能固摄，而引起自汗频频。若汗出过多，又兼有其他症状者，则属病态，不属于自汗、盗汗的范畴。

本病治疗：自汗以补阳益气、固表敛汗为主；盗汗以滋阴清血摄汗为主。

常用推拿方法：补脾经、补肺经、补肾经、揉肾顶、揉丹田。

盗汗者，加揉二人上马、揉小天心、分阴阳、推三关、揉肾俞、摩胁（京门）。

【文献辑录】

《幼科百效全书》：夫汗者心之液，乃湿热相搏而为汗也。其自汗者，无时而出，动则为息，属阳虚，胃气之所司也。盗汗者，寝中通身如浴，觉来方知，属阴虚，荣血之所主也。

《幼科推拿秘书》：汗多，乃肾虚也，宜补肾水，汗即止。

《推拿述略》：汗证，太阳穴在左，太阴穴在右。男则重揉太阳以发汗，重揉太阴以止汗。女则重揉太阴以发汗，重揉太阳以止汗。凡揉太阳约三十遍，必兼揉太阴约九遍，凡揉太阴约三十遍，必兼揉太阳约九遍。但令微汗，忽使过汗为宜。

二十四、流　涎

流涎是指小儿口中的涎液流出而留滞于口颊旁或从口中流出，又名涎液不收，多见于3岁以内的小儿。幼儿时期，小儿神经系统功能未发育完善，加之小儿口腔浅，故不会调节，食物刺激后因口内唾液过多而发生流涎。随着小儿年龄的增长，牙齿萌出，口腔深度增加，小儿学会用吞咽来调节过多的唾液，则这种流涎会自然消失。另外，某些神经系统疾病及口、咽黏膜炎症也能引起口涎外流。

中医认为本病属中医学"滞颐"的范畴。造成流涎的因素主要有脾胃积热和脾胃虚寒两种。由于脾胃积热，而上蒸廉泉，致廉泉不能制约而出现流涎不收，所谓"胃热则廉泉开，故涎下"。而脾胃虚寒，廉泉松弛，不能收摄津液，以致涎液从口中流出。

治疗本病以健脾收涎为主。

常用推拿方法：揉廉泉、揉承浆、揉中脘、按揉足三里。

脾胃积热者，加清胃、清大肠、退六腑。

脾胃虚寒者，加补脾经、揉外劳宫、推三关、捏脊。

【文献辑录】

《幼科百效全书》：滞颐者，涎流出而积于颐间也。脾之液为涎，脾胃虚冷，不能收制其津液，故流出于颐也。

《幼科推拿秘书》：治口水多，补脾土，揉板门。

二十五、鼻　炎

慢性鼻炎，为鼻腔黏膜和黏膜下组织所发生的一种慢性炎症，即局部黏膜充血、水肿，或肥厚，或萎缩。

鼻炎发病率很高，如过敏性鼻炎的发病率可高达12%，且呈上升趋势。本病常可诱发鼻窦炎、咽炎、扁桃体炎、中耳炎、哮喘和支气管炎等。

中医认为肺开窍于鼻。肺气宣畅，则呼吸平和，鼻窍通利，感知香臭，防御外邪。鼻为呼吸之门户，最先感知外界气候变化。外界之风邪（风寒或风热），或粉尘、花粉、皮毛等异物最易影响鼻窍和肺。肺失清肃，鼻窍壅塞；肺气失宣，水津不布，聚而为痰；或风邪入里化热，炼液成痰；痰气交阻、痰热互结致鼻窍闭塞而不通。均导致本病发生。或小儿先天禀赋不足，肺气虚弱，或因感冒不愈，或久患咳喘，或其他疾病耗伤肺气。肺气虚，不能充实温养鼻窍；津液亏不能上承濡润鼻窍，亦使鼻窍不通，嗅觉丧失发为本病。

临床表现：①伤风鼻塞反复发作史。②以鼻塞为主要症状。鼻塞呈间歇性或两鼻孔交替性。久病可有嗅觉减退。如急性发作则鼻塞加重、流涕增加、喷嚏连连，鼻内黏膜红赤而肿胀，类似"重感冒"。慢性鼻炎则长期鼻塞，两鼻孔交替不通，不闻香臭；亦可表现为鼻痒、鼻干燥不适，鼻黏膜萎缩等。③临床检查早期鼻腔黏膜充血，尤以下鼻甲肿胀明显，色红或黯红，表面光滑，触之柔软，有弹性，对血管收缩剂敏感。久病下鼻甲黏膜肥厚，表面呈桑椹状或结节状，触之硬实，弹性差，对血管收缩剂不敏感。部分患儿鼻中隔偏曲。

本病治疗以宣肺通窍为主。

常用推拿方法：黄蜂入洞、洗井灶、拿风池、揉曲池、清肺经。

偏寒者，加推三关、揉外劳宫。

偏热者，加清天河水、推天柱骨。

肺气虚者，加补脾经、补肺经、补肾经、揉丹田、捏脊。

【文献辑录】

《小儿推拿广意》：一治鼻干，年寿推下两宝瓶效，或曰多推肺经，以鼻乃肺窍故也。

《幼科推拿秘书》：齁疾门，宜分阴阳，运八卦，推三关，推肺经，掐横纹，掐指尖，重揉二扇门，黄蜂入洞，揉肾水，取汗，轻者合阴阳，照天河从总经，极力一推至曲池方用六味地黄丸，加肉桂附子为丸食之。

《幼科推拿秘书》：治鼻作干，清肺经，推年寿两分下至宝瓶效。

二十六、近　视

近视是指当眼的调节处于静止状态下，远处来的平行光线经过眼球的屈光系统作用后，物像的焦点落在视网膜前，从而导致看远模糊。但近视眼对于来自近目标的散开光线，却具有适应能力，物像仍能落在视网膜上，因此，视力并不受影响，即看近清楚。

眼球前后轴的长度，必须与眼球的屈光度相适应。如果眼球的屈光能力不能与眼球前后轴的长度相适应，使平行光线的主焦点不能准确地落在视网膜上，就会形成屈光不正。轴性近视眼是由于眼球前后轴太长，平行光线集合焦点落在视网膜前面的缘故。学龄期儿童，由于阅读、写字时距离目标太近，或坐位姿势不好，光线过强或过弱，过度疲劳地用眼等原因均可引起近视。由于调节痉挛性所引起的近视，称为假性近视。另外，近视可能有一定的遗传性。

临床表现为近视力尚可，远视模糊。双目视物易感模糊，羞明怕光。

中医认为本病属于"能近怯远"范畴，是由于肝肾不足所致。

治疗本病以舒经通络，解痉明目为主。

常用推拿方法：揉天应、揉太阳、揉四白、抹眼眶。

若羞明怕光者，加揉睛明、揉攒竹、拿合谷、拿风池、拿颈夹脊。

【文献辑录】

《审视瑶函》：怯远症，肝经不足肾经病。

《目经大成》：行坐无晶镜，白昼如黄昏。

二十七、眼睑下垂

眼睑下垂是指由于上睑提肌功能不全或消失，或其他原因所致的上睑部分或全部不能提起而造成的下垂状态。正常眼向正前方注视时，上睑缘只遮盖角膜的上1/6～1/5。下垂的上睑则可超过以上限度，甚而遮挡瞳孔，阻碍视线。为了克服对视力的影响，患者常昂首下视或常收缩额肌，以提高上睑，使对侧健眼的上睑亦相应高举。本病单侧或双侧均可发生，临床上一般分为先天性和后天性两大类。

先天性眼睑下垂是由于上睑提肌发育不全所致，有时为家族性的。多为双侧，下垂程度不等。可合并有内眼肌麻痹、眼球震颤、无眼球、小眼球等。

后天性眼睑下垂可因支配上睑提肌的动眼神经或交感神经麻痹而发生麻痹性睑下垂；或可因患重症肌无力而造成；或可因癔症造成；或可因外伤或手术损伤，使睑提肌被切断或肌腱脱离而造成。此外，因沙眼睑板增厚或睑部肿瘤，使上睑重量增加而下垂者，称为假性眼睑下垂。麻痹性睑下垂程度轻者，仅是眼裂变小，重者为部分或全部遮住瞳孔而发生视力障碍。患儿常皱起前额皮肤、提高眉部，用前额肌开大眼裂；重症肌无力性睑下垂者，早晨起床时或休息后，下垂程度减轻，而午后、傍晚或疲劳后，下垂程度严重，常合并眼外肌运动障碍；癔症性睑下垂者，发作时双侧眼睑同时下垂，症状消失后，恢复如常；外伤性睑下垂者，有眼部外伤或手术史，常因外伤程度不同而轻重不一。

中医认为本病属"睑废"范畴。多由于先天不足，脾肾两亏，或后天失调，脾气虚弱，肝气不舒，气血不和，脉络失于宣通而致。

治疗本病以宣通脉络，益气升提为主。

常用推拿方法：揉百会、揉攒竹、按揉鱼腰、按揉阳白、揉瞳子髎、抹眼眶。

脾虚者，加揉中脘、摩腹、捏脊。

【文献辑录】

《目经大成》中称之为"睑废"。

二十八、斜　视

斜视即眼位偏斜，是指两眼的视线有偏斜，不能同时指向同一目标，以致外界的物像不能落在两眼视网膜对应点上。临床上以内斜视和外斜视为多见。俗称"斗鸡眼"和"斜白眼"。正常人在平视不同距离的物体时，其眼球的运动及其在眼裂中的位置，可由眼外肌调节，并受大脑皮质和皮质下中枢控制。

本病以小儿双眼注视目标时，视线偏离目标为临床特点。麻痹性斜视可骤然发生，一侧斜视多见，伴复视、头晕、眼球运动障碍、代偿性倾斜头位。

共同性斜视为逐渐发生、发展，家长常不能确定发病时间。两眼平视前方时，眼球偏于眼裂的内侧或外侧。经常斜视的一眼其视力常显著减退，无复视、眼球运动障碍。无头昏及代偿性倾斜头位。

本病治疗以舒筋通络，祛风明目为主。

常用推拿方法：揉睛明、揉攒竹、揉太阳、揉瞳子髎、揉四白、抹眼眶、拿合谷、拿风池、揉肝俞。

内斜视者，以轻揉睛明为主。

外斜视者，以轻揉瞳子髎为主。

上斜视者，以轻揉球后为主。

下斜视者，以轻揉鱼腰为主。

【文献辑录】

《小儿推拿秘诀》：眼向上，分阴阳，推肾水，运水入土为主。

《小儿推拿广意》：眼左视，掐右端正穴，右视，掐左端正穴，中指中节外边是。

《幼科推拿秘书》：右视掐右端正，左视掐左端正。

《幼科推拿秘书》：上视泄心经，掐中冲横纹。

《推拿三字经》：眼翻者，上下僵，揉二马，捣天心，翻上者，捣下良，翻下者，捣上强，左捣右，右捣左。

二十九、小儿湿疹

小儿湿疹是一种对牛奶、母乳和鸡蛋等食物过敏而引起变态反应的皮肤病，常反复出现皮肤红色丘疹，或有液体渗出、结痂、脱屑、瘙痒等，常出现于面部及四肢皮肤褶皱处。

小儿湿疹一般都出现于1个月到2岁，以2～3个月的婴儿为多，断奶后常自愈。

中医认为湿疹与肺卫不固，脾虚湿盛，湿热浸淫有关。

治疗本病以养肺健脾、清热利湿为主。

常用推拿方法：补脾经、清肺经、清天河水、揉曲池、揉血海。

伴厌食便溏者，加揉板门、揉中脘、揉脐、揉足三里、捏脊。

伴烦躁不安、大便秘结者，加退六腑、揉龟尾、推下七节骨。

【文献辑录】

《金匮要略》：浸淫疮，从口流回四肢者可治，从四肢流来入口者，不可治……浸淫疮，黄连粉主之。

《外科大成》：敛疮，由母受胎之日，食酸辣多生此疮。

三十、鹅口疮

鹅口疮又称乳蛾，是以口腔及舌上有白屑，或白膜满布，状如鹅口为特征。其色白如雪片，故又名雪口。多见于哺乳儿。

本病为白色念珠菌感染所引起，当婴儿营养不良或体质衰弱时可发病；新生儿多由产道感染，或因哺乳时乳头不洁或喂养者手指入患儿口污染所致。

中医认为脾开窍于口，足阳明胃经及手阳明大肠经均通于口，舌为心之苗，脾脉络于舌。心、脾、胃三经郁热，则邪热循经上炎，熏蒸口舌而发鹅口疮。小儿先天不足或后天失调，致使脾肾不足，胃阴亏损，气阴两亏，水不制火，虚火上炎，亦可致鹅口疮。

治疗本病以清热降火为主。

常用推拿方法：清脾胃、清心经、揉肾经、清小肠、水底捞月、清天河水、退六腑。

气阴两亏者，改为补脾经、补肾经、揉二人上马、揉中脘、揉足三里、捏脊。

【文献辑录】

《诸病源候论》：小儿初生，口裹白屑起，乃至舌上生疮，如鹅口裹，世谓之鹅口。

三十一、新生儿黄疸

新生儿黄疸是较为常见的新生儿疾病之一，是指在新生儿时期（出生28天内），由于胆红素代谢异常，引起血中胆红素水平增高，从而导致皮肤、黏膜及巩膜黄疸为特征的病症，严重时可导致新生儿神经系统受损引起胆红素脑病，影响新生儿智力发育。本病有生理性和病理性之分。生理性黄疸在出生后2～3天出现，4～6天达到高峰，7～10天消退，早产儿一般在2～4周消退。若出生后24小时即出现黄疸，2～3周仍不退，甚至继续加深加重或消退后重复出现，或出生后1周至数周内才开始出现黄疸，均为病理性黄疸。

中医认为，新生儿黄疸属于"胎黄"或"胎疸"范畴。宋代医家钱乙的《小儿药证直诀·黄相似》称："自生而身黄者，胎疸也。"其多与胎孕有关，分为阳黄和阴黄两种。湿热难以释放，透于体表，面色发黄，属阳黄。若母体将寒湿传于新生儿，新生儿元气不足，脾气虚弱，则脾不化湿，湿邪滞留体内，面色灰黄，属阴黄。临床所见以阳黄居多。

治疗本病以利湿退黄为主。

常用推拿方法：补脾经，分阴阳，运内八卦，摩腹，按揉肝俞、脾俞。

阳黄者，加清大肠、退六腑，以清热利湿退黄。

阴黄者，加推三关、擦八髎、按揉足三里，以温中化湿退黄。

【文献辑录】

《小儿推拿秘诀》：黄症，每次分阴阳二百，推三关一百，退六腑一百，推肾之一百，推脾土三五百，运土入水一百。上姜葱汤推，山楂煎汤不时服。

《小儿推拿秘诀》：疳积黄疸，每次分阴阳二百，推三关一百，退六腑一百，脾土推补各二三百，推肾水一百，抱肚揉一百，摩脐左右旋各一百。

《幼科百效全书》：（《内经》曰）黄色属脾。盖小儿黄疸，皆由饮食所伤。又湿热之气，蕴积于脾胃，蒸发而成也，其候面目、指爪、小便、遍身着物皆黄是也。治宜去脾家湿热积滞……

《推拿秘旨》：黄病，推三关二十，补肾经二十，按弦搓摩二十，推四横纹五十，精灵穴一截。姜水推之，麝香揉脐，山楂汤四时服。

《小儿推拿辑要》：疳积黄疸，每次分阴阳二百，推三关退六腑各二百，推脾三百，补脾五百，清肾水一百，侧推大肠到虎口一百，按弦走搓摩一百，手心揉脐腰三百，左右旋各一百。

三十二、遗　尿

遗尿是指孩子年满3岁后睡觉时尿床的病症。膀胱随意性排尿功能的失调，可发生在神经系统各个不同的部位，从膀胱的周围神经装置到中枢神经系统的脊髓核、传导通路及大脑皮质紊乱。该病多见于易兴奋、过于敏感与熟睡的孩子，这可能与大脑皮质的调节功能有关。

婴儿排尿主要是由于脊髓反射的作用，随着大脑皮质逐渐发育完善，膀胱排尿就由大脑皮质控制成为随意动作，因此满2岁以上的小儿一般都能控制排尿。

本病的发生，多由于小儿体虚与习惯不良所致，主要与肾、膀胱有关。《内经》指出："膀胱不约为遗溺。"肾主闭藏，开窍于二阴，职司二便，与膀胱相表里。如先天不足，肾与膀胱气虚，下元虚寒则约束无权、不能制约水道。《小儿推拿方脉活婴秘旨全书》中说："小儿遗尿细推详，肾膀虚弱致其殃，清冷气虚无约制，故令不禁溺于尿。"症见寐中无意排尿，小便清长而频数，腰痠肢冷乏力，面色㿠白，智力迟钝。

肺脾气虚也能引起遗尿。肺为水上之源，能通调水道；脾属中土，能运化输布精微。脾虚则输布失司，肺虚则治节失司，上虚不能制下，膀胱被下陷之气所迫而约束无力，出现遗尿，自汗或盗汗，神疲纳少，便溏。

由于没有对小儿培养其按时排尿的习惯，任其自遗，经久而成习惯不良性遗尿。

至于因肝经郁热、疏泄太过、膀胱不藏而致遗尿者，则比较少见。

治疗遗尿以温肾固涩为主。

常用推拿法：揉丹田、关元、气海，揉龟尾，按揉三阴交。

下元虚寒者，加揉肾俞、摩胁（京门）、擦八髎，以温补下元。

肺脾气虚者，加按百会、补脾经、补肺经、揉中脘，以益气健脾。

【文献辑录】

《幼科百效全书》：肾与膀胱之气虚寒，不能约制津液，故睡中遗出，或常常遗出不觉，《内经》谓膀胱不约为遗溺。

三十三、小便频数

小便频数又称尿频尿急。小儿出生后头几日内，因液体摄入量少，每日排尿仅4～5次，1周后因小儿新陈代谢旺盛，进水量较多而膀胱容量小，故排尿可增加至20～25次，以后间隔逐渐延长，1岁时小儿每日排尿15～16次，到学龄期每日6～7次。若小儿每日排尿次数超过正常范围，以及尿势急迫的，则称为尿频尿急。小便频数可以见于泌尿系统的器质性病变，也可见于中枢神经功能紊乱引起的尿频尿急。

中医认为小儿常因先天禀赋不足或久病失养，小儿体质羸弱，肾气不足，不能固摄；或者身体虚弱，或过于疲劳，肺脾两脏俱虚，上虚不能制下，下虚不能制水，而致膀胱气化不利，出现尿频尿数；或因小儿久病伤阴，阴虚则生内热，膀胱虚火妄动，水不得宁，故尿不能禁而频数。

治疗本病以补肾益气固摄为主。

常用推拿方法：补肾经、揉丹田、揉肾俞、揉三阴交。

气虚者，加补脾经、补肺经、摩腹、揉气海、捏脊。

阴虚者，加揉二人上马、清天河水。

【文献辑录】

《诸病源候论》：小儿诸淋，肾与膀胱热也……其状小便出少起数，小腹弦急痛引脐。

三十四、癃　闭

排尿困难，甚则小便不通称癃闭，《景岳全书》中有"小便不通为癃闭"之说。亦有以小便不利，点滴而短少，病势较缓者称"癃"；小便不通，欲解不得解，病势较急者称"闭"；多合称为"癃闭"。

膀胱是贮藏尿液的地方，又是管理小便出纳的脏器，《内经》说："膀胱者，州都之官，津液藏焉，气化则能出矣。"若膀胱气化不利，则小便困难不通，《内经》说："膀胱不利为癃，不约为遗溺。"

本病的形成，一是膀胱湿热阻滞，或肾热移于膀胱，湿热塞结膀胱，气化不利则尿少而热或闭而不通，气化失司则小腹胀满，津液不布则渴不欲饮，下焦积热则大便不畅；其次是肾阳不足，命门火衰，传送失职而排尿无力，气化无权则小便不能出，真阳不足而面色㿠白、神气怯弱。

现代医学称癃闭为尿潴留。常见于支配膀胱的神经功能失调，致使膀胱松弛、排尿无力，膀胱括约肌相对紧张。

治疗癃闭应根据"府以通为补"的原则，着重于通利小便。

常用推拿方法：摩腹，揉关元、气海，拿膀胱，揉三阴交。

下焦湿热者，加清小肠，按八髎，推膀胱，以清化湿热。

肾阳不足者，加补脾经，清补肾经，揉肾俞，揉龟尾，擦八髎，以温补肾阳。

另可配用揉吐法，法用食指向喉中揉吐，上窍开则下窍通，能开肺气，举中气，通下焦之气，以利小便。或配用熨法，法用食盐250克，炒热后，用布包在小腹处熨之，以助膀胱气化，而通小便。

【文献辑录】

《小儿推拿方脉活婴秘旨全书》：肾经有病小便塞，推动肾水即救得。

《小儿推拿方脉活婴秘旨全书》：膀胱有病作淋，肾水八卦运天河。

《小儿推拿方脉活婴秘旨全书》：肾水一纹是后溪，推上为补下为清，小便闭塞清之妙，肾经虚便补为奇。

《小儿推拿秘诀》：大小便少，退六腑，清肾水为主。

《万育仙书》：肾经有病小便涩，推动肾水即救得。退肾经病，以肾经为主。推三关，退六腑，推脾土，揉二人上马，运土入水，运八卦，清天河水，猿猴摘果，赤凤摇头，天门入虎口，揉肘肘。

《医学研悦·附刻小儿推拿》：肾经有病小便涩，推动肾水即救得，汤池上下小横纹，方知此是神仙诀。 一退肾，以肾经为主，推三关，退六腑，二人上马，运水入土，打马过天河，猿猴摘果，丹凤摇头。

《小儿推拿广意》：小便黄赤，治宜清肾水（自肾指尖推往根下为清也），掐小横纹，掐二人上马，运水入土，如大小便俱闭，只宜分阴阳为主，可清之。

《幼科推拿秘书》：肾水枯短，法宜揉小天心，补肾水，补肺经。

《幼幼集成》：小便结不通，药不能效，用食盐一两，调温水服之，良久，以指入喉中揉吐，一吐即通盖上窍不通，下窍闭也。

《推拿三字经》：小便闭，清膀胱，补肾水，清小肠，食指侧，推大肠，尤来回，轻重当。

《推拿三字经》：小肠膀胱二穴俱在小指外侧，小便闭膀胱气化不行，向外清之，老幼加减。

《推拿述略》：小便闭涩淋滴诸症，后溪穴在掌之外侧，乃手太阳小肠经也，往下推能补肾水，往上推能清肾火，及小便闭涩淋滴诸症，可同治之。

《鳝溪外治方选》：小便不通，诸药不效者……葱白细切炒热，包熨小腹部，冷即易，仍以手擦掌心、足心。

三十五、淋 证

淋证，为中医病名。常见于西医学上的泌尿系统感染、泌尿系统结石等，好发于女性，而在婴幼儿中，女童的患病率亦远高于男童。淋证是以小便频数、淋沥涩痛、小腹拘急，或痛引腰腹为主症的疾病。汉代张仲景的《金匮要略·消渴小便不利淋病脉证并治》："淋之为病，小便如粟状，小腹弦急，痛引脐中。"此句对本病的症状做了形象的描述。

中医认为，小儿淋证的产生既有内因，又有外因。内因主要责之于先天禀赋不足，正气虚弱，脏腑娇嫩，外邪乘虚入侵，蕴结下焦而致淋；外因主要为小儿使用尿布不当或席地嬉戏致下阴不洁，秽浊及湿热之邪上侵膀胱，膀胱气化失司，发为淋证。《医宗金鉴·幼科杂病心法要诀》谓："诸淋皆缘寒热湿，下移膀胱溲无时，水道涩滞常作痛，寒热石血随证医。"根据其临床表现的不同，又可分为热淋、石淋、血淋、膏淋、劳淋等。小便热痛者为热淋；湿热煎熬津液日久而成砂石为石淋；湿热蕴结下焦，灼伤脉络，迫血妄行而成血淋；湿热下注阻络，脂液不循常道，小便浑浊而为膏淋；素体阳虚或寒邪侵袭下焦，寒凝气滞，气血不通，致小便涩痛，发为寒淋。

治疗本病以利水通淋为主。

常用推拿方法：清补肾水、清小肠、运八卦、清天河、水底捞明月。

【文献辑录】

《万育仙书》：膀胱有病作淋痫，肾水八卦运天河。退膀胱病，以肾水天河为主。揉小天心，二人上马，清心经，水里捞月，天门入虎口，揉肘肘。

《医学研悦·附刻小儿推拿》：膀胱有病作沉痫，肾水八卦运天河，明月心经俱有法，天心穴上更加摩。退膀胱之热，以肾水为主，运八卦清天河水，掐小天心穴，掐二人上马，水底捞明月。

《幼科推拿秘书》：淋涩门，火也，宜清之，法宜分阴阳，运八卦，运五经，清肾水，清天河，捞明月，向丹田擦，下多上少。

《幼科推拿秘书》：小水不止，十数遍以至百遍，乃真火少，不能克水，补元气为妙。法宜分阴阳，运八卦，补脾土，补肾水，运水入土，重推三关。

三十六、麻　疹

麻疹以发热3～4天后遍体出现红色疹点，稍见隆起，扪之碍手，状如麻粒而名。麻疹是小儿时期的一种常见传染病。《麻疹拾遗》指出："麻疹之发，多为天行疠气传染，沿门间巷遍地相传。"《痘疹会通》中说："麻非胎毒，皆带时行，气候暄热，传染而成。"流行于春夏季节，多见于半岁以上婴幼儿，以1～5岁小儿发病率最高。

本病病原体为麻疹病毒，绝大多数由直接接触传染。麻疹时邪，由口鼻而入，主要侵犯肺、脾二经。《仁瑞录》认为："麻疹者，手太阴肺、足阳明胃两经之火热，发而为病者也。"肺主皮毛，脾主肌肉，故疹点隐隐于皮肤之下，累于肌肉之间。

麻疹在《小儿药证直诀》中有较好的描述："面燥腮赤，目胞亦赤，吹欠顿闷，乍凉乍热，咳嗽喷嚏，手足稍冷，夜卧惊悸多睡，并见疹证，此天行之病也。"

病毒侵入人体后，经10天左右潜伏期后出现症状，可分为疹前、出疹、恢复三期。

疹前期：起病较急，体温较高（可达40 ℃）、咳嗽、打喷嚏、流涕、眼泪汪汪、神倦，口腔内可出现灰白色麻疹黏膜斑。该期3～4天。

出疹期：起病4～5天后开始出疹，自耳后发际始，继则面部，而后自上而下蔓延全身。麻疹初起是散在性大小不等玫瑰色的斑丘疹，渐而增大成片，稍见隆起，扪之碍手，压之褪色，约3天。

恢复期：退疹顺序和出疹相同，先出先退，体温下降渐至正常，食欲好转，有麦麸状脱屑，约3天。

麻疹有顺逆之分，顺证疹点均匀，按序而出，疹点鲜红，按序隐没，无明显并发症。《幼科铁镜》中说："流行麻疹，其候烧热必发，咳嗽声必稍哑，面皮微有肿样，两腮颜色微红，此吉兆也。"逆证可见体温过高过低，疹点疏密不匀，透发延迟，先后无序，或一拥而出，有明显并发症。

本病预后一般良好，病愈后可终身免疫。《痘疹世医心法》中说："至于疹子则与痘疮相似，彼此传染，但发过即不再发。"

疹前期以解肌透表为主。常用推拿法：推攒竹，分推坎宫，推太阳，擦迎香，按风池，清脾胃，清肺经，退上三关，揉肺俞。

出疹期以清热解毒、透疹达邪为主。常用推拿法：拿风池，清脾胃，清肺经，水底捞月，清天河，退六腑，按揉二扇门，按肺俞，推天柱。

恢复期以扶正健脾为主。常用推拿法：补脾胃，补肺经，补肾经，揉中脘，揉肺俞，揉俞、胃俞，揉足三里。

【文献辑录】

《医门秘旨》：小儿斑疹之症是肺胃之所发也。肺脾二经自身蕴积邪毒，或因时气，或因风寒客邪搏击发于皮肤，其状斑驳如蚊蚤所咬，或如面片遍体有之。凡发红斑十生一死，黑斑九死一生。

《理瀹骈文》：麻疹宜常以意白汤抹之，使毛窍中常微汗润泽，则易透。

《理瀹骈文》：（麻痧躁渴滋肾膏）附子二两，炮姜、党参、吴萸、麦冬各一两，黄连、五味、知母各五钱，熬贴，并用回阳返本汤，人参、麦冬钱半，附子、炮姜、肉桂、五味、陈皮、腊茶一钱，炙草五分，和姜枣煎浓汁，调蜜擦心口。

三十七、百日咳

百日咳又称顿咳，好发于冬春二季，以2～5岁小儿为多见。百日咳是一种急性呼吸道传染病，病程较长。本病的病原体为百日咳嗜血杆菌，患儿为唯一传染源，大量病原菌在患儿咳嗽时随飞沫散播，发病最初两三周传染性最强，一般在4周以后无传染性。患病后可获终身免疫。

病菌入侵后即在喉部、气管、支气管黏膜繁殖，并产生黏稠性渗出物。细菌和痰液的大量积聚，使黏膜层的纤毛运动受到影响，妨碍呼吸道分泌物的顺利排出。这些分泌物的积聚，不断刺激呼吸道的神经末梢，而引起痉挛性咳嗽，以利于黏稠性渗出物的排出。

中医认为，本病主要是由外感时行风邪所致。《幼科金针》中说："夫天哮……盖因时行传染，极难奏效。"时邪袭于肺卫，束于肺部，肺失清肃，痰注阻于气道，肺气不能通达，以致上逆顿咳。病久邪热稽留，肺络受损，可见呛血或溢血。《幼科全书》中说："如咳久，连声不已，且口鼻但出血。""小儿咳嗽日久，一连百十声不止，昼夜如此，面色㿠白，目无神光。"婴幼儿脏腑娇嫩，神气怯弱，痰热内蕴，蒙蔽心窍而动风惊厥，昏迷抽搐。久病则损及肺脾而致肺脾亏虚。年龄越小，越易诱发肺炎等并发症。

本病初期如感冒，第三周为高峰，咳嗽渐重呈阵发性痉挛，以夜间为重，咳声短促，伴之深长呼气，同时发出一种深长的鸟啼样吸气声。咳嗽每日反复发作达数十次，每次咳嗽直到大量呼吸道分泌物和胃内容物排出方告暂停。

治疗百日咳以清肺降气、镇咳化痰为主。

常用推拿法：清肺经，揉小天心，按揉天突，分推膻中，摩胁，按揉大椎、膈俞。

偏寒者，加黄蜂入洞、拿风池、擦胸背，拿肩井以解表。

偏热者，加清大肠、清天河、退六腑、推天柱，推脊以清热。

肺脾虚者，加补脾胃，补肺经，揉中脘，按揉脾俞、胃俞，以养肺健脾。

【文献辑录】

《幼科金针》：夫天哮……盖因时行传染，极难奏效。其症嗽起连连，而呕吐涎沫，涕泪交流，眼胞浮肿，吐乳鼻血，呕衄睛红。

三十八、白　喉

白喉是以咽、喉或口腔其他局部形成白膜，不易剥脱，并伴有咽痛、发热为主要特征的急性呼吸道传染病，是由于感染能产生外毒素的白喉杆菌所引起的，其传染源是白喉患儿或带菌者，主要为飞沫传播。临床上常累及扁桃体、咽、鼻、喉等部位，常可并发心肌炎、肌瘫痪和继发感染。因此，必须及时治疗与隔离，以防危及小儿的生命。本病多发于秋冬季节，以1～5岁小儿发病率最高。

中医认为本病主要是由于小儿素体阴虚，内有蕴热及感受风热时行疫毒之邪客于肺卫所致。秋冬之季气候干燥，风热时行疫毒之邪从口鼻而入，引动蕴热，搏结于肺胃二经；或小儿平素阴分不足，阴虚则内热，又兼热邪炽盛，肺胃蕴热；咽喉为肺胃之门户，肺胃热邪上熏咽喉，炼津灼液，腐蚀喉膜，以致咽喉疼痛，白膜布生。因而白喉又称"白缠喉""锁喉风"。

治疗本病以清热凉血解毒为主。

常用推拿方法：揉喉旁、揉廉泉、清胃经、清肺经、分阴阳、清天河水、退六腑、掐少商、掐照海。

阴虚内热者，加清脾经、推运内八卦、清肾经、补肾经、揉足心。

【文献辑录】

《时疫白喉捷要》：白喉之症，愈出愈奇。有朝而夕死，沿街阆巷，互相传染，治之不速，十难痊，此乃瘟疫恶症。

三十九、腮腺炎

流行性腮腺炎是感染流行性腮腺炎病毒引起的急性传染病，又称"痄腮"，俗称"大嘴巴""大头瘟"。临床以一侧或两侧腮腺部肿胀伴有疼痛为其主要特征，多伴有发热和轻度全身不适。冬春季节多见，但有时亦可在夏季流行。好发于学龄前及学龄期儿童，2岁以下少见。常见并发症为不同程度的脑炎。青春发育期以后的患者还可能并发睾丸炎或卵巢炎，个别患儿可见昏迷、脑惊厥。预后一般良好，一次感染，可获终身免疫。

本病的病原体为腮腺炎病毒，其传染源为患者及隐性感染者，传播途径则主要为唾液飞沫吸入。自腮腺肿大前数日至整个腮腺肿大期间均有传染性。

病毒通过飞沫传播侵入口腔黏膜、鼻黏膜后，经病毒血症，定位于腮腺、颌下腺、舌下腺、性腺等腺体，引起腮腺的非化脓性改变，表现为腮腺腺体及其周围组织充血、肿胀及水肿；腮腺管水肿，管腔中有坏死的上皮细胞脱落堆积，因而阻塞了唾液的正常排出，潴留于腺体内，而出现腮腺及其周围肿大的症状。

临床上可分为潜伏期、前驱期及腺肿期三个阶段。

（1）潜伏期：该期无任何症状，时长14～24天。

（2）前驱期：部分患儿在腮肿大前1～2天，可有发热、倦怠、肌肉酸痛、食欲减退、呕吐、头痛、结膜炎、咽炎等不同症状。偶可首先出现脑膜刺激征。多数患儿可无前驱症状，以耳下部肿大为最早症状。也有少数患儿仅出现合并症，而无腮腺肿大。

（3）腮肿期：腮腺肿胀多为两侧性，一般先见于一侧，1～2天后波及对侧，也有两侧同时肿胀的。肿大的腮腺以耳垂为中心，向周围蔓延，2～3天达高峰可使脸面变形。肿胀为非化脓性，局部有疼痛及感觉过敏，张口或咀嚼时更显著，表面灼热，有弹力感及触痛。腮肿整个过程1～2周，最初3～5天可伴有发热、乏力、头痛、食欲减退等全身症状。少数患儿仅有颌下腺、舌下腺肿而无腮腺肿。

中医认为"痄腮"系因感染风温邪毒所致。风温邪毒自口鼻侵入后，传足少阳胆经，胆经绕耳而行，受温毒之邪袭击，经络不通，气血流通受阻，郁结不散，而致耳下腮部漫肿坚硬作痛。少阳与厥阴相表里，故邪毒亦可传入足厥阴肝经，足厥阴之脉抵少腹，绕阴器而行，青春发育期后的少年和成年人并发睾丸炎和卵巢炎。若正不胜邪，温毒炽盛，迫窜肝经，内陷心包，蒙闭清窍，则出现高热、嗜睡、项强、神志不清、惊厥等症。

治疗本病以疏风清热解毒，散结通络为主。

常用推拿方法：按揉翳风、摩牙关、清天河水、退六腑、按揉合谷、按揉曲池。

风热轻证者，加清肺经、按揉风池。

风热重证者，加揉大椎、推脊、推足心。

邪毒内陷者，加掐心经、水底捞月、掐小天心、推天柱骨、推脊。

昏厥者，加掐人中、掐十王、掐老龙，醒后即止。

【文献辑录】

《幼幼新书》：浑身壮热，耳边连连赤肿，喉中或结肉瘤，为痄腮风壅，因积热冲上。

《外科枢要》：痄腮属足阳明胃经，或外因风热所乘，或内因积热所致。

四十、水　痘

水痘是一种常见的病情较轻的急性病毒性传染病，临床上以同时查见丘疹、疱疹与脓痂疹为其特征。儿童时期任何年龄均可发病，而以1～4岁为多见，多发于冬春两季。水痘一般预后良好，不留瘢痕，患病后可获终身免疫。

水痘的病原体是一种疱疹病毒，通过接触或飞沫传染，传染性极强。患过此病后可有永久性免疫力，发生第二次感染的极为少见。当病毒侵袭人体后，病变主要在皮肤、表皮的基底细胞及深层棘细胞有水样变性，而形成水泡。

该病潜伏期一般为13~17天，发病大都骤起，往往先见皮疹，或同时有发热及不适的感觉，一般症状较轻，体温大多在39 ℃以下，经1~5天后消退。皮疹分布特点为向心性，以躯干、头、腰及头皮部多见，四肢较稀少。皮疹初为丘疹或红色小斑疹，稀疏分散；数小时至一日后大多转变成椭圆形的、表浅而有薄膜包围的、四周还有红色浸润的"露珠"状疱疹，大小不等；几天后疱疹结痂；再经1~3周脱落，不留瘢痕。皮疹可在起病后3~6天陆续出现，一般可出现2~3批，体检时一般见丘疹、疱疹、结痂同时存在。

中医认为水痘的主要病因是外感风热时邪，也有内蕴温热之邪而致病。故其病位在肺脾两经，肺为水之上源，肺气不利影响上源分布，挟邪外透肌表，故有皮肤水痘布露；脾主肌肉，主运化水湿，湿困脾土，脾阳受遏，脾生湿，时邪与湿相传，透达皮肤，乃发为水痘。

治疗本病，轻证以清热解毒为主，重证以清营凉血解毒为主。

常用推拿方法：开天门、推坎宫、推太阳、揉耳后高骨、补脾经、揉板门、揉小天心、清天河水。

重症者，加补肾经、揉二人上马、推运内八卦、揉一窝风、退六腑。

【文献辑录】

《景岳全书》：凡出水痘先十数点，一日后其顶尖上有水泡，二日三日又出渐多，四日浑身作痒，疮头皆破，微加壮热即收矣。

《婴童百问》：发热一二日而出水泡即消者，名为水痘。

四十一、流行性乙型脑炎

流行性乙型脑炎简称"乙脑"，俗称"大脑炎"，是流行于夏秋季节的急性传染病。本病好发于学龄以内的儿童，是经蚊子媒介传染。

乙脑的病原体是乙脑病毒，是一种嗜神经病毒。乙脑的主要传染源是猪，而蚊虫则是乙脑的主要传播媒介，当人体被带有乙脑病毒的蚊虫叮咬后，病毒经皮肤进入血液循环，形成短暂的病毒血症，若人体抵抗力弱，感染病毒的量大，毒力强，病毒将很快通过丘脑屏障进入中枢神经系统，引起脑炎。

本病以高热、嗜睡、昏迷、惊厥、脑膜刺激征及其他神经系统症状为特征。

本病潜伏期为4~21天，一般为10~14天。整个病程10~20天。大多病例在起病后半日至3天，症状即达高峰，经5~7天，高热渐退，惊厥停止，昏迷逐渐转为清醒。一般在10~15天可渐渐恢复。少数病例症状恢复较慢，甚至6个月以上仍未恢复而留有后遗症。个别极为严重的病例可因呼吸衰竭、循环衰竭而死亡。

轻者，体温在38 ℃左右，头痛及呕吐不重，无惊厥，神志清楚，多在1周内恢复。稍重者，体温在39~40 ℃，伴有惊厥、呕吐、头痛等症，有轻微的意识障碍，一般在7~10天恢复。重者，体温在40 ℃以上，神志浅昏迷或深昏迷，躁动不安，或反复惊厥、抽搐，浅反射消失，深反射亢进或消失，甚至发生呼吸衰竭等危险症状，经7~10天的危险期后逐渐恢复。部分患儿可留有肢体瘫痪、言语不利、精神异常等后遗症。极重者，体温急骤上升，在41 ℃以上，迅速出现昏迷惊厥，极易发生呼吸衰竭和循环衰竭而死亡，少数虽经抢救脱险而留有严重的后遗症。

中医认为小儿神气怯弱，气血未充，脏腑未坚，不耐暑热的耗伤，若被暑邪疫毒侵袭，即可发病。由于暑热疫毒之邪最易化火、生风、生痰，故常出现高热、神昏、抽风、痰鸣，甚至昏迷等症。

治疗本病：急性期以清热透表解毒为主；恢复期以养阴清热、镇肝熄风为主；后遗症期以益气养血、活血通络为主。

常用推拿方法：开天门、推坎宫、推太阳、清肺经、清胃经、清天河水、退六腑、推天柱骨、推脊。

伴神昏抽搐者，加掐人中、掐十王、掐精宁、拿肩井、拿委中，均以醒后即止。

恢复期，改用补脾经、补肾经、揉小天心、揉二人上马、清天河水、揉精宁、揉威灵。

后遗症期，改用补脾经、补肺经、补肾经、推三关、揉中脘、揉丹田。

【文献辑录】

《温热经纬》：夏令发热，昏迷若惊，上继暑厥，即热气闭塞孔窍所致。

《幼科发挥》：惊后成瘫，惊后喑不能言。

四十二、急性结膜炎

急性结膜炎是一种常见的由细菌感染所引起的急性传染性疾病，俗称"红眼"或"火眼"。本病多见于春秋季节，主要表现为结膜明显充血，有异物感、烧灼感，分泌物较多，可呈黏液性、黏液脓性或脓性。晨起时发现睁眼困难，累及角膜会出现畏光流泪，可致一过性视物模糊，视力一般不受影响，冲洗后即可恢复，常常双眼先后发病。

中医认为，本病初起系风热所致，主要表现为双眼红赤疼痛，羞明多泪，发热头痛等症，治宜祛风清热。局部症状较重者，系热毒所致，治宜泻热解毒。恢复期证属余热未尽，阴津耗损，治宜养阴除热。

治疗本病以祛风清热为主。

常用推拿方法：推肾水，分阴阳，运八卦，退六腑，清天河水，水底捞明月。

【文献辑录】

《小儿推拿秘诀》：火眼，每次退六腑一百，清天河水三十，运八卦五十，推肾水一百。上滚水推，或茶汤推亦可。

《医学研悦·附刻小儿推拿》：火眼，每次退六腑一百，清天河水三十，运八卦五十，推肾水一百，将田螺捣敷太阳穴。上用滚水推，或茶汤亦可。

《推拿秘旨》：火眼，推三关五十，退六腑二十，推天河水五十，水里捞明月十下，将螺蛳捣烂，敷两太阳，取凉之法。

《小儿推拿广意》：火眼之症，治宜补肾（五百），推天河（五百），六腑（五百），分阴阳（三百），运八卦（二百），推脾土（一百），水里捞明月（一百），合谷，曲池，肩井（各一截）。

《小儿推拿广意》：风眼之症，治宜推三关（三百），揉肾（三百），掐五指节（一百），分阴阳（三百），八卦（一百），推天河（二百），六腑（一百），水底捞明月（一百），合谷、曲池、肩井（各一截）。

《幼科推拿秘书》：火眼之症有三，有上视，有下视，有两目齐闭不开。宜分阴阳，运八卦，清天河，捞明月，掐合骨，补肾水，二人上马，掐阳池，退六腑，揉上天心，上视往下揉，下视往上揉，不开从中间两分揉抹。若风眼，治法同前，但彼退六腑，此推三关。眼胀头痛，宜风池一截。

《小儿推拿辑要》：火眼，退六腑一二百，清天河水一百，运八卦五十，推肾一百，揉上天心一二百，用滚水或茶水推。

四十三、走马疳

走马疳，即坏死性龈口炎，本病为一种机会性感染，其致病菌主要为梭形杆菌和螺旋体，其中非溶血性链球菌和金黄色葡萄球菌的共生是走马疳发病的主要病原学基础，此外，口腔常见致病菌产黑色素类杆菌可能是主要协同致病菌。本病常见于营养不良或癌症等恶病质患者及长期服用免疫抑制剂的患者，病死率高，好发于儿童，尤其是先天性及后天性免疫缺陷及免疫功能低下的患儿，如艾滋病、结核等患儿，愈合常有面部缺损畸形等后遗症，因卫生状况及医疗水平的发展，本病现已极其少见。

走马疳具有发病突然、发展迅速的特点，主要表现为面颊部或牙龈水肿，并迅速侵及整个口腔黏膜，随后水肿部位的组织会坏死变黑，呈典型的圆锥形，导致软组织缺损、骨组织坏死及牙齿脱落，遗留严重的面部缺损畸形及口腔臭味，可继发感染。感染的发生，进一步加速了疾病进展，可引发全身症状如高热、流涎、厌食、腹泻、哭闹烦躁等。

中医认为，本病形成原因有二：其一"其患多在瘰痘余毒所中"，其二"又有杂病热甚而成者"。所谓瘰痘余毒，即患儿常有感染病史；所谓杂病热甚，即为五脏热极。五脏热极，上攻于口，故有"牙边肉肿烂，口内气臭，身微有潮热，吃食不得，齿缝出鲜血，齿常动、似欲脱，肉烂自漏落"等上焦上蒸于口之相，其中，因脾开窍于口，故五脏中以脾有郁热为主要原因，《活幼心书》有言：脾胃积滞日久，蕴热上熏于口，致齿焦黑烂，间出清血，血聚成脓，脓臭成虫，侵蚀口齿，甚致腮颊穿破，乳食不便，面色光浮，气喘热作，名走马疳。

治疗本病当先除积热。

常用的推拿手法：分阴阳、退六腑、水底捞明月、清天河水、凤凰展翅。

若患儿牙上有白泡，可用黄连、五倍子煎水，用鸡毛蘸水清洗牙齿及口腔。

【文献辑录】

《小儿按摩经》：口内走马疳，牙上有白泡，退六腑、分阴阳各一百，水底捞月、清天河水各三十，凤凰展翅，先推，后用黄连、五倍子煎水，鸡毛口中洗。

《小儿推拿方脉活婴秘旨全书》：马牙疳，七星丹。治疗：针而复缴。

《小儿推拿秘诀》：走马牙疳，每次分阴阳二百，推三关一百，退六腑二百，清天河水二百，捞明月五十，摇头三十。上麝香水或姜葱汤推，五倍子烧灰存性，炉底、黄连等分，为末搽之。但搽药须于夜间与日间睡着时。用物枕其颈，令仰睡张口，方便用药。若醒时，用药为涎所流，终无益也。

《万育仙书》：走马疳，牙根上有白泡。退六腑，分阴阳（各百），水里捞月，清天河水（各三十），凤凰展翅（五十），推后用黄连，五倍子煎水，鸡毛口中洗，以药吹之。

《推拿秘旨》：走马疳，推三关二十，推肾水二十，推天河水二十，赤凤摇头五十，麝香推之，五倍子烧存性，一分研细搽之即好。

《小儿推拿辑要》：走马牙疳，分阴阳一百，推三关、退六腑各一百，清天河水二百，捞明月五十……摇头二十。用葱姜汤，加入麝香推之。方用五倍子烧灰存性，黄连等分为末擦之。但擦药须于夜间及日间睡着时，用物枕其头，令仰卧张口，方便用药。若醒时用药，则为涎所流，移无矣。

《理瀹骈文》：小儿口患不能吮乳，及乳蕈、牙疳，白僵蚕去丝嘴，同人中白、冰片擦。

四十四、不 寐

睡眠是一个生理过程，依赖于大脑皮质和皮质下神经活动的调节，如果受到外界的刺激或身体本身不适的影响，都可使大脑有一定强度的兴奋灶，而导致不寐，又称失眠。

中医认为小儿常因以下因素致不寐的发生：小儿先天禀赋不足，或久病伤阴，肾阴亏损，肾水不能上承于心，水不济火，则心阳独亢，心肾不交，而见夜不能寐，烦躁不安；小儿脏腑娇嫩，心气怯弱，脑髓未充，若暴受惊骇，目触异物，耳闻异声，则耳目受惊，心气被扰，元神不藏，而致不寐；小儿学习紧张，思虑太过，伤及心脾，心伤则阴血暗耗，脾伤则无以化生精微，血虚不能养心，而致心神不宁，难以入睡；喂养不当，乳食积滞胃肠，胃不和则卧不安而失眠。

治疗本病以养心安神，通调血脉为主。

常用推拿方法：揉顶心、揉天庭、揉眉心、清心经、补肾经、揉小天心、揉心俞、揉巨阙。

心肾不交者，加揉翳风、揉丹田、揉肾俞、擦命门，以透热为度。

心脾两亏者，加揉脾俞、揉三阴交。

乳食停滞者，加揉板门、清大肠、揉中脘、揉龟尾。

【文献辑录】

《灵枢·大惑论》：卫气不得入于阴，常留于阳，留于阳则阳气满，阳气满则阳蹻盛，不得入于阴则阴气虚，故目不瞑。

《素问·逆调论》：胃不和则卧不安。

四十五、夜　啼

夜啼是指婴儿每到晚间啼哭吵闹，或间歇发作或持续不已，甚则通宵达旦，民间常称患儿为"夜啼郎"。

《幼科铁镜》一书在分析夜啼一症时说：……面深红多泪，无灯则啼稍息，见灯则啼愈甚，此心热也，遇火两阳相搏，故见灯而啼甚也。其候手腹必热小便赤，推用水底捞月、引水上天河、退下六腑及运八卦推坎入艮……为异物所侵，目有所视，口不能言，但睡中惊悸，抱母大哭，面色紫黑……有脾胃两虚吐泻少食而啼者，面色不华……有脏寒肠痛而啼者，以手按其腹即不啼，起手又啼，此候必面青，手必冷，口不吮乳……

引起夜啼的原因，多由脾寒、食积、心火盛、惊吓而致，总之与心脾有关。《医宗金鉴》指出："夜啼其因有二，一曰心热，二曰脾寒。"

脾为后天之本，若脾胃失调，脏腑受寒，寒邪潜伏于脾，则气血凝滞，症见面色㿠白，神怯肢冷，痛时屈腹，暖手按之则舒，啼哭声软，或伴腹泻；喂养失宜，脾胃虚弱，运化功能失司则乳食积滞，"胃不和则卧不安"，可见脘腹胀满，夜眠不安；心主血脉和藏神，胎中受热或邪热乘于心，则心烦不安，若脾虚生化无源，心血不足则情绪不宁、夜眠不安，心与小肠相表里，秽热于小肠则见便秘赤；若因惊吓则心志不宁，神不守舍而惊惕不安，梦中啼哭，声惨而紧，神色恐惧，喜抚抱而卧。

治疗夜啼以养心健脾为主。

常用推拿法：补脾经，清肝经，清心经，揉小天心，掐揉五指节，摩腹，揉足三里。

偏于脾寒者，加推外劳宫、揉中脘、揉脐，以健脾温中。

偏于食积者，加清脾胃、清大肠、摩中脘、推下七节，以消食滞。

偏于心火盛者，加掐心经、水底捞月、清天河水、退下六腑，以清热降火。

偏于惊恐者，加掐十王、老龙，揉精宁、威灵，以安神宁志。

对于因急腹症或有见灯习惯、无灯则哭者，不属夜啼。《幼幼集成》中指出："凡夜啼见灯即止者，此为点灯习惯，乃为钩哭，实非病也。夜间切勿燃灯，任彼自哭二三夜自定。"

【文献辑录】

《外台秘要》：小儿夜啼至明不安……亦以摩儿头及脊验。

《小儿推拿秘诀》：临晚啼哭，心经有热，清天河水为主。

《幼科百效全书》：夜啼，一推天河水，二分阴阳，三赤凤摇头，后白牵牛为末，做饼敷贴手板心即止。

《小儿推拿广意》：夜啼，推三关（五十），六腑（一百二十），清心经（一百），捞明月，分阴关，掐胆经。如寒疝痛啼，宜运动四横纹，揉脐并一窝风。

《幼科推拿秘书》：夜啼，法宜分阴阳，运八卦，运五经，捞明月，清天河、心经，如寒推三关，方用灯心烧灰，擦母乳头与儿之，即止。

四十六、惊　厥

惊厥又称"惊风""抽风"，是小儿时期较常见的中枢神经系统器质或功能异常的紧急症状，在婴幼儿更为多见。其典型表现为突然意识丧失，眼球上翻、凝视或斜视，面肌或四肢强直、痉挛、抽动，甚至颈项强直、角弓反张、大小便失禁。《小儿推拿广意》中描述道："夫小儿有热，热甚生惊，惊盛发搐，又盛则牙关紧急，而八候生焉。八候者搐搦颤反引窜视是也。搐者，两手伸缩；搦者，十指开合；掣者，势如相扑；颤者，头偏不正；反者，身仰向后；引者，臂若开弓；窜者，目视似怒；视者，露睛不活；是谓八候也。"

惊厥的病因较为复杂，但以风邪和火邪为主要原因，其次如惊吓、体虚等。可分为急惊和慢惊两类。《幼科推拿秘书》中说：二十四惊之症，然总不外急慢两端。

急惊多发生于急骤高热的初期，高热解除后惊厥即行缓解，停止后神志恢复正常。小儿体属纯阳，脏腑娇嫩，形气未充，不能耐受高热的影响，易成热极生风。由于风邪侵袭，郁而化热，热极生风，风火相煽而惊。或因感染温邪，温属阳邪，最易化热化火，内陷心包，激动肝风而成。或因暴受惊恐，惊则气乱，神不守舍而惊。《厘正按摩要术》中说：（惊热）小儿见异物则惧，或闻声而心骇，心即受惊，气则不顺，身发微热，梦寐不安，脉数烦躁与急惊相似。

慢惊多由于各种慢性疾病所致。如维生素D缺乏，以致血清钙降低，神经肌肉兴奋性增强，而出现惊厥和手足抽搐。久吐久泻，造成脾胃虚弱，脾阳不振，不能运化和输布水谷精微，津液亏损，筋失濡养而致虚风内动，或因各种热性病迁延日久，耗伤津液，气阴两伤；筋失濡养而筋脉拘急。至于慢脾风成因与慢惊相同，且多由慢惊发展而来。

《小儿推拿广意》中指出：急惊属阳，皆由心经受热积惊，肝经生风发搐。风火交争，血乱气并，痰涎壅盛，百脉凝滞，关窍不通，内则不能升降，外则无所发泄。以致啮齿咬乳，颊赤唇红，鼻额有汗，气促痰喘，忽而闷绝，目直上视，牙关紧急，口噤不开，手足搐掣，此热而然。慢惊属阴，皆由大病之余，吐泻之后，目慢神昏，手足偏动，口角流涎，身体微温，眼目上视，两手握紧而搐。如口鼻气冷，囟门下陷，此虚极也。脉沉无力，睡则露睛，此真阳衰耗而阴邪独盛，此虚寒之极也。

惊厥之症来势凶猛，发作较久，可使脑组织缺氧，甚至窒息，发生呼吸和循环障碍。若高热不退，反复惊厥或持续惊厥不止，应排除中枢系统或其他系统的疾患。

治疗惊厥除采用"急则治其标"以镇惊外，还须"缓则治其本"以对因治疗。《幼科铁镜》中说：惊生于心，痰生于脾，风生于肝，热出于肺。……热盛生风，风盛生痰，痰盛生惊，此贼邪逆过必至之势。疗惊必先豁痰，豁痰必先祛风，祛风必先解热。……若解热必先祛邪。《小儿推拿广意》指出：急惊属实热，宜于清凉；慢惊属虚寒，宜于温补；对症施治……

镇惊止搐常用方法：掐天庭，掐人中，掐十王，掐老龙，掐端正，掐二人上马，掐精宁，掐威灵，捣小天心，拿曲池，拿肩井，拿委中，拿昆仑。用上法时，不一定全部都用，视患儿惊搐已止即可。

急惊风者，加清心经，清肺经，清肝经，推上三关，退下六腑，打清天河水，按天突，推天柱，推脊，按丰隆，以清热熄风豁痰。

慢惊风者，加揉百会，补脾胃，清肝经，揉小天心，揉中脘，摩腹，捏脊，揉足三里，以健补脾胃。

【文献辑录】

《备急千金要方》：治少小新生肌肤幼弱，喜为风邪所中，身体壮热，或中大风，手足惊掣，五物甘草生摩膏方：甘草、防风各一两，白术二十，铢雷丸二两半，桔梗二十铢，右㕮咀，以不中水猪肪一斤煎为膏，以煎药，微火上煎之，消息视稠浊，膏成去滓，取如弹丸大一枚。炙手可摩儿百过。寒者更热，热者更寒。小儿虽无病，早起常以膏摩囟上及手足心，甚辟寒风。

《小儿推拿方脉活婴秘旨全书》：小儿纯阳，真水未旺，心火已炎，故肺金受制，无以平木，故肝木有余，而脾土常不足也。失于保养，寒暄不调，以致外邪侵袭，饥饱失节，以致中气损伤，而急惊、慢惊之候作矣。

《幼幼集成》：（通脉法）凡小儿忽尔手足厥冷，此盖表邪闭其经络，或风痰阻其荣卫，又或大病之后，阳不布散于四肢。速用生姜煅熟，捣汁半小杯，略入麻油调匀，以指蘸姜油，摩儿手足，往下搓挪揉捼，以通其经络。俟其热回，以纸拭去之。凡小儿指纹滞涩，推之不动，急以此法推豁之，盖此法不论阴阳虚实，用之皆效。

《景岳全书》：……故致卒仆暴死，宜先掐人中。

《推拿三字经》：眼翻者、上下僵、揉二马，捣天心，翻上者，捣下良，翻下者、捣上强，左捣右、右捣左……

按：文中所提二十四惊为兔丝惊、马踏惊、水泻惊、细鱼惊、乌纱惊、乌鸦惊、肚胀惊、潮热惊、夜啼惊、缩纱惊、脐风惊、慢惊、急惊、弯弓惊、天吊惊、内吊惊、胎惊、月家惊、盘肠惊、锁心惊、鹰爪惊、措手惊、袒手惊、看地惊。二十四惊多指症状不同而名异，详见《小儿推拿方脉活婴秘旨全书》。

四十七、小儿抽动秽语综合征

小儿抽动秽语综合征，是一种儿童时期以慢性、波动性、多发性肌肉抽搐，或伴有不自主后补异常发声与猥秽语为临床表现的疾病。常见心理、行为，又称中枢神经精神障碍性综合征。男孩多见，男女比例约为3∶1，好发于2～12岁。少数至青春期自行缓解，部分逐渐加重延至成人。

其发病原因和机制不十分清楚，认为其与遗传、中枢神经系统结构、功能异常和疾病（如癫痫），以及精神、代谢紊乱等有关。

该病主要表现为多种抽动动作和一种或多种不自主发声，两者出现于病程某些时候，但不一定同时存在。抽动症状一天反复出现多次，几乎天天如此，但在数周或数月内症状的强度有变化，并能受意志克制数分钟至数小时，病程至少持续1年，且在同一年之间症状缓解不超过2个月以上。

中医认为本病为本虚标实之证。标实为阳亢、风动、痰浊，以频发抽搐与秽语为特征。本虚为肝肾阴虚、气血不足、心胆虚怯等所致。

本病治疗以平肝熄风、豁痰为主。

常用推拿方法：开天门、分推坎宫、揉太阳、拿风池、清心经、清肝经、拿虎口、揉三阴交、揉太冲，颈夹脊旋转定位复位法。

阴虚风动者，加水底捞月、揉足心。

心肝火旺者，加掐山根、打马过天河（至皮肤潮红）、掐精宁、威灵，推擦心俞。

心脾两虚者，加推上三关、揉外劳宫、掐内关、掐心经、清心经、运内劳宫、拿血海、揉足三里、按心俞、揉膻中、拿风池及肩井。

痰迷心窍者，加揉掌小横纹、捏揉板门、揉膻中并乳旁及乳根。

【文献辑录】

《推拿保幼全书》：如四肢掣跳，后跟咬之揉之后，横纹推至指尖稍上为之下，男从乾上推起，女从坤上推起，天门入虎口揉之。

《小儿按摩经》：小儿身跳，推肾筋后，四心揉之。

《幼科推拿秘书》：四肢掣跳，用二龙戏珠，便结，用双龙摆尾，退六腑宜服延寿丹。

四十八、儿童多动综合征

儿童多动综合征为儿童时期慢性行为改变与学习困难的常见原因之一，以行为（如动作过多）、性格的改变，注意力不集中，情绪波动为突出症状。这种小儿智能正常或接近正常。学习上的困难常由于动作过多及注意力不集中而引起。以男孩为多见。

本病发病原因尚不明。可能与遗传、脑内单胺类代谢障碍、脑部器质性病变、环境、教育、心理等因素有关。

临床可见以下表现：①动作过多。患儿上课时手脚不停地做小动作，严重者上课时在教室内乱跑乱窜，高声尖叫，根本不考虑课堂秩序。课后于户外可有些危险行为。青春期后动作过多逐渐消失。个别孩子可有动作笨拙。②注意力不集中。上课时注意力不集中，可与动作过多同时存在，或外表上安静实则胡思乱想，听而不闻。做事虎头蛇尾，对有兴趣之事注意力可集中一小段时间。③学习困难。考试成绩常上下波动较大。④情绪呈冲动性不能自我控制，易于激动、不安、好惹人，以"皮大王"著称。个别小儿可出现听、视觉障碍，且不能分辨相似的声音。

神经系统检查：本病常无明显异常发现，少数病例有动作笨拙或不协调（儿童校对试验及翻手试验阳性），偶有锥体束征。脑电图检查：可有轻度到中度异常，但无特征性。

治疗本病以宁心安神为主。

常用推拿方法：揉脾经，揉肾经，掐肝经，掐心经，揉神门，揉心俞，揉巨阙，揉肾俞，揉命门，捏脊。

兼有听、视觉障碍者，加揉睛明、揉瞳子髎、揉耳风门、按风池、拿颈夹脊。

【文献辑录】

《灵枢·行针》：重阳之人，熇熇高高，言语善疾，举足善高，心肺之脏气有余。

《证治汇补》：人之所主心，心之所养血，心血虚，神气失守。

四十九、小儿麻痹症

小儿麻痹症又称脊髓灰质炎，是由脊髓灰质炎病毒引起的急性传染病，亦可见于成年人，但多见于1~5岁小儿，故有小儿麻痹症之称，常发生于夏秋季节。自20世纪60年代以来，我国采用了口服小儿麻痹糖丸和注射小儿麻痹疫苗，获得良好的预防效果，有些地区已接近消灭本病的发生。但在我国边远地区由于预防力量不足，偶有此病的发生。

带病毒的人是最重要的传播者，主要由饮食污染及直接接触而感染。病毒从肠道或咽部传入局部淋巴后进入血循环，若再通达中枢神经系统，就出现麻痹症。人体和环境的其他因素影响血液与中枢神经系统间屏障，如肌力疲乏、着凉、创伤、注射药物等都可能促使瘫痪发生。该病以潜伏期的末期和瘫痪前期传染性最大，一般隔离期为40天，患者痊愈后因血液中含有抗体而免疫。

小儿麻痹症的临床表现可分为三个阶段。

（1）急性发作期或前驱期：在出现肢体瘫痪前，先有发热，食欲减退，或伴有呕吐、腹泻、咳嗽、咽红、全身不适等呼吸系统和消化系统症状，2~3天后常可热退，诸症消失。

（2）瘫痪前期或瘫痪期：在热退后1~6天，常可再度发热，并出现烦躁不安、易出汗、肢体疼痛等症状，几天以后逐渐出现部分肢体瘫痪。随着热度的减退，其他症状逐渐消失，瘫痪不再发展。瘫痪的特点呈弛缓型，分布不规则、不对称，常见于四肢，以下肢瘫痪常见。如果颈、胸部脊神经受损，可出现膈肌、肋间肌麻痹。延髓受损时可发生咽部肌群麻痹，出现呼吸障碍等危重症状。

（3）恢复期或后遗症期：瘫痪有自动恢复的趋势，热退以后1~2周，开始逐渐恢复。恢复的快慢常与神经受损程度有关，重症在6~18个月如不能完全恢复，常遗留残余症状，称为后遗症。这时肌肉明显萎缩，肢体常出现各种畸形，如口眼㖞斜，脊柱侧凸、肩关节如脱臼状、膝过伸、外展，足内翻，外翻马蹄足、仰趾足等畸形。

中医认为本病属于"痿证""痿躄"等范畴。

发病开始，即可在隔离情况下进行推拿治疗，以帮助缓解病情，减轻瘫痪症状；在瘫痪期进行推拿治疗，可促使小儿的功能恢复，减少后遗症；在后遗症期进行推拿治疗，虽然收效很慢，效果不理想，但也有可能使部分肢体功能得到不同程度恢复。

治疗本病，瘫痪前期发热阶段以疏散风热解毒为主；瘫痪期及后遗症期以行气活血，温通经络，矫正畸形为主。

瘫痪前期常用的推拿方法：开天门、推坎宫、推太阳、按风池、清脾胃、清肺经、推板门、清天河水、退六腑、推天柱骨。

伴恶心、呕吐等消化道症状者，加摩中脘、按天枢、揉脐、揉脾俞、揉胃俞、按揉足三里。

兼有咳嗽、咽痛等呼吸道症状者，加揉肺俞、推肺俞、拿肩井。

瘫痪期及后遗症期，改用揉中脘、揉丹田、按揉足三里、按脊、捏脊、按揉百会。

此外，瘫痪局部治疗，常用一指禅推法、揉法、滚法、拿法、摇法等。

面部取穴：攒竹、瞳子髎、颊车、地仓。

颈及上肢部取穴：大椎、肩井、臂臑、曲池、手三里、合谷等。

下肢部取穴：肾俞、腰阳关、命门、环跳、秩边、伏兔、足三里、阳陵泉、委中、承山、解溪等。

面部瘫痪者，推拿法参见"面神经瘫痪"。

肢体瘫痪者，推拿法参见"脑性瘫痪"。

【附】小儿瘫

小儿瘫是指肢体弛缓拘急，肌肉痿软无力，可由多种疾病所致，此处主要指小儿麻痹症后遗症。

小儿麻痹症后遗症属中医学"痿症"范畴，是指肢体筋脉弛缓，手足痿软无力，不能随意活动。主要由风、寒、湿邪侵入肺胃二经，使精液的形成、输布功能发生紊乱，后期累及肝肾，肌肉筋骨无以营养所致。

肺为清肃之脏，主气而连百脉，使气血运行全身，故有"肺朝百脉"之说。若温邪犯肺或邪热未清，肺受热灼，津液耗损，无以转输四肢百骸，筋骨经脉失于濡养而痿不用。张子和云："大抵痿之为病，皆因客热而成。"

脾为后天之本，水谷之海，生化气血以充一身，肺之津液，来源于脾胃；肝肾之精血，亦赖脾胃运化和散布精微的功能而不断得到补充。若脾胃虚弱生化无源，则津液来源不足；脾主肌肉，气血失调肌肉不得滋养而痿。久病体虚则累及肝肾，肝主筋、肾主骨，精血伤则不能荣养筋骨，筋骨经脉失于温养则拘急不用。

有的则因湿热内蕴，阻滞筋脉，湿热蕴蒸耗伤气血津液，筋脉失养则弛缓无力。《内经》中有：湿热不攘，大筋软短，小筋弛长，软短为拘，弛长为痿。

小儿瘫以行气活血、温通经络、矫正畸形为主。

小儿瘫治疗方法参见小儿麻痹症。

除上述方法外，还当注意使用健脾和胃之法。方法用揉中脘，摩腹，按揉脾俞、胃俞，揉足三里。

《内经》中有"治痿独取阳明"之说。如能在出现麻痹之初，就采用推拿法治疗，能助其恢复，效果更佳。至于其他疾病所引起的肢体弛缓拘急、肌肉痿软无力可参用本法施治，可取一定效果。

【文献辑录】

《素问·痿论》：肺热叶焦，则皮毛虚弱急薄，着则生痿躄也。

五十、斜　颈

斜颈是指头向患侧倾斜、颈前倾并旋向健侧，患侧面部软组织萎缩削平。一般是指因一侧胸锁乳突肌挛缩而造成的肌性斜颈。极少为脊柱畸形引起的骨性斜颈、视力障碍的代偿姿势性斜颈、颈部肌麻痹导致的神经性斜颈。

因斜颈可并发有其他先天性畸形（如畸形足、髋关节脱位），且多数患儿在出生后发现颈部一侧有棱形肿块，继则头部倾斜，故又有先天性肌性斜颈之称。据临床观察多数发生在右侧。

斜颈发生的原因说法很多，如产伤、胎位不正、胚胎期发育异常、遗传、类似腹外硬纤维瘤等，但多数倾向于创伤一说。

患儿患侧胸锁乳突肌的前缘动脉管腔均有栓塞不通，而临床中所见患儿大多有胎位不正和产伤史。胎儿在子宫内头部向一侧倾斜或分娩时头位不正，可阻碍一侧胸锁乳突肌血运供应，而引起该肌缺血性改变；若分娩时一侧胸锁乳突肌受产道挤压或用产钳助产，可使肌肉内血管中的血流有暂时停滞，引起片状血管栓塞。生后颈部凝血块使肌肉呈棱状肿块，由于血肿存在，可使患侧胸锁乳突肌有纤维细胞增生和肌纤维变性，最后变为结缔组织而成条索状挛缩变硬。病变部位血管细小。

患儿多数在产后可发现颈部有一肿块呈圆卵状，大小各异，其方向与胸锁乳突肌一致，按压肿块或头部运动牵扯时有疼痛。数月后有头面部畸形，如斜颈明显，颜面大小不对称，肿块多为条索状纤维代替，且质地较硬，变粗，压痛消失。晚期可伴有颈椎或上胸椎有固定性脊柱侧弯。

治疗本病以活血祛瘀，疏通经络为主。

常用方法：①在局部做轻柔按摩；②用拇、食、中三指提拿揉捻肿块，手法不宜重；若已形成条索状，手法则可稍重；③头颈扳向健侧做被动牵引；④用双手在挛缩处做分向牵扯筋腱。

家长在喂奶时引儿头倾向健侧，或患儿睡眠在患侧垫枕，助其矫正畸形。并可嘱家长依法为小儿推拿。

本病发现早，治疗及时者，疗效较为理想。

少数患儿仅见头颈向一侧倾斜，局部并无肿块或条索状挛缩，《幼幼集成》中有"治筋软无力、天柱骨倒"方，名曰"生筋散"，方为木鳖子6个、蓖麻子60个，去壳、以药研如泥，以手摩其颈令热，再调药涂颈项。

【文献辑录】

《正骨心法要诀》：……气血郁滞，为肿为痛，宜用按摩法。按其经络，以通郁闭之气，摩其壅聚，以散瘀结之肿，其患可愈。

《幼幼集成》：天柱骨倒……形体过肥，中气愈弱，是盛于外而歉于内也。忽然项软倾倒者，此肝经风热也。

五十一、佝偻病

本病多见于3岁以下小儿，尤以6～12个月婴幼儿发病率较高，是一种慢性营养缺乏症，主要是由于缺乏维生素D、钙磷代谢紊乱而引起骨骼、神经、肌肉等系统异常，以骨骼生长障碍最为明显，北方较南方发病多见，可能与少接触阳光有关。

佝偻病古代文献有关五迟（立迟、行迟、发迟、齿迟、语迟）、五软（头软、手软、足软、口软、肌肉痿软）、解颅、鸡胸等症中早有记述。

发病原因为先天禀赋不足，后天哺养失宜，先后天不足，脾肾亏损。《医宗金鉴》指出："小儿禀素气血虚，筋骨软弱步难移，牙齿不生发疏薄，身坐不稳语言迟。"《幼幼集成》在分析五软症时指出"乃胎元怯弱，禀受先天阳气不足""总之本于先天不足"。《小儿推拿方脉活婴秘旨全书》解颅总括歌中说：肾经主髓脑为海，头缝开时肾气亏，面多㿠色睛多白，长而少笑瘦而羸……

肾主骨生髓，脾主健运，脾肾亏则气血虚。气虚腠理不密，卫外不固而多汗；肾气虚则骨髓不充，骨质柔弱而囟门应期不合，立迟、行迟，甚则鸡胸；齿为骨之余，肾气不足则齿迟；发为血之余，气血虚则发迟；心气不足则智力不足而语迟；头为诸阳之会，肾虚则元阳及精气不能营注则项软；脾主肌肉，脾虚生化无源，则不能营养肌肉而痿软无力。由于小儿脾肾虚弱，腠理不固，饮食不调易泄泻；风邪袭肺易得肺炎。

治疗本病以健脾补肾为主。

常用推拿方法：补脾胃，补肾经，揉小天心，揉中脘，摩丹田，捏脊，按揉脾俞、胃俞、肾俞，擦八髎，按揉足三里、三阴交。

【文献辑录】

《小儿推拿方脉活婴秘旨全书》：肺经受热致龟胸，胸上高如龟脊同，胀满攻于胸膈上，母食辛温热乳冲，客风入脊成龟背，龟尿点脊有神功。

五十二、情感交叉症

情感交叉症是指患儿有时出现摩擦会阴部（外生殖区）的习惯性动作。多发生于6个月以上的婴幼儿。女孩多见。

病因病理不明。有人认为这种动作是小儿自我安慰的一种表示，发病原因可能是先有局部刺激，如女孩先有外阴部湿疹或炎症、蛲虫感染；男孩可因包茎引起包皮发炎、发痒而摩擦，亦可因裤子太紧，于此基础上发展成为习惯性动作。

患儿两腿骑跨于椅背、椅座边缘，或其他物体上进行反复摩擦动作；或两腿内收交叉进行摩擦，此时小儿与周围事物脱离精神接触，两颊泛红，两眼凝视，有时额部或全身微汗。常于同一条件下发生，如睡前或醒后、当大人将患儿抱起改变体位时，动作即可停止。临床检查无阳性体征和器质性病变。

中医认为本病属"相火证"范畴，是由于肾虚不固，心不摄肾，心肾不交所致。

治疗本病以清心平肝，益肾，通调脏腑为主。

常用推拿方法：清心经、清肝经、补脾经、补肾经、揉丹田、捏脊、揉心俞、揉巨阙。

睡眠不安汗多者，加按揉百会、揉小天心、揉肾顶、推三关。

【文献辑录】

《医宗必读》：盖火分君相，君火，居乎上而主静；相火，处乎下而主动。

《灵枢·本神》：所以任物者，谓之心，心有所忆谓之意，意有所原谓之志，因志而存变谓之思，因思而远慕谓之虑，因虑而处物谓之智。

五十三、癫　痫

癫痫，又称痫证。临床上以突然仆倒，昏不知人，四肢抽搐，两目直视，或有鸣声，醒后神清如常人。本病具有突然性、短暂性、反复发作的特点。

癫痫是一种阵发性、暂时性脑功能失调的疾病，多由脑部的器质性病变，或代谢紊乱，或中毒性疾病等原因引起，也有与遗传因素有关。临床分为原发性和继发性两种，可有多种类型，如大发作、小发作、精神运动型、局限型等。

临床上可分为发作期及间歇期。

（1）发作期：突然昏倒，人事不知，面色或青或白，口吐涎沫，喉中异声作响，手足抽搐，片刻即醒，醒后如常人；或伴有头昏，饮食睡眠如常，二便无异，舌淡苔白滑，脉弦滑。严重者昏倒时间较长，且发作频繁，常影响正常的睡眠与饮食。

（2）间歇期：若发作次数多，病程年久，则平素神疲乏力，面色无华，时时眩晕，食欲欠佳，智力迟钝，腰膝酸软，睡眠不宁，大便稀薄，舌淡、苔薄，脉细无力。

中医认为小儿癫痫的成因，既有先天因素，又有后天因素；既有内因，又有外因。内因主要是先天禀赋，以及"胎惊"；外因则是惊、风、痰、热，以及劳倦、跌仆颅脑损伤、虫证等。其中以小儿先天禀赋及风、痰等原因为主，病及肝、脾、肾等脏。若小儿先天禀赋不足，易感外邪内伤；或乳食不当，脾胃湿聚成痰；或情志刺激，肝郁不舒，导致肝、脾、肾等脏气失调，骤然阳升风动，痰气上涌，闭阻络窍，而致神志不清，抽搐成痫。

治疗本病以清肝熄风、豁痰定痫为主。

常用推拿方法：清肝经、补脾经、揉小天心、揉一窝风、推运内八卦、揉膻中、揉丰隆、揉足三里。

若昏迷者，加掐人中、按百会。

若间歇期脾肾亏虚者，加补肾经、中脘，揉脾俞，揉肾俞，捏脊。

【文献辑录】

《灵枢·癫狂》：癫疾始作，先及僵，因而脊痛……癫疾始作而引口啼呼，喘悸。

《备急千金要方》：少小所有痫病、痉病，皆由脏气不平故也。

《小儿推拿方脉活婴秘旨全书》：搐搦、咬牙、寒战，变为循衣、眼窜、筋挛。治疗：治法导食、豁痰作主，清心、泻木为先。

《小儿推拿秘诀》：口中抽舌，乃心经有热，退六腑，水里捞明月，清天河水为主。

四肢冷弱，推三关，补脾土，四横纹为主。

头向上，运八卦，补脾土为主。

眼翻白，推三关，擦五指节为主。

四肢乱舞，掐五节指，清心经为主。

口吐白涎、有痰，推肺经为主吐法急用。

四肢掣跳，寒热不均，掐五指节，分阴阳为主。

眼不开，气血虚，推肾水为主。

如哑子不言，是痰迷心窍，推肺经为主吐法急用。

眼翻白，偏左右，拿二人上马，掐小天心为主。

眼白，推肾水，运八卦为主。

头偏左右，有风，分阴阳，擦五指节为主。

哭声号叫，推心经，分阴阳为主。

口歪有风，推肺经，掐五指节为主。

掐不知痛，推脾土，掐五指节为主。

到晚昏迷，推肺经为主。

咬牙，补肾水，分阴阳为主。

哭声不出，清心经，分阴阳，掐威灵穴为主。

遍身掣有风，掐五指节，补脾土，凤凰单展翅为主。

脸青，推三关，推肺经为主。

哭声不出，推肺经，擦四横纹为主。

手抓人，推心经，退六腑为主。

身寒掣，推三关，揉涌泉穴为主。

大叫一声死，推三关，拿合骨穴，清天河水，捞明月为主。

四肢向后，推脾土肺经，摆尾为主。

一掣一跳，推心经，掐五指节，补脾土为主。

两眼看地，补脾土，推肾水，擦四横纹为主。

卒中风，急筋吊颈，拿合骨穴，掐威灵穴为主。

《小儿推拿广意》：痫症门，治宜推三关，六腑，肺经，补脾土，天门入虎口，揉斟肘，掐板门、精宁、一窝风，运天心，掐五指节，分阴阳，运八卦，赤凤摇头，按弦搓摩，威灵穴，揉中指，掐总筋，灸昆仑。

五十四、面神经瘫痪

面神经瘫痪是指因茎乳突孔内面神经急性非化脓性炎症而使面神经周围性瘫痪，又称贝尔（Bell）麻痹。多为一侧性。

本病病因未明，一般认为是面神经本身或外周病变所致。可因带状疱疹病毒感染、鼻咽部炎症、风湿性面神经炎或茎乳突孔内骨膜炎，使面神经受压而致麻痹。

病理变化的早期主要为面神经水肿、髓核和轴突有不同程度的变性，也可以有萎缩。

临床表现为急性起病，常于清晨洗漱时发现口角歪斜，病初可有下颌角或耳后疼痛，面部表情肌瘫痪，食物易残留于患侧齿颊间，可伴有味觉减退、唾液分泌障碍、听觉过敏、泪腺分泌功能障碍等。

口角歪向健侧，露齿或哭笑时更明显，鼻唇沟变浅，嘱患儿闭目时，可从睑裂窥见眼球向上、外方转动（贝尔征），患侧不能做皱额、蹙眉、闭目、鼓腮及吹口哨等动作。

中医认为本病属"面瘫"或"口眼㖞斜"范畴。多由于气血虚弱或外感风寒之邪，使经脉气血凝滞而不能濡养筋脉而发病。

治疗本病以活血祛风通络为主。

常用推拿方法：按揉阳白，按揉迎香、按揉地仓、擦面部（至热）、揉翳风、拿风池、拿虎口。

面瘫初期，手法宜轻柔，两周后可稍重，推拿后可配合热敷。

【文献辑录】

《灵枢·经筋》：卒口僻，急者目不合，热则筋纵，目不开；颊筋有寒，则急颊移口；有热则筋弛纵，缓不胜收，故僻。治之以马膏……为之三拊而已。

五十五、脑性瘫痪

脑性瘫痪是指由不同原因引起的，非进展性脑病变所致的运动功能障碍。常伴有智力落后、抽搐及其他方面的症状。早产儿较多见。

引起脑瘫的病因首先以围生（产）期各种原因引起的缺氧为常见，其次为由于难产、产伤、头颅外伤、脑血管疾病或全身出血性疾病引起的颅内出血。胎内及出生后中枢神经系统感染亦为病因之一，其他有先天性脑发育异常、新生儿黄疸等。通过CT检查常可发现潜在病变，如血肿、囊肿、发育畸形等。

根据运动障碍表现，临床将大脑瘫痪分为痉挛型、运动障碍型、共济失调型及混合型。

本病临床表现为患儿多哭，易激惹、嗜睡、掣跳、吸吮及吞咽困难，抬头和坐立困难，运动发育迟缓，步态不稳，动作笨拙，四肢运动不均衡、不协调，或手足徐动、舞蹈样动作。肢体强直、四肢抽搐，肢体瘫痪。2~3岁后痉挛性瘫痪的姿势更明显。截瘫者，下肢肌张力增高，扶立或行走时两膝互相靠拢摩擦或两腿呈剪刀式交叉；偏瘫者，患侧髋关节屈曲，腿内收或内转、跟腱挛缩、马蹄足，上臂内旋贴胸旁，前臂旋前，手、腕及手指屈曲，拇指内收。智力低下、语言能力低下，学习困难，听力障碍。反应迟钝、行为障碍。

中医认为该病属"五迟"范畴。《医宗金鉴·幼科心法》云：小儿五迟之病，多因父母气血虚弱，先天有亏，致儿生下筋骨软弱，行步艰难，齿不速长，坐不能稳，皆肾气不足之故。

治疗本病以柔肝益肾，通调经脉为主。

常用推拿方法：揉中脘，揉丹田，摩腹，按揉足三里，滚脊背，一指禅推膀胱经，捏脊，擦督脉及膀胱经线（以热为度）。

瘫痪者，加按揉、拿捏、搓上肢，摇上肢关节。

下肢瘫痪者，加揉、拿捏、搓下肢5分钟，摇下肢关节各3~5次。

【文献辑录】

《小儿卫生总微论方》：心气虚而语晚，肝气微而行迟，脾气弱而肉瘠，肾气怯而解颅。

《幼幼集成》：小儿生后，有五软五鞭之证，乃胎力怯弱，禀受先天阳气不足。……头项软、肌肉软、手足软，是为五软。

五十六、婴儿手足搐搦症

婴儿手足搐搦症多见于1岁内小儿，尤以3～9个月发病率最高，冬春季多见。主要由于维生素D缺乏，甲状旁腺代偿功能不足或其他多种因素的影响，致血中游离钙降低，使神经兴奋性增高，引起局部或全身肌肉抽搐。

发病原因与佝偻病相同，但骨骼变化不明显，多有甲状旁腺代偿功能不全。血钙降低可发生于维生素D缺乏症初期；春夏季户外活动增多，使体内维生素D合成骤增（或用维生素D治疗之初），使未钙化的骨骼加速钙化，血钙大量沉着于骨骼，旧骨脱钙减少，肠道钙吸收又相对不足时；感染、发热、饥饿时，组织分解，磷从细胞内释出，血磷升高，使血钙下降；6个月以内婴儿，长期腹泻或梗阻性黄疸等。

典型症状为：①惊厥。为婴儿期最常见的症状，常突然发生，持续时间短者数秒，长者达数十分钟。②手足搐搦。幼儿和较大儿童多见，发作时神志清，腕部屈曲，手指伸直，拇指内收，足踝部跖屈，足前部内收。③喉痉挛。多见于婴儿期。

隐性体征面神经征为：①以指尖或叩诊锤叩击耳颞下方的面神经，同侧上唇及眼睑肌肉迅速收缩。②手搐搦症。以血压计袖带包扎上臂，加压使桡动脉搏动暂停2～3分钟后出现手搐搦症。③腓神经症。叩击膝外侧腓骨头上方的腓神经，可见足背屈外翻。

血钙常低于1.7～1.9毫摩/升，必要时查游离钙，钙剂试验性治疗也有助于诊断。妊娠期孕母小腿抽搐史是诊断重要线索。

发作期应立即控制惊厥，迅速补钙，可同时给予维生素D治疗。

（1）急救处理：可用鲁米那、水合氯醛或安定等镇静剂止惊，并防止窒息，有喉痉挛时须将舌尖拉出，进行人工呼吸，必要时行气管插管。

（2）补钙剂：在使用镇静剂同时应及时补充钙剂，根据血钙水平可分别采用以下方法。①血钙1.75～2毫摩/升（7.0～8.0毫克/100毫升）者每天可予葡萄糖酸钙或乳酸钙1.0～1.5克，分3次口服。②血钙1.5～1.75毫摩/升（6.0～7.0毫克/100毫升）者则需每千克体重静脉滴注10%葡萄糖酸钙1毫升，每天1次。③血钙<1.5毫摩/升（<6.0毫克/100毫升）者，可静脉滴注10%葡萄糖酸钙2毫升，每日2次。④若血钙升至1.75毫摩/升以上，可改成口服。静脉滴注速度不宜太快，否则大量

钙由尿排出，影响疗效，也可因暂时性血钙太高而致心传导阻滞甚或心搏骤停。

（3）维生素D疗法：喉痉挛多见于婴儿期，由于喉部肌肉痉挛而出现呼吸困难和吸气性哮鸣，可用维生素D治疗。口服，每天5 000~10 000单位；肌内注射，每次40万单位，如必要2~4周可再注射1次。

治疗本病以舒筋解痉、通脉为主。

常用推拿方法：补脾经，清肝经，清心经，按揉精宁、威灵，推三关，揉中脘，捏脊。

惊厥时，加掐人中、掐十王。

上肢痉挛者，加拿肩井、揉一窝风、掐揉五指节。

下肢痉挛者，加按百虫、拿委中。

【文献辑录】

《证治准绳》：风痫因将养失度，血气不和……其病在肝，肝主风，其症目赤面青发搐。

《幼科释谜》：风痫者，风邪外袭，先屈手指，如数物乃发。

五十七、臂丛神经损伤

臂丛神经损伤多是指新生儿出生时，因臂丛神经损伤而引起的上肢完全或部分的弛缓性瘫痪。一般多发生于难产或滞产。臀位产多见。

臂丛神经损伤是由于胎位不正以及产钳分娩等因素，胎儿经产道时，受过度压迫、牵引，臂丛神经受直接压迫或过度牵拉所致。产钳位置过高，或臀牵引者手指压于锁骨上凹而非用力于胸骨柄时，也可压迫臂丛，引起本病。

中医认为本病属"痿证"范畴，临床分为三型。

（1）上臂型：患肢下垂，肩部不能外展，上肢呈内收、内旋位置，肘部不能弯曲，前臂旋前。

（2）前臂型：由于症状不明显，常于出生后多日才发现。手的大、小鱼际萎缩，屈指功能差，臂部感觉障碍，腕部不能随意运动，握持反应消失。如颈交感神经亦受损，则有上睑下垂，瞳孔缩小。

（3）全臂型：前臂桡侧感觉消失，患肢下垂，肩部功能障碍。

治疗本病以舒筋通络，行气活血为主。

常用推拿方法：按揉肩髎、按揉肩髃、按揉臂臑、按揉曲池、拿上肢、摇肩、运肘、摇腕、搓上肢。

大、小鱼际萎缩者，加按揉大、小鱼际。

五十八、腓总神经损伤

腓总神经是在大腿下1/3从坐骨神经分出，在腓骨小头处转向小腿前侧，又分为腓浅神经和腓深神经。腓浅神经司感觉为主，直至足背皮肤；腓深神经司运动为主，至趾的短伸肌和第一与第二趾近足背的皮肤。腓总神经损伤是指腓总神经因受挤压、牵拉、刺激等因素造成损伤而产生的足下垂及腓总神经支配区的感觉改变。因腓总神经较表浅，比较容易受损伤，所以本病临床上较多见。

小儿腓总神经损伤多数是由于臀部肌内注射药物时，因位置不当而造成的神经损伤，其次由于腓骨小头处外伤、骨折、石膏或夹板固定不当及止血带等压迫所致。

临床表现为足下垂：①是本病的典型症状。如果是由于臀部肌内注射位置不当引起的，则注射后即患肢疼痛、不能着地行走。②足和足趾不能背伸，行走时高举患足。

检查可见：①小腿前侧肌肉萎缩。②足下垂并有内翻状；足不能外展、外翻；足和足趾不能背伸。③跨越步态。行走时，足尖下垂，为用力提高下肢，使髋、膝关节过度屈曲，类似马步或鸡步，亦称跨越步态。④小腿前外侧和足背感觉障碍。

治疗本病以行气活血，舒筋通络为主。

常用推拿方法：擦下肢前侧、揉髀关穴、揉伏兔、擦下肢外侧和足背、揉阳陵泉、揉丘墟、揉足三里、揉解溪、擦下肢（以热为度）。

若关节功能异常者，加摇关节。

五十九、桡骨头半脱位

小儿桡骨头半脱位又称"牵拉肘"，多发生在4岁以下的幼儿。本病与一般关节脱位不同，仅是桡骨小头离开了正常的位置，并无关节囊破裂。多在小儿手拉手游戏、家长给小儿穿衣或领小儿走路时过度牵拉前臂而发生本病。

由于小儿桡骨头未充分发育完全，当小儿前臂被过度牵拉或在某一个角度被牵拉时，桡骨头可被环状韧带卡住，或桡骨头脱离了环状韧带，而不能自行复位，即造成本病。

患侧肘部疼痛，桡骨小头处可能有压痛，但患侧肘部不会出现明显肿胀。患侧前臂置于旋前位，不肯做旋后动作，前臂不能抬举，不愿以手取物。肱骨外上髁、肱骨内上髁及尺骨鹰嘴三者的位置无异常，也无明显压痛。

治疗本病以舒筋通络复位为主。

常用推拿方法：将小儿患肢逐渐屈肘到90°，然后用一手握住患肢腕部上方，另一手把持肱骨下端和肘部，拇指放在桡骨小头外侧，然后快速地将前臂旋后，同时拇指下压桡骨小头，如感觉或听到桡骨头部有一弹响声，即复位成功。复位成功的征象是小儿停止哭泣并开始使用患肢。

若脱位时久，局部红肿者，加轻揉患处。

【文献辑录】

《正骨心法要诀》：若跌伤，其肘尖向上突出，疼痛不止，汗出战栗，用于翻其臂骨，拖肘骨令其合缝。

六十、寰枢关节半脱位

寰枢关节半脱位因损伤位置较高，一旦发生，就有一定危险。本病除可因先天性关节结构异常引起之外，头颈部外伤以及颈部感染均可导致，切莫把寰枢关节半脱位的患者，当作落枕患者一样，用颈椎摇转法治疗，而发生严重后果。

寰枢关节半脱位多由以下原因引起：①当头颈部突然过度地旋转引起一侧横韧带的损伤，两侧横韧带张力失调，使得第二颈椎齿状突受一侧横韧带牵拉损伤而产生半脱位。②某些炎症的影响和颈椎上部感染，如扁桃体炎、咽喉炎、中耳炎等刺激邻近的颈椎,使所附着的横韧带逐渐松弛,从而引起寰枢关节半脱位。③第二颈椎因先天发育不全或小儿齿状突发育不完善,而导致第1与第3颈椎连接不稳定,如稍微用力旋转头部,即可发生半脱位。

中医认为是颈椎骨关节错缝,缝即隙,说明关节间隙有所移动。临床表现为颈部疼痛强硬,往往用双手扶住头部,不使其晃动,或头部向一侧倾斜,多呈强迫体位。压痛在第一、第二颈椎处,颈部活动受限。X线摄片检查张口位片提示两侧关节突与齿状突的距离不等。侧位片提示寰椎前弓后缘与齿状突前缘之间的距离增大(一般儿童为4.5毫米)。

治疗本病以通利关节,整复错缝为主。

常用推拿方法:坐位复位法,医者站在患儿身后,患儿取低坐位(以颈棘突向右偏为例),医者托住患儿下颌部,医者使患儿头颈部维持略向前倾位;医者左手拇指指尖顶住患儿右侧的颈棘突,用力沿头颈矢状轴向右上旋转,医者左手拇指向左外侧顶推颈棘突。对惧痛、紧张者,可先行颈椎牵引。牵引后,用指揉颈夹脊,再行整复。

六十一、脊柱侧弯

正常人的脊柱从背面观应该是直的。如果在枕骨中点到骶骨棘的连线上,脊柱向左或向右偏离这条中线,则称为脊柱侧弯。脊柱侧弯主要有特发性和先天性两大类。其中特发性脊柱侧弯占脊柱侧弯患者总数的85%以上,一般以较文静的儿童多见,发病年龄多在8~12岁,女孩的发病率是男孩的8倍。轻度的脊柱侧弯不引起任何症状,严重的畸形则可引起内脏功能紊乱,如心脏功能受损。

病因病理尚不明。先天性脊柱侧弯可能与妊娠4~7周时,受到母体之内外环境变化刺激有关,出生后即出现有畸形征象;特发性脊柱侧弯可能与患儿幼时缺钙、营养不良,使骨骼的生长发育受影响,以及患儿长期坐、卧姿势不良,或长期一侧背负较重的物品(如书包)等有关。

中医认为本病属"龟背"范畴。

临床表现为轻度的脊柱侧弯患儿,自己往往无任何不舒服的感觉,仅在家长为其洗澡或换衣服时偶然发现。较明显的患儿,可有双侧肩胛高低不一或体态畸形。严重畸形者，可伴有活动时气促、胸闷、心悸，或消化不良、肢体麻木等。

轻症患儿，脊柱体检时侧弯不明显；严重畸形患儿，脊柱体检时可发现脊柱侧弯，或呈"S"形。X线摄片示脊柱不同程度的侧弯。典型者呈"S"形，原发侧弯部间隙左右不等宽，椎体向凹侧倾斜及向凸侧移位，脊柱产生不同程度的旋转。轻症患儿两侧肋骨椎体角小于20°，重者大于40°。

治疗本病以舒筋通络，矫正畸形为主。

常用推拿方法：揉夹脊、按揉肩外俞、按揉天宗、正脊。注：正脊方法为患儿取坐位，两手交叉相扣抱住枕后部，医者站于患儿身后，用一手顶住偏歪的胸椎或腰椎棘旁，另一手从小儿腋下穿过并用手掌按住其颈项部，嘱小儿慢慢弯腰、前屈，再做最大限度的旋转扳动。

若脊柱两侧肌张力不等，加按揉或擦骶棘肌。

【文献辑录】

《幼幼集成》：龟背，生下不能保护，以客风入于骨髓，或儿坐早，劳伤气血，或咳嗽久，以致肺虚，而肾已无所生矣。肾主骨，风寒乘虚而入于骨髓，致精血不能流通，故成龟背。

六十二、髋关节滑囊炎

髋关节滑囊炎是指臀大肌腱膜与大转子外侧之间的臀大肌转子囊和髂腰肌与髂耻隆起及髋关节囊之间的髂耻囊的无菌性炎症。本病常见于10岁以内的儿童，且以急性髋关节滑囊炎为多见。

髋部的滑囊较多，有臀大肌转子滑囊，坐骨结节滑囊、髂腰肌滑囊、此外，臀大肌肌腱与股骨臀肌粗隆之间有2～3个小滑囊。臀大肌转子滑囊位置较浅，且位于臀大肌与大转子之间，若髋关节过度活动，或受到直接或间接外伤，即可引起外伤性臀大肌转子滑囊损伤性炎症；坐骨结节滑囊位于臀大肌与坐骨结节之间，所受压力最大，久坐及局部撞击亦可导致外伤性滑囊炎；髂耻滑囊位于髂腰肌与耻骨之间，且常与髋关节囊相通，因此髋关节滑囊的病变容易引起髂腰肌滑囊炎。此外，本病亦可能与外感疾病有关。

患处肿胀疼痛和压痛，不愿伸其大腿以松弛臀大肌的张力，除有髋关节疼痛外并有膝痛，行走不便或缓慢，甚至跛行、鸭行或不能直立，动则疼痛加重。若内侧扭伤，压痛点多在腹股沟部，患肢比健肢稍有"延长"畸形；若外侧扭伤，压痛点则多在大转子后侧，早期失治，会发生"缩短"畸形。

髂耻滑囊炎时，股三角区肿胀，大腿呈屈曲强迫位，检查时将大腿伸直、外展或内旋时疼痛加剧。

治疗本病以舒筋通络，活血祛瘀为主。

常用推拿方法：揉风市、按揉环跳、揉绝骨。

屈髋：医者一手按小儿患肢内侧，一手握住小腿，扶直患肢，如患肢"延长"者则将其轻轻地内旋向上屈曲；如患肢"缩短"者则把患肢用力缓缓拔伸后再向上屈曲，无论"延长"或"缩短"都须使髋膝部尽量屈曲，然后将其患肢向下牵拉放平，与健侧相比，须两侧长短相等。

六十三、臀肌挛缩

臀肌挛缩是指臀肌部分纤维化，造成髋关节屈曲障碍。由于臀大肌、臀中肌和阔筋膜张肌的筋膜向下延伸与髂胫束近端相连接，臀肌挛缩时髂胫束张力也增高，故本病又称为"髂胫束挛缩"。临床上除多见于幼儿外，还可见于青壮年。绝大多数患儿有臀部反复注射抗生素或其他药物的病史。

药物刺激及注射部位的轻度感染或出血可能是小儿臀肌发生挛缩的原因。

本病的病理变化为：臀肌的各种急、慢性损伤，致使其局部组织肿胀、粘连、变性、坏死，最终纤维化而致挛缩。

临床表现为下肢并拢下蹲时困难，常因下蹲屈髋屈膝而身向后仰，欲跌倒；坐低凳时，双下肢分开，不能并拢，也不能将下肢屈曲内收抬高；或坐时，患侧下肢不能屈曲而使足搁于对侧下肢膝上；行走时，两膝外翻，呈"八"字步态，快步行走时更为明显，甚至只能横步行走；取侧卧位时，两下肢并拢困难，甚至下肢外展。患侧臀肌萎缩，严重者，臀部大转子处出现陷窝；主动屈髋困难，在髋关节屈曲内收时尤为明显，髋关节屈曲外展时则不明显；在髋关节屈曲或伸展时，在股骨大粗隆外侧可摸到粗而紧的纤维带滑动；做髋关节屈曲并内收被动活动时，可听到髋部有弹响声。

治疗本病以舒筋解挛，活血通络为主。

常用推拿方法：①按天应：在小儿患侧股骨大转子后方施以按揉、弹拨法。②按下肢：小儿侧卧，患肢在上，从阔筋膜张肌沿髂胫束到膝部胫骨外髁施以按法。③屈髋：小儿仰卧，一手握住小儿下肢下端，另一手推其患肢膝部做髋关节屈曲内收、内旋的被动活动。

下肢肌肉紧张者，加①擦下肢：在小儿患侧臀部施以擦法，并配合髋关节后伸外展动作。②按揉下肢，患儿仍侧卧，患肢在上，从阔筋膜张肌沿髂胫束到膝部胫骨外踝施以按揉法。

六十四、拇指腱鞘炎

小儿拇指腱鞘炎，又称拇长屈肌腱鞘炎，是指患儿患指不能伸屈，用力伸屈时疼痛，并出现弹跳动作的一种病症，又称"弹响指""扳机指"。多发于拇指，称拇指腱鞘炎，亦有单发于第二、第三指，少数患儿为多个手指同时发病。

常见的病因有急性损伤，如扭伤、拉伤等，产生腱鞘内的水肿、充血和慢性劳损，使肌腱在腱鞘内较长时间的摩擦，从而使得腱鞘发生创伤性的炎性改变——变性、增生，与此同时，肌腱和滑膜也发生水肿及创伤性改变。由于增厚的腱鞘犹如束带样压迫水肿增粗的肌腱，使之呈葫芦样肿大。当肌腱通过狭窄处，就可发生弹响或交锁现象。

早期常表现为晨起或疲劳后，手指活动不便，掌指关节掌侧有局限性压痛或疼痛，因小儿不能述说清楚，故早期症状往往被家长忽视。

中、后期除局部疼痛外，患儿手指的屈伸功能障碍。当肌腱活动时，则手指停留在伸直或屈曲位而产生交锁现象。如经用力推扳，能使其伸直或屈曲。而膨大部分强行挤过狭窄的腱鞘，则发生弹响。

患指的掌指关节或指间关节的掌侧压痛，并可摸到如米粒大小的结节，该结节在手指伸屈时亦随之活动。

治疗本病以舒筋通络，滑利关节为主。

常用推拿方法：揉天应、拨筋、抹指、捻指、运指、擦指以发热为度。

若见患处伴有囊肿时，加用拇指按压法使囊肿消散。

第五篇

歌赋篇

在推拿著作中，有不少推拿歌赋。推拿歌赋内容朴实，言简义明，便于记诵和学习。歌赋的内容包括诊断、手法、防治等各个方面。有的歌赋主要阐述一个方面，有的则包括几个方面。根据其内容，大体上分为诊断类、手法类、治疗类、复式操作类、推拿操作顺序、药物类和调护类等6个方面。

由于目前所能见到的推拿专著以明代为最早，且明清时的推拿专著均为小儿推拿著作（手抄本和未印行的除外），因此推拿歌赋主要是小儿推拿方面的。尽管如此，这些歌赋仍不失为成人推拿的参考资料。至于诊断和调护方面与传统的中医儿科内容雷同，本篇不再赘述。

对于一些同歌而异名、同名而异歌或相雷同的歌赋，一般于歌后加以注明，以资参考。

一、诊断类

（一）《按摩经》

1. 论色歌

眼内赤者心实热，淡红色者虚之说，

青者肝热浅淡虚，黄者脾热无他说，

白面混者肺热侵，目无精光肾虚诀。

儿子人中青，多因果子生，色若人中紫，果食积为癖。

人中现黄色，宿乳蓄胃成。龙角青筋起，皆因四足惊。

若然虎角黑，水扑是其形。赤色印堂上，其惊必是人。

眉间赤黑紫，急救莫沉吟。红赤眉毛下，分明死不生。

2. 认筋法歌

囟门八字甚非常，筋透三关命必亡，

初关乍入或进退，次部相侵亦何妨。

赤筋只是因膈食，筋青端被水风伤，

筋连大指是阴证，筋若生花定不祥[①]。

筋带悬针主吐泻，筋纹关外命难当，

四肢瘛瘲腹膨胀，吐乳却因乳食伤。

鱼口鸦声并气急，犬吠人谎自惊张，

诸风惊证宜推早，如若推迟命必亡，

神仙留下真奇法，后学能通第一强。

注：①此有祸祟之筋。

3. 面部五位歌

面上之症额为心，鼻为脾土是其真，

左腮为肝右为肺，承浆属肾居下唇。

4. 命门部位歌

中庭与天庭，司空及印堂，额角方广处，有病定存亡。

青黑惊风恶，体和润泽光，不可陷兼损，唇黑最难当。

青甚须忧急，昏暗亦堪伤，此是命门地，医师妙较量。

5. 面色图歌

（1）额印堂、山根：

额红大热燥，青色有肝风，印堂青色见，人惊火则红，山根青隐隐，惊遭是两重，若还斯处赤，泻燥定相攻。

（2）年寿：

年上微黄为正色，若平更陷夭难禁，急因痢疾黑危候，霍乱吐泻黄色深。

（3）鼻准、人中：

鼻准微黄赤白平，深黄燥黑死难生，人中短缩吐因痢，唇反黑候蛔必倾。

（4）正口：

正口常红号曰平，燥干脾热积黄生，白主失血黑绕口，青黑惊风尽死形。

（5）承浆、两眉：

承浆青色食时惊，黄多吐逆痢红形，烦躁夜啼青色吉，久病眉红死症真。

（6）两眼：

白睛赤色有肝风，若是黄时有积攻，或见黑睛黄色现，伤寒病症此其踪。

（7）风池、气池、两颐：

风气二池黄吐逆，躁烦啼叫色鲜红，更有两颐胚样赤，肺家客热此非空。

（8）两太阳：

太阳青色惊方始，红色赤淋萌孽起，要知死症是何如，青色从兹生入耳。

307

（9）两脸：

两脸黄为痰实咽，青色客忤红风热，伤寒赤色红主淋，二色请详分两颊。

（10）两颐、金匮、风门：

吐虫青色滞颐黄，一色颐间两自详，风门黑疝青惊水，纹青金匮主惊狂。

6. 察色验病生死诀

痢疾眉头皱，惊风面颊红，渴来唇带赤，吐泻面浮黄。

热甚眼朦胧，青色是惊风，白色是泄泻，伤寒色紫红。

7. 汤氏歌

山根若见脉横青，此病明知两度惊，赤黑因疲时吐泻，色红啼夜不曾停。

青脉生于左太阳，须惊一度见推详，赤是伤寒微燥热，黑青知是乳多伤。

右边赤脉不须多，有则频惊怎奈何？红赤为风抽眼目，黑沉三日见阎罗。

指甲青兼黑暗多，唇青恶逆病将瘥，忽将鸦声心气急，此病端的命难过。

蛔虫出口有三般，口鼻中来大不堪，如或白虫兼黑色，此病端的命难延。

四肢疮痛不为祥，下气冲心兼滑肠，气喘汗流身不热，手挛胸膈定遭殃。

8. 内八段锦

红净为安不用惊，若逢红黑便难宁，更加红乱青尤甚，取下风痰病立轻。

赤色微轻是外惊，若如米粒势难轻，红散多因乘怒乱，更加搐搦实难平。

小儿初诞月腹病，两眉颦号作盘肠，泣时啼哭又呻吟，急宜施法行功作。

小儿初诞日，肌体瘦尫羸，秃发毛稀少，元因是鬼胎。

9. 外八段锦

先望孩儿眼色青，次看背上冷如冰，阳男搐左无防事，搐右令人甚可惊。

女搐右边犹可治，若逢搐左疾非轻，歪邪口眼终无害，纵有仙丹也莫平。

囟门肿起定为风，此候应知是必凶，忽陷成坑如盏足，未过七日命须终。

鼻门青燥渴难禁，面黑唇青命莫存，肚大青筋俱恶候，更兼腹肚有青纹。

忽见眉间紫带青，看来立便见风生，青红碎杂风将起，必见疳症膈气形。

乱纹交错紫兼青，急急求医免命倾，盛紫再加身体热，须知脏腑恶风生。

紫少红多六畜惊，紫红相等即疳成，紫黑有红如米粒，伤风夹食症堪评。

紫散风传脾脏间，紫青口渴是风痫，紫隐深沉难疗治，风痰祛散命须还。

黑轻可治死还生，红赤浮寒痰积停，赤青皮受风邪症，青黑脾风作慢惊。

红赤连兮风热轻，必然乳母不相应，两手忽然无脉见，定知冲恶犯神灵。

10. 入门歌

五指梢头冷，惊来不可安，若逢中指热，必定见伤寒。

中指独自冷，麻痘症相传，女右男分左，分明仔细看。

儿心热跳是着唬，热而不跳伤风说，凉而翻眼是水惊，此是入门探候诀。

11. 病症死生歌

手足皆符脾胃气，眼精却与肾通神，两耳均匀牵得匀，要知上下理分明。

孩儿立醒方无事，中指将来掌内寻，悠悠青气人依旧，口关眼光命难当。

口眼㖞斜人易救，四肢无应不须忙，天心一点掣膀胱，膀胱气馁痛难当。

丹田斯若绝肾气，闭涩其童命不长，天河水遍清水好，眼下休交黑白冲。

掌内如寒难救兆，四肢麻冷定人亡。阴硬气冷决昏沉，紫上筋纹指上寻，

阴硬气粗或大小，眼黄指冷要调停。肾经肝胆肾相连，寒暑交加作楚煎，

脐轮上下全凭火，眼翻手掣霎时安。口中气出热难当，吓得旁人叹可伤，

筋过横纹人易救，若居坎离定人亡。吐泻皆因筋上转，横门四板火来提，

天心穴上分高下，再把螺蛳骨上煨。鼻连肺经不知多，惊死孩儿脸上过，

火盛伤经心上刺，牙黄口白命门疴。口嗌心拽并气喘，故知死兆采人缘，

鼻水口黑筋无脉，命在南柯大梦边。

12. 诊脉歌

小儿有病须凭脉，一指三关定其息，浮洪风盛数多惊，虚冷沉迟实有积。

小儿一岁至三岁，呼吸须将八至看，九至不安十至困，短长大小有邪干。

小儿脉紧是风痫，沉脉须至气化难，腹痛紧弦牢实秘，沉而数者骨中寒。

小儿脉大多风热，沉重原因乳食结，弦长多是胆肝风，紧数惊风四指掣。

浮洪胃口似火烧，沉紧腹中痛不竭，虚濡有气更兼惊，脉乱多痢大便血。

前大后小童脉顺，前小后大必气咽，四至洪来若烦满，沉细腹中痛切切。

滑主露湿冷所伤，弦长客忤分明说，五至夜深浮大昼，六至夜细浮昼别，

息数中和八九至，此是仙人留妙诀。

13. 陈氏经脉辨色歌

小儿须看三关脉，风气命中审端的，青红紫黑及黄纹，屈曲开了似针直。

三关通青四足惊，水惊赤色谁能明，人惊黑色紫泻痢，色黄定是被雷惊。

或青红纹只一线，娘食伤脾惊热见，左右三条风肺痰，此时伤寒咳嗽变。

火红主泻黑相兼，痢疾之色亦如然，若是乱纹多转变，沉疴难起促天年。

赤色流珠主膈热，三焦不和心烦结，吐泻肠鸣自利下，六和汤中真口诀。

环珠长珠两样形，脾胃虚弱心胀膨，积滞不化肚腹痛，消食化气药堪行。

来蛇去蛇形又别，冷积脏寒神困极，必须养胃倍香砂，加减临时见药力。

弓反里形纹外形，感寒邪热少精神，小便赤色夹惊风，痫症相似在人明。

枪形鱼刺水字纹，风痰发搐热如焚，先进升麻连壳散，次服柴胡大小并。

针形穿关射指甲，一样热惊非齁齁，防风通圣凉膈同，次第调之休乱杂。

医者能明此一篇，小儿症候无难然，口传心授到家地，遇地收功即近仙。

按此与仙授诀不同，再验之。此诀即徐氏水镜诀之意，陈氏敷演之，取其便诵也。

14. 论虚实二症歌

实症

两腮红赤便坚秘，小便黄色赤不止，上气喘急脉息多，当行冷药方可治。

虚症

面光白色粪多青，腹虚胀大呕吐频，眼珠青色微沉细，此为冷痰热堪行。

15. 五言歌

> 心惊在印堂，心积额两广，心冷太阳位，心热面颊装。
>
> 肝惊起发际，脾积唇焦黄，脾冷眉中岳，脾热大肠侵。
>
> 肺惊发际形，肺积发际当，肺冷人中见，肺热面腮旁。
>
> 肾惊耳前穴，肾积眼胞厢，肾冷额上热，肾热赤苍苍。

（二）《小儿推拿方脉活婴秘旨全书》

16. 面部险证歌

额上红多热燥多，若逢青色急惊痫，形如昏暗多应死，青贯山根探若何？

囟门肿起定为风，此候应知最是凶，忽陷成坑如盏足，不过七日命应终。

印堂青色搐惊多，红主心惊白主和，或见微微青紫色，只因客忤证相过。

山根青现两遭惊，紫色伤脾吐泻因，红色夜啼声不歇，若逢白色死之形。

年寿黄为吐泻基，若然㿠白是为虚，两颐赤为啼哭热，更兼黄色吐因之。

鼻准微黄紫庶几，深黄死证黑应危，人中短缩绿吐利，黑形唇反定难医。

鼻门黑燥渴难禁，面黑唇青命不有，肚大青筋俱恶候，更兼身有直身纹。

唇上鲜红润者平，燥干红热即黄生，白形失血青筋重，黑纹绕口死之征。

承浆青色食时惊，黄多吐逆是真形，烦躁夜啼青主吉，金匮青生亦主惊。

青脉生于左太阳，须惊一度见推详，赤是伤寒微燥热，黑青知是乳多伤。

右边青脉不须多，有则频惊怎奈何？红赤为风抽眼目，黑青三日见阎罗。

忽见眉间紫带青，看来立便见风生，红青碎杂风将起，久病眉红是死形。

白睛青色有肝风，有积黄形不及瞳，若见黑睛黄色现，伤寒发疸是其踪。

两脸风池二气黄，躁啼吐逆色鲜红，更如火煅还多燥，肺家客热死非空。

两脸黄为痰塞咽，青色肝风红主热，赤是伤寒黄主淋，二色精详分两颊。

左腮红为痰气盛，右腮红是风寒症，面而黧黑危急形，面带微红惊且热。

面白黄多吐利因，面青唇白急惊成，面白唇青方疟疾，面多白色腹中疼。

面红唇赤是伤寒，面目皆黄湿热端，面黄亦舌心烦躁，面肿虚浮咳利干。

两眉红主夜啼多，眉皱头疼痢疾呵，眼胞浮肿咳之久，不尔因疳疟痢疴。

瞑目昏昏似睡兮，不转睛而半露征，纵开目内无光彩，此证由来号慢脾。

耳轮干燥骨蒸容，聤聤耳内自流脓，耳轮水冷知麻痘，耳后红丝缕亦同。

鹅口口中皆白垢，脾热必然多口臭，鱼口鸦声最不祥，舌唇黑色应难救。

口张出舌是惊风，重舌木舌热于中，舌上生舌阳毒结，舌上生芒刺亦同。

舌上白滑亦难医，舌上黑胎全不和，舌上黑色命将休，舌卷难言死可知。

咬牙寒战痘疮传，牙根出血是牙鲜，牙根白色泻痢急，齿嚼咬人不久延。

牙槁焦枯脾热致，牙折肾经疳积是，牙床痒塌咬牙疳，牙关紧急惊风使。

口沫啼叫虫痛乎，涎来清白胃寒虚，吐涎黄水非良候，壅塞风痰吐尽奇。

呵欠面黄脾土虚，面青呵欠是惊迷，面红呵欠为风热，呵欠久病阴阳离。

呵欠气热是伤寒，呵欠喘急伤风传，多眠呵欠因疲倦，呵欠烦闷痘疮传。

17. 险证不治歌

小儿证候要占详，闭目摇头搐一场，鼻头汗出兼肚痛，手抱胸前毕竟亡。

白膜侵入瞳仁内，四肢不收候可伤，指上黄纹青惊变，鱼口鸦声不久长。

太阳青筋生入耳，定睛鱼目亦非良，赤脉贯睛非吉兆，乱纹目下亦多殃。

莫教口鼻蛔虫出，黑声短是难量，囟陷唇干手足冷，掌冷头低亦主亡，

此时纵惜如珍宝，也须顷刻葬荒冈。

18. 面部捷径歌

乱纹交错紫兼青，急急求医免命倾，盛紫再加身体热，定知啼哭见风生。

紫少红多六搐畜惊，紫红相等即疳成，紫点有形如米粒，伤风积食证堪评。

紫散风传脾脏间，紫青口渴是风痫，紫隐深沉难疗治，风痰却散命须还。

红赤连兮赤药轻，必然乳母不相应，两手忽然无脉见，定知冲恶犯神灵。

黑轻可治死还生，红赤伤寒痰积停，赤青脾受风邪证，青黑脾风作慢惊。

19. 小儿无患歌

孩童常体貌，情态自殊然，鼻内干无涕，喉中绝没涎。

头如青黛染，唇似点朱鲜，脸方花映竹，颊绽水浮莲。

喜引方才笑，非时手不掀，纵哭无颠哭，虽眠未久眠。

意同波浪静，性若镜中天，此候具安吉，何愁疾病缠。

20. 夭证歌

身软阳痿头四破，脐小脐高肉不就。

发稀色脆短声啼，遍体青筋俱不寿。

尻肿腠骨若不成，能踞能行皆立逝。

21. 面部五色歌

面赤为风急，面青惊可详，心肝形见此，脉证辨阴阳。

脾怯黄疳积，虚寒脱白伤。若逢生黑气，肾败即须防。

22. 虎口三关察证歌

欲知虎口何处是，男左女右第二指，先分风气命三关，细察根源寻妙理。

初得病时见风关，稍进惊痰气关里，若到命关直透时，危急存亡须审视。

色红易疗紫则进，青极变黑终不治，纹青枝紫惊风证，纹紫枝红伤寒病。

肺热脉结红米粒，黑色透唇伤暑论，青纹泻痢胃家寒，白色微微却是疳。

枝赤涎潮胸痞膈，黄纹隐隐困脾端，枝形恰似垂钩样，风寒二证分其向。

向外伤风有汗形，向内伤寒无汗恙，关上枝青鱼刺形，惊疳虚风三部分。

枝直悬针青黑色，水惊肺热慢脾并，枝如水字三关有，咳嗽积滞风疳久。

枝如乙字青红纹，总是惊风慢脾笞，一曲如环乳食伤，两曲如钩冷之端。

三曲长虫伤硬物，双钩脉样定伤寒，枝形或若似弯弓，如环如虫又不同。

乱纹十物如川字，食积疳成五脏风。

23. 虎口脉纹五言独步歌

虎口脉纹多，须知气不和，色青惊积聚，下乱泻如何？

青黑慢惊发，入掌内吊多，三关若通度，此候必沉疴。

青红惊急症，黄黑水伤残，紫色生惊搐，红筋热在肝。

关中存五色，节节见纹斑，风关通九窍，色色是风纹。

关中青与白，定是食伤生，气关从气论，因气便成形。

未过三关节，相逢可贺生，命关生死路，风气两相攻。

过了三关节，良医总是空，五指梢头冷，惊来不可当。

梢头如火喷，原因食伤夹，若逢中指热，必定是伤寒。

中指独自冷，麻痘证相传，红纹如线样，伤风发搐惊。

右手病在脏，食伤惊积生，纹见三般样，生痰夜作声。

有青并有黑，吐泻搐非轻，赤多因隔食，青是水风伤。

筋纹连大指，阴证候相当，悬针主泻吐，生花定不祥。

手足软腹胀，吐乳乳之伤，鱼目鸦声现，犬咬并八伤。

黑时因中恶，白疳黄脾伤，青色大小曲，人惊并四足。

赤色大小曲，水火飞禽扑，黄紫大小曲，伤米面鱼肉。

黑色大小曲，脾风来作搐，囟门入字天，三关惊透亡。

黑目相冲恶，掌冷亦堪伤，手足麻冷死，歪斜命难当。

口意心拽并，气吼此儿亡，鼻红兼嘴黑，华胥入梦乡。

24. 寸口脉诀歌

小儿有病须凭脉，一指三关定其息，浮洪风盛数多惊，虚冷沉迟定有积。

小儿一岁至三岁，呼吸须将八至看，九至不安十至困，短长大小有形千。

小儿脉紧是风痫，沉脉须知乳化难，腹痛紧弦沉实秘，沉而数者骨中寒。

小儿脉大多因热，沉细原因乳食结，弦长多隔肝风紧，数寒惊风四肢掣。

浮洪胃口似火烧，沉疴腹中痛不歇，虚滞有气更兼风，肺吼多痢大肠血。

脏腑三部脉来分，但以浮沉迟数别，风痰疾喜迟而浮，急大洪数儿不瘥。

紧大邪气风痫作，弦急寒邪风冷求，寒疟脉弦而带迟，热疟脉弦而带数。

下痢之脉喜沉微，浮大见时难用药，吐泻顺脉小而微，乳后辄吐脉乱宜。

中暑霍乱喜浮大，最嫌沉细与沉迟，急惊之脉弦数急，慢惊之脉宜沉细。

疳积诊时洪大宜，沉细必然无药治，水肿浮大得延生，细沉难以望安宁。

吐衄腹痛沉细吉，浮数弦长药不灵，紧数细快无他疾，沉缓不能消乳食，

气喘身热宜滑净，脉涩四肢寒者危。

25. 入门先知诀

生死入门何处断，指头中用掐知音，

此是小儿真妙诀，更于三部看何惊。

26. 虎口三关察纹

紫热红伤寒，青筋白是疳，黑时为中恶，黄即困脾端。

27. 五色不治歌

青色如针两目下，良医也须怕。忽然腹痛面青时，何必更求医。

青色横目及入耳，此证应知死。赤侵眉间死无疑，七日可为期。

青色如针入口里，报君三日已。黑色遮眉入绕目，命殂何太速！

黑起眉间也不良，十日定知亡。人中黑色入口里，必做黄泉鬼。

眼目自闭睁不开，死信也将来。水肿之病目轮黑，报道肾经绝。

久咳唇白及绕颐，死日不多时。孩童吐血鼻塞白，命殂求不得。

久病忽然面似妆，不久见阎王。目陷无光兼直视，祸从三朝至。

更有瞳仁不转动，休将良药用。口噤全然不进乳，此病必难许。

泻下之物如瘀血，此儿休望活。痢久不食又咬人，将与鬼为邻。

泻痢不止热又生，如何想命回。久吐不止止又吐，此病入鬼数。

耳内生疮黑斑出，医人休用术。下粪黑色不止时，不必望生期。

久嗽四肢皆厥冷，办起棺木等。小儿腹胀喘又粗，终须向死途。

这般诸恶证，枉费用工夫。

28. 正面部位歌

中庭与天庭，司空及印堂，额角方广处，有病定存亡。

青黑惊风急，体和滑泽光，不可陷兼损，唇黑最难当。

青甚须忧恐，昏暗亦堪伤，此是命门地，医师要较量。

肝惊起发际，肝积在食仓，肝冷面青白，肝热正眉端。

脾惊正发际，脾积唇应黄，脾冷眉中岳，脾热太阳侵。

肺惊发鬓赤，肺积发际当，肺寒人中见，肺热面腮旁。

肾惊穴耳前，肾积眼包相，肾冷额上黑，肾热赤食仓。

心惊在印堂，心热额角荒，心冷太阳位，心热面颊妆。

29. 天吊惊歌

天吊原由积热生，涎潮心络又多惊，双眸翻上唇多燥，项强痰鸣手爪青。

30. 脐风撮口惊歌

小儿脐风名不一，胎风锁肚吊肠疾，更有卵疝共五般，皆由湿热风相击。
口吐白沫手足冷，唇白紫黑气促极，腹大青筋哭啼多，撮口不乳四肢直，
药用宣利使气通，珍珠夺命皆当急。

31. 禁风惊歌

禁风口噤不能啼，胎中热毒入心脾，眼开舌间如粟粒，不能吮乳紫惊迷。

32. 发搐证歌

发搐令人甚可惊，左视无声右有声，女右无声搐左有，阴阳故尔两相承，
五脏虚实观前赋，退热除痰自有精。

33. 内吊惊歌

内吊腹痛多啼哭，唇青囊肿体伛偻，反张眼有红筋起，寒结胎中更积惊。

34. 急慢惊风不治歌

惊风睛定要推求，口噤声焦脉数忧，眼合不开并窜瞪，面绯面黑手难收。
口张吐沫气粗大，发直摇头汗不流，齁齁喉鸣及鼻冷，遗尿泻血并皆休。

35. 伤寒门总括歌

伤寒贪睡面青黄，呵欠频频热似汤，口吐气来浑似火，鼻流清涕嗽生痰，
法当解表消痰嗽，加减紫苏饮正当，便用抱龙欤锭子，霎时云散日回光。

36. 咳嗽歌

咳嗽皆因风入肺，重则喘急热不退，肺伤于寒嗽多痰，伤于热者声壅滞。
寒宜发散热则清，实当泻胃虚补肺，嗽而不已便成痫，痰盛不已惊风至。
眼眶紫黑如伤损，咳而有血难调治，疏风豁痰补泻明，款花膏子妙通神。

37. 斑疹门总括歌

疹如麻子斑如锦，水痘如珠赤痘红，四证总因风与热，各分调理莫相同。

38. 伤寒斑疹不治歌

病人目陷口开张，身臭唇青命不长，更看人中反向上，爪甲青黑命将亡。
口中冷气出无归，斑黑昏沉不透肌，发直毛焦兼喘急，汗如珠子定难医。

39. 吐泻不治歌

唇红作泻肛如石，神脱口张浑不食，汗流作喘腹常鸣，面色昏沉齿露黑。
脉洪身热吐蛔虫，鱼口鸦声并气急，吐利不止常脱肛，吃下药物随将出。
有药不投定归冥，良医一见须抛掷。

40. 疟疾不治证歌

荏苒经旬疟不除，更加泻痢闷如痴，蒸蒸作热浑身瘦，肚大青筋鼻似煤。
饮食未常沾口腹，囟门填陷项常垂，生痰喘急时加嗽，纵有良工不可医。

41. 痢疾不治歌

粪门如筒脉洪数，发热不食兼作渴，泻下浑如烂鱼肠，豆汁屋水交相错。
汗出如油啼不休，肚腹疼痛阴囊缩，或如痈脓鸡子臭，有药莫投修棺椁。

42. 疳积门总括歌

心肺肝脾肾五疳，形容赢瘦发毛干，四肢枯细尿如乳，肚大筋青饮食贪。
心证口干时燥热，虚惊面赤更心烦，摇头揉目睛生膜，发直筋青热在肝。
咳嗽气粗多喘急，肺家洒淅热仍寒，遍身疮疥形如鬼，足冷齿宣把肾参。
腹满气粗频泄利，脾虚偏爱土泥飧，潮热骨蒸多盗汗，劳疳赢瘦面黄颜。
脊疳脊骨如刀锯，指背生疮可验看，脑热囟高疳在脑，干疳干渴大便难。
热疳便涩身如火，泄利频频认作寒，齿痒多啼唇口紫，蛔虫盘结胃肠间。
丁奚项小并胸陷，肉削尻高脐又翻，哺露往来虚热甚，头开呕吐胃中关。
无辜脑项因生核，不破须知治疗难，五疳消积肥儿剂，脱甲同投便见安。

43. 疳积不治歌

疳积丁奚哺露时，腹膨脐突面黄赢，吐虫泻臭头开解，鹤膝伶仃总莫医。

44. 肿胀门总括歌

小儿肿胀脾家湿，脏腑气虚即成极，或因停积于胃中，或因疟痢虚而得。
疳气痞块或血虚，饮食饥饱皆为积，医人审察盛与衰，分气补虚不可失。
有积当与渐消之，固本正标方是的。阴囊无缝掌无纹，脐突如李面唇黑，
唇焦口燥脉不来，有药莫投徒用力。

45. 自汗盗汗大汗证歌

小儿盗汗不须医，额汗至胸亦阳虚，更有胸下当脐汗，此汗皆因脾胃虚。
伤寒疟疾皆将愈，汗分四证分明起，蒸蒸振汗不战栗，若还战栗汗兼耳。

46. 腹痛证歌

腹痛多缘乳食积，邪气正气相交击，挟寒挟热亦其因，面赤而热为证的。
面青肢冷是因寒，清热温凉积消息。

47. 蛔虫痛歌

小儿腹痛是虫攻，食多肥甘故长虫，口涎吐沫兼清水，唇鼻人中黑气冲。

48. 夜啼客忤惊歌

夜啼脏冷使之然，腹痛多啼作熬煎，心经烦热小便赤，脸红舌白热之根。

客忤却缘神气嫩，外邪异物忤其前，惊啼口吐青黄沫，瘛疭如痫喘息牵。

49. 蒸变证歌

小儿脏腑未全成，长养之时作变蒸，变则气升蒸则热，八蒸十变蒸成人。

50. 囟陷证歌

小儿囟陷因何致？热渴引饮成泻痢，积久因而气血虚，髓不能充有若是。

51. 囟填证歌

囟填之证囟门高，饥饱无常乳不调，或寒或热乘脾胃，脏腑不和自汗浇，

气则上充填满起，信肿如椎短发毛。

52. 赤游风证歌

赤瘤丹毒从何起？只因热毒客腠理，气血相搏发皮肤，缘母过食煎炒取，

烘衣未冷与之穿，赤肿游行至遍体。

53. 语迟证歌

小儿长大不能言，在母胎中惊怖然，邪气乘心舌无力，故令迟语受熬煎。

54. 滞颐证歌

只为脾窍液津分，涎流出口滞于颐，只为脾虚无约制，温脾温胃世间稀。

55. 癞头疮证歌

小儿生出癞头疮，满头邋遢出浓浆，父母胎前恣情欲，致儿生下变灾殃。

56. 重舌木舌弄舌

心窍出舌而主血，脾之经络出于舌，二经有热舌重生，

弄舌单主脾家热，木舌肿如猪舌同，心脾积热无差迭。

57. 鹅口口疮重腭歌

白屑满口如鹅口，热盛心脾发口疮，胎毒熏蒸之所致，上腭悬痈著承浆，

此名重腭因脾热，急宜刺破免生灾。

58. 龟胸龟背歌

肺经受热致龟胸，胸上高如龟脊同，胀满攻于胸膈上，母食辛温热乳冲，

客风入脊成龟背，龟尿点脊有神功。

59. 行迟大法歌

小儿五百日当行，蒸变十周骨始全，二三五岁尤难走，肝肾虚而骨不坚，

肾不扶肝筋力弱，五茄虎骨走天边。

60. 脱肛证歌

肺气虚时脱出肛，小儿此证不须慌，泻痢久而气下坠，涩肠文蛤好推详。

（三）《小儿推拿直录》

61. 揉儿心前诀

小儿心跳是着嚇，热而不跳伤风说。凉而目翻是水惊，此是入门探候诀。

（四）《小儿推拿秘诀》

62. 看面定诀

面黄多食积，青色有惊风，白色多成痫，伤风面颊红，渴来唇带赤，热甚眼朦胧，痢疾眉头皱，不皱是伤风。秘诀传千古，观察定吉凶。

63. 看指定诀歌

五指梢头冷，惊来不可当。若还中指热，必定是伤寒。

中指独自冷，麻痘症相传。男左女右手，分明仔细看。

儿心热跳是着惊，热而不跳伤风说。凉而翻眼是水惊，此是入门探候诀。

64. 看症候断诀

眼上赤脉，下贯瞳仁，囟门肿起，兼及作坑，

目多直视，怒不转睛，鼻孔燥黑，肚大青筋，

指甲黑色。或作鸦声，口张舌出，齿牙啮人，

鱼口气急，啼不出声，蛔虫口出，俱是死症。

65. 看小儿无患歌

孩儿常体貌，情态自殊然。鼻内既无涕，喉中又没涎。

头如青黛染，唇似点朱鲜。脸方花映竹，颊绽水浮莲。

喜引方才笑，非时手不掀。纵哭无多哭，虽眠不久眠。

意同波浪静，性若镜中天。此等俱安吉，何愁疾病缠。

66. 看小儿被惊法歌

囟门八字好非常，筋透三关命必亡[①]。初关乍入易进退，次节相侵尚可防。

筋赤必是因食隔，筋青端被水风伤。筋连大指是阳症，筋若生花主不祥[②]。

筋带悬针主吐泻，筋开关外命难当。鱼口鸦声并气急，犬吠人骇自惊张。

二十四惊推早好，若教迟缓命必亡。病急可将灯火煅，轻时只把手推良。

神仙留下真方法，后学精通第一强。

注：①风关、气关、命关为三关。

②此有祸祟之筋。

（五）《万育仙书》

67. 小儿无患歌

孩儿常体貌，情态自天然。鼻内既无涕，喉中又没涎。

头如青黛染，唇似点朱鲜。脸方花映竹，颊绽水浮莲。

喜引方才笑，非时手不掀。纵哭无多哭，虽眠不久眠。

意同波浪静，性若镜中天。此等俱安吉，何愁病疾缠。

68. 相小儿夭寿歌

身软阳痿头肆破，脐小脐高肉不就。发稀色脆短声啼，遍体青筋俱不寿。

尻肿膑骨若不成，能踞能行能立死。脐深色老性尊持，方是人间长命子。

69. 识病歌

要知虎口气纹脉，倒指看纹分五色。红净为安不用惊，若逢红黑便难宁。

更加红乱青尤甚，取下风痰病立轻。若纹直上到风关，形如米粒势难轻。

红散多因乘怒乱，更加搐搦实难平。如枪冲射惊风至，粒粟短长分数般。

弓反里顺外为逆，顺逆交连病已难。叉头长短犹可救，如此医人仔细看。

小儿两岁号为婴，三岁四岁幼为名。九岁为童十稚子，百病关脉辨其因。

初看掌心中有热，便知身体热相从。肚热身冷伤食定，脚热额热是感风。

额冷脚热惊所得，疮疹发时耳后红。孩儿无事忽大叫，不是惊风是天吊。

痢疾努力眉头皱，不努不皱肠有风。吐虫面白毛焦穗，疳气潮热食不化。

若还有积与速通，壮热实症不妨下。面赤青红与脉弦，肚皮热盛皆实症。

疟腮喉痛尿若汤，屎硬腹胀胁肋满。

四肢浮肿夜啼长，遍体疮痍肚隐痛，此皆下症莫商量。

先望孩儿眼色青，次看背上冷如冰。

阳男搐左无妨事，搐右令人甚可惊。女搐右边犹可治，若逢搐左疾非轻。

歪邪口眼终为害，纵有仙丹也莫平。囟门肿起定为风，此候应知是必凶。

忽隐成坑如盏足，未过七日命须终。鼻门黑燥渴难禁，面黑唇青命莫存。

319

肚大青筋俱恶候，更嫌腹肚有青纹。忽有眉间紫带青，看来立便见风生。

青红碎杂风将起，必见疳症隔气形。乱纹交错紫兼青，急急求医免命倾。

紫盛再加身体热，须知脏腑恶风生。紫少红多六搐惊，紫红相等即疳成。

紫点有形如米粒，伤风夹食证堪详。紫散风传脾脏间，紫青口渴是风痫。

紫隐深沉难治疗，风痰祛散命须还。黑轻可治死还生，红赤浮寒痰积停。

赤青皮受风邪症，青黑脾风作慢惊。两手忽然无脉见，定知冲恶犯神灵。

70. 命门部位歌

中庭与天庭，司空及印堂。额角方广处，有病定存之。

青黑惊风恶，体和滑泽光。不可陷兼损，唇黑最难当。

青甚须忧急，昏暗亦堪伤。此是命门地，医师须较量。

71. 十五死候歌

眼上赤脉，下贯瞳人，囟门肿起，并及作坑，鼻干黑燥，肚大筋青，

目多直视，睹不转睛，指甲黑色，忽作鸦声，虚舌出口，啮齿咬人，

鱼口气急，肺不出声，蛔虫既出，必是死形。用药速救，十无一生。

72. 十五死候歌又歌

胸陷唇干目直视，口中冷气卧如痴。鼻形强直手足软，掌冷头低切莫医。

73. 察面部气色主病

额：心经实热额间赤，额间微赤为虚热。青黑之时寒水乘，惊风腹痛都兼有。

印堂：印堂青色主初惊，黑主客忤白脾虚。青黑若兼主腹痛，夜间啼哭不曾停。

山根：山根青隐隐，惊遭是两重。若斯黑黄甚，外证定何疑。

年寿：年寿微黄为正色，若平更陷夭难禁。忽因痢疾黑色危，黄甚吐泻红躁死。

鼻准：鼻准微黄号曰平，深黄躁黑死难生。赤生实热虚微赤，饮水饮汤两辨之。则身热喜饮水，虚则身凉爱啜汤。

人中：人中短缩吐因痢。

唇：脾经实热色赤燥，唇白之时脾气虚。脾肺两虚赤兼白，色黄食积黑多逆。

承浆：承浆青色食时惊，黄多吐逆痢红形。

两眉：眉青主吉黄霍乱，久病眉红吹证真。

两眼：白睛青色有肝风，若是黄时有积攻。或见黑睛黄色现，伤寒病症此其纵。

风池、气池：风气二池黄吐逆，烦躁啼叫色鲜红。

两颊：更有两颊胚样红，肺家客热此为空。滞颐黄色吐蛔青，一色颐间两自详。

两脸：两脸黄为痰实咽，青色客忤红风热。伤寒赤色红主淋，二色请详分两颊。

金匮：金匮青主三次惊，黑达还口二日亡。青气连目七日死，目青入耳亦如斯。

颏：颏间色赤膀胱热。

两太阳：青脉生于左太阳，须惊一度见推详。赤是伤寒微燥热，黑青知是乳多伤。右畔青纹不必多，有则频惊怎奈何。红赤为风搐眼目，黑青三日见阎罗。

两耳：两耳干燥骨蒸疳，急施药饵命难全。

两风门：红主风热黑主疳，黑入者耳命即断。

74. 诊脉歌

小儿一岁至三岁，有病当于脉里看。浮洪风盛数多惊，虚冷沉迟实有积。

腹痛紧弦牢实秘，虚濡有气更兼惊。脉缓只是不消乳，滑至露湿冷所伤。

弦长客忤分明说，沉细腹中痛切切。痢下宣肠急痛时，浮大之脉归泉路。

（六）《医学研悦·附刻小儿推拿》

75. 风气命三关

虎口有三关，风气命相连，青红惊急病，黄黑水伤残，

紫色生惊搐，青红热在肝，关中存五色，节节见纹斑。

虎口乱纹多，须知气不和，色青惊积聚，下乱泻如何，

青黑慢惊发，入掌内钩多，三关忽过度，此病定沉疴，

风关通九窍，色色是风纹，关中青与白，定是食伤生。

气关从气论，因气便成形，未过中关节，相逢可保生。

命关生死路，青黑定热凶，过了三关节，良医总是空。

指上辨青纹（青脉见），认是四足惊，虎口脉色青，猪犬鸟搐惊，黑色因水扑（黑脉身缘跌扑水中），青赤火人惊（颤扑火），紫色多成泻（紫色主泻痢），黄色雷鼓惊，曲隐风热盛（曲是伤寒而有燥热），弯弓食上蒸，但看叉指处，方可辨真形。

76. 看指定诀

五指梢头冷，惊来不可当，若还中指热，必定是伤寒，

中指独自冷，麻痘症相传，男左女右手，分明仔细看。

儿心热跳是着惊，热而不跳伤风说，凉而翻眼是水惊，此是入门探候诀。

77. 形色部位歌

左颧属肝右颧肺，额主心兮鼻主脾，肾见承浆分五脏，更兼五色识真机。

面青肝病，面赤心病，面黄脾病，面白肺病，面黑肾病。

红赤心蓄热，黄青肝积攻，青而黑黯色，吐泻与惊风。

小儿天中青，果食所伤因，黄色天中现，定是乳积成，

龙角青筋起，知是畜类惊，或是虎角黑，水扑是其形，

眉间紫赤黑，急救莫沉吟。

78. 形色部位又歌

唇红面赤是伤寒，脸青唇青是惊风，唇青面白为疟疾，面黄如土有食癥。

额印堂、山根：额红火热燥，青色有肝风，印堂青色见，人惊火则红，山根青隐隐，惊遭两三重，若还斯处赤，泻燥自然通。

年寿：年寿微黄为正色，若平更陷天难禁，忽因痢疾黑危候，霍乱吐泻黄色深。

鼻准、人中：鼻准微黄赤白平，深黄燥黑死难生，人中短缩吐因痢，唇反蛔虫黑候惊。

正口：正口常红号曰平，燥干脾热积黄生，白主失血黑绕口，青黑惊风尽死形。

承浆、两眉：承浆青色食时惊，黄多吐逆痢黄形，烦躁夜啼青色吉，久病眉红死症真。

两眼：白眼青色有肝风，若是黄时有积攻，或见黑睛睑胞黑，伤寒之症此为踪。

风池、气池、两颐：风气二池黄吐逆，烦躁啼叫气鲜红，更有两颐胚样赤，肺家客热此非空。

两太阳：太阳青色惊方始，红色赤淋萌孽起，要知死症是如何，青色从兹贯两耳。

天中、天庭、司空、印堂：天中与天庭，司空及印堂，额角方广处，有病定有亡，青黑惊风恶，体和滑泽光，不可陷兼损，纯黑病难当，青则甚忧急，昏黯亦堪伤，此是命门地，推拿细较量。

目：两眼目多闭，神昏被热迷，睛黄脾有积，后必发疮痍。

眉、脸、唇、眼：泄泻眉多皱，惊风脸带红，渴来唇有赤，热甚眼朦胧。

唇：唇青脾胃怯，肠冷痛非常，胃热多嫌乳，怕寒面色黄。

舌：舌白焦燥黑，黄病热不胜，小便赤兼沥，头热是变蒸。

79. 小儿被惊

囟门八字好非常，筋度三关命必亡，初关乍入病易退，次节相侵亦可防，
筋赤必是因食膈，筋青端是水风伤，筋连大指是阳症，筋若生花定不祥，
筋带悬针主吐泻，筋开关外命难当，四肢瘫软腹膨胀，吐泄皆因乳食伤，
鱼口哑声并气急，犬吠人骇自惊张，二十四筋推早好，若教迟缓命遭亡。

（七）《推拿秘旨》

80. 小儿有疾歌

小儿有病号天吊，唤作惊风难治疗，一面啼来哭一面，吐逆增寒心腹胀，
忽吐忽泻不能安，急者须臾眼翻上，更有长眠睡不醒，哭起啼来无语笑，
不问男女审看之，愚人唤作为天吊。

81. 看孩儿筋色辨痘歌

两耳红筋痘必轻，紫筋两耳重沉沉，往来用药相攻解，十个难求三五生。

82. 看心前歌

儿心惊跳是受骇，热而不跳伤风说，凉而目翻是水泻。此是入门探症诀。

83. 十不治候

眼上赤脉，下贯瞳仁，囟门肿起，兼或作坑，

鼻干黑燥，肚大筋青，目多直视，睹不转睛，

指甲黑色，忽作鸦声，重舌出口，啮齿咬牙，

鱼口气急，啼不出声，蛔虫口出，必犯死形，

任君救治，十无一生。

84. 论惊搐主病歌

左右红生似线长，定是伤风发惊搐。右有双纹病在藏，食伤惊积一齐生，
指头一似三纹样，肺热生痰夜作啼，有青有黑伤寒症，先吐后泻发搐惊，
指上有纹存五色，定是伤风发搐惊，指纹黑色红筋起，亦是人惊吓伤心。
紫是统因风症候，黄色作是大雷惊，红白伤寒水惊吓。

（八）《小儿推拿广意》

85. 面上诸穴歌

心属火兮居额上，肝主左颊肺右向，肾水在下颏所司，脾唇上下准头相；
肝青心赤肺病白，肾黑脾黄不须惑，参之元气实与虚，补泻分明称神术；
额上青纹因受惊，忽然灰白命逡巡，何如早早求灵药，莫使根源渐渐深；
印堂青色受人惊，红白皆缘水火侵，若要安然无疾病，镇惊清热即安宁；
年寿微黄为正色，若平更陷夭难禁，忽然痢疾黑危候，霍乱吐泻黄色深；
鼻头无病要微黄，黄甚长忧入死乡，黑色必当烦躁死，灵丹何必救其殃；
两眉青者斯为吉，霍乱才生黄有余，烦躁夜啼红色见，紫由风热赤还殂；
两眼根源本属肝，黑瞳黄色是伤寒，珠黄痰积红为热，黑白分明仔细看；
太阳青色始方惊，赤主伤寒红主淋，要识小儿疾病笃，青筋直向耳中生；
风气二池黄吐逆，若黄青色定为风，惊啼烦躁红为验，两手如莲客热攻；
两颊赤色心肝热，多哭多啼无休歇，明医见此不须忧，一服清凉便怡悦；
两颧微红虚热生，红赤热甚痰积停，色青脾受风邪症，青黑脾风药不灵；
两腮青色作虫医，黄色须知是滞颐，金匮之纹青若见，遭惊多次不须疑；
承浆黄色食时惊，赤主惊风所感形，吐逆色黄红则痢，要须仔细与推寻。

86. 入门候歌

五指梢头冷，惊来不可当。若逢中指热，必定是伤寒。
中指独是冷，麻痘症相传。男左女右手，分明仔细详。
初起寅关浅，纹侵过卯深。生枝终不治，辰泣命难存。

87. 辨色歌

紫色红伤寒，青惊白色疳。黑纹因中恶，黄色困脾端。

88. 五指冷热歌

入门须辨婴儿性，男左女右分明认。五指若还冷似冰，此是惊风来得盛。

五指心口热似火，夹食伤寒风邪症。食中名指热风寒，食中名冷吐泻定。

中指热兮是伤寒，中指冷兮麻痘认。食指热兮上身烧，食指冷兮上膈闷。

中名热兮夹惊风，中名冷兮伤食症。

89. 审候歌

囟门八字病非常，惊透三关命不长。初关乍入惊微病，次节相侵亦可防。

筋赤热兮因食隔，筋青端被水风伤。筋黑却因风水冷，紫筋兼被有阴阳。

寒热相均兼赤白，红筋定是热宜凉。重病不宜筋见白，筋白寒深可救忙。

筋连大指阴寒症，筋若生花定不祥。筋带悬针主吐泻，筋纹关外命非常。

四肢瘫冷腹膨胀，吐泻多因乳食伤。鱼口鸦声因气急，犬吠人喝受惊狂。

膀胱涝病真难认，天心一点散膀胱。口噫心哕并气吼，指冷昏沉命莫当。

口中气喘并气急，眼翻手掣可推慌。鼻干嘴黑筋见影，牙黄口白眼睛光。

声气改时颜不改，手舞足蹈语癫狂。两手乱抓如鸡爪，目睛不动眼如羊。

疳论上下须凭灸，大抵横纹是痊方。天心穴上分高下，更须心细别阴阳。

如此孩提筋不好，命去南柯大路旁。小儿若犯宜推早，如是延迟命必亡。

病重须凭灯心断，病轻手法亦宜良。神仙留下真方法，后学能遵名姓扬。

90. 脉法歌

小儿六岁须凭脉，一指三关定数息。迟冷数热古今传，浮风沉积当先识。

左手人迎主外邪，右手气口主内疾，外邪风寒暑湿侵，内候乳食痰兼积。

浮紧无汗是伤寒，浮缓伤风有汗液，浮而洪大风热盛，沉而细滑乳食积。

沉紧腹中痛不休，沉弦喉间作喘急，紧促之时疹痘生，紧数之际惊风疾。

虚软慢惊作瘛疭，紧盛风痫发搐掣，软而细者为疳虫，牢而实者必便结。

滑主痰壅食所伤，芤脉必主于失血，虚而有气为之惊，弦急客忤君须识。

大小不匀为恶候，三至为脱二至卒，五至为虚四至损，六至平和曰无疾。

七至八至病犹轻，九至十至病势极，十一二至死无疑，此诀万中无一失。

91. 看额脉

额脉三指热感寒，俱冷吐泻脏不安。

食指若热胸中满，无名热者乳消难。

上热下冷食中指，火惊名中指详看。

（九）《幼科推拿秘书》

92. 闻声察病歌

心主声从肺出，肺绝啼哭无声，多啼肝胆客风惊，气缓神疲搐盛，

音哑邪热侮肺，声清毒火无侵，痛声直来泪不淋，鸦声黄泉有分，

轻声儿气必弱，重浊惟痛与风，狂声高喊热在中，声战寒气已重，

声急连连不绝，多泪必是神惊，声带闷塞痰在心，喘气噎难顺行，

肝病声悲肺促，脾慢心病声雄，小肠声短大不同，大肠声长较纵，

肾病声沉胃速，胆清膀胱声微，重浊沉静疳积亏，聆音病知原委，

伤风必多喷嚏，呵欠倦怠神伤，撮口鸦声气急扬，蹼跌受喝惊张。

93. 脉法歌

小儿六岁须凭脉，一指三关定数息，迟冷数热古今传，浮风沉积当先识，

左手人迎主外邪，右手气口主内疾，外邪风寒暑湿侵，内症乳食痰兼积，

洪紧无汗是伤寒，浮缓伤风有汗液，浮而洪大风热甚，沉而细滑积乳食，

沉紧腹中痛不休，沉弦喉内作喘急，紧促之时疹痘生，紧数之时惊风疾，

虚软慢惊作瘈疭，紧盛风痫发搐掣，软而细者为疳虫，牢而实者必便结，

滑主痰壅食所伤，芤脉必主于失血，

虚而有气为之惊，弦急客忤君须识，大小不匀为恶候，

三至为脱二至卒，五至为虚四至损，六至平和曰无疾，

七至八至病尤轻，九至十至病势急，十一二至死无疑，

凡小儿三岁以上，用一指按寸关尺三部，常以六七至为平脉，

添则为热，减则为寒，浮洪风盛，数则多惊，沉滞为虚，沉实为积。

94. 观面部形色五脏秘旨歌

心经有冷目无光，面赤须言热病当，赤见山根惊四足，疾成虚肿起阴阳，

肝经有冷面微青，有热眉胞赤又临，发际白兮惊便入，食仓黄是积深沉，

脾冷因知面色黄，三阳有白热为殃，青居发际主惊候，唇口皆黄食疾伤，

肺寒面白冷为由，热赤人中及嘴头，青在山根惊要起，热居发际痰为仇，

面黑当知肾脏寒，食仓红是热须看，风门黄色为惊入，两目微沉痰所干。

95. 审音论

要知儿病生与死，总观面色并审音，唇青耳黑儿难救，哭声不响赴阴君。

96. 坏症十五候

眼生赤脉贯瞳人（瞳人属肾、肾有两筋自背脊直至脑门、贯其二睛、心与肾交、水火相济、若水火两绝、赤脉贯矣），向上直瞻不转睛（向上直视不动、肾腑俱绝），手足不收毛发竖（胃主肌肤四肢、胃绝、则毛发竖、手不能收管），囟门肿起又作坑（心主血、心绝、血不上行），天柱骨痿头偃后（心绝不治之症），咬牙出舌语不明（舌乃心之外应、心绝血不流行、虚舌出口或舌短不语），齿或咬人肾脉绝（肾乃骨之主、齿乃骨之余、绝则齿痒、咬牙或咬人、肾绝心亦绝），鼻孔干燥黑来侵（鼻乃肺之外应、燥黑则肺绝），鱼口气粗啼不得（肺为气主，肺绝则气出不返、或气急难啼、鱼口一张一闭），大肠脉绝忽鸦声（忽作鸦声、则大肠绝矣、鸦声、变声不止），两手抱头目无彩（肝藏血、目乃肝之外应、血脉不荫则指甲青黑、及目无光彩、筋缩则两手抱头肝绝），指甲黑色又伤青，喉中拽锯口吐沫（凡有涎出口鼻），风疾闭窍面黑形（五孔干燥、不治之症、是风痰塞关窍、血脉不行、不纳汤药、面色青黑），心寒脉绝令肺胀，饮水直下胃无存（肺胃俱绝、饮水不歇、直下大肠中去、必死之症），痢如死鸭鹅之血（心绝），臭秽血水糟汤临（脏腑俱败），四肢汗出如油出（荣卫俱绝、阴阳杂、津液散于四肢、如黏胶者不治），手生掷摇那得生（心绝），面黑唇缩不盖齿（脾绝），蛔虫口出死形真（脾绝）。

97. 观形察色审病歌

观形察色辨因由，阴弱阳强发硬柔，若是伤寒双足冷，要知有热肚皮求，
鼻冷便知是疹痘，耳凉知是风热投，浑身皆热伤风症，下冷上热食伤仇。

98. 五指歌

五指梢头冷，惊来神不安，若还中指热，必定是伤寒，
中指独自冷，疹痘症相当，男女分左右，医家仔细看。

99. 惊风定生死秘旨歌

急惊父母惶恐，慢惊医家担心，不语口闭眼翻睛，下手便掐威灵，
两手大指齐掐，手嫩隔绢方轻，一声显叫得欢欣，不醒还须法应，
囟陷不跳必死，开而跳者还生，再掐中冲要知音，知痛声音动听，
大溪眼可掐动，肾头掐亦苏醒，两乳穴下探死生，舍此何须又论。

100. 急慢惊风歌

急惊推拿宜泄，痰火一时相攻。自上而下莫从容，攻去痰火有用。
推拿慢惊须补，自下而上相从。一切补泄法皆同，男女关腑异弄。
急惊父母惶恐，慢惊医者担心。不语口闭眼翻睛，下手便掐威灵。

大指两手齐掐，儿嫩隔绢为轻。一声叫醒得懂忻，不醒还须法应。

口鼻业已无气，心窝尚觉微温。人中一烛四肢心，后烛承山有准。

囟陷不跳必死，开而跳者还生。再掐中冲要知音，知痛声音动听。

大溪眼可掐动，肾头掐亦苏醒。两乳穴下探生死，舍此何须又论。

慢因吐泻已久，食积脾伤而成。先止吐泄补脾经，莫使慢惊成症。

脾虚饮食不消，胃冷饮食难进。眼转气虚吐弱甚，慢脾惊候一定。

面上已无气色，痰又满在咽喉。慢惊风症使人愁，补脾清痰速救。

慢惊诸法无救，用艾咪粒为形。百会三壮烛醒醒，久咳又烛乳根。

（十）《幼科铁镜》

101. 看指定诀歌

五指梢头冷，惊来不可当。若还中指热，必定是伤寒。

中指独自冷，麻痘症相传。男左女右手，分明仔细看。

儿心热跳是着吓，热而不跳伤风说，凉而翻眼是水惊，此是入门探候诀。

102. 看症候断诀

眼上赤脉，下贯瞳仁，囟门肿起，兼及作坑，

目多直视，怒不转睛，鼻孔燥黑，肚大青筋，

指甲黑色，或作鸦声，口张舌出，齿牙嚼人，

鱼口气急，啼不出声，蛔虫口出，俱是死症。

（十一）《小儿推拿直录》

103. 进门看生死诀

神仙留下决，切记不可忘。将儿足中指，重折痛无妨。

若云哭不出，生魂入鬼乡。知痛哭声转，虽重尤可商。

急用推拿决，功见一炷香。儿命归阴去，立时又回阳。

此是神仙决，医师细细详。

104. 进门看筋诀

囟门八字甚非常，筋退三关命必亡。初节乍生有进退，次关若见作凶防。

筋赤热时因膈失，筋青端被水风伤。筋连大指是阴证，筋若生花大不详。

肢软腹膨伤乳食，筋来白乳是疳伤。二十四筋推早好，如若推迟命必亡。

105. 入门看色歌

五行皆在面，吉凶看现形。红赤心家热，风生是胆惊。

面黄多积满，唇白生寒侵。伤食紫红色，吐泻年寿青。

颊红惊风至，唇赤烦泻临。痢疾眉头皱，热盛眼昏沉。

浮黄是温疟，青黑腹痛深。承浆黄色见，呕吐即来侵。

人中点黑色，痢疾命难存。眉间赤热盛，须防一梦行。

106. 入门听声歌

五音由肺出，肺绝哭无声。气短喉音濇，多啼心胆惊。

呕吐热不退，腹痛气寒侵。重泻风鱼补，气弱出声轻。

声颤寒相擊，高喊热狂深。音息神惊忤，喘从气不宁。

声噎气不顺，喷涕知风生。咽喉痰作患，声响不能清。

呵欠精神倦，阴阳湿裤行。噎哽风气逆，令儿少安宁。

哭啼声不响，必完见于君。虚寔涊此泻，存亡在耳鸣。

107. 小儿不治歌

白膜遮眼上，红筋贯眼中，牵抽长握手，强直反如弓。

鱼口频舒舌，鸡声咬齿同，困顿身渐瘦，昏沉势最凶。

要哭全不哭，绝哭又无声，黏痰喉中响，惊气腹中鸣。

搐搦胸膛突，头皮似火坑，痢疾脓多聚，伤寒汗不留。

蚘虫吐可虑，黑血泻频忧，久泻精神耗，皮枯渴不休。

风牵天柱倒，冷气喘声浮，囟肿与囟陷，丹毒遍难收。

108. 验左右手冷热歌诀

男左女右手，食指论阴阳。三关风气命，寅卯与良方。

再以中名指，冷热共推祥。食指主头额，中指管胸膛。

名指司下部，见症细息量。一指有冷热，一部有灾殃。

三指有冷热，周身病势张。五指梢头冷，惊来不可当。

若遇中指热，必乜是伤寒。中指独是冷，麻痘症相看。

左手三指热，身感外风寒。右手三指冷，风寒吐泻缠。

热在左中食，上热下冷多。冷在右中食，胸腹彭胀疴。

左中名指热，主冷夹惊呼。右中名指冷，饭乳不消磨。

此是指中诀，医师仔细哦。

109. 三关五色脉纹应病歌

小儿三岁内，虎口脉须参。男女分左右，食指辨三关。

无病纹难认，融和体自安。色明应有患，青惊白是疳。

紫见喂风袭，红热夹伤寒。黑时中恶极，黄积胃脾看。

青黑惊为慢，纹多气不安。

（十二）《小儿推拿辑要》

110. 入门审候歌

观形察色辨因由，阴若阳强发硬柔。若是伤寒双足冷，要知有热肚皮求。

鼻冷便知是疹痘，耳冷应知风热投。浑身皆热伤风症，下冷上热食伤仇。

五指梢头冷，惊来神不安。中指独自冷，麻痘症相关。

若还中指热，必定是伤寒。男左女右手，医家仔细看。

又歌曰

面赤为风热，面青惊可详。心肝形见此，脉症辨温凉。

脾怯黄疳积，虚寒胱白光。若遇面黑气，肾败命须亡。

又歌曰

面黄多积食，青色有惊风。白色多成痫，伤寒两颊红。

渴来唇带赤，热甚眼朦胧。痢疾眉头皱，不皱是伤风。

秘诀传千古，观察定吉凶。

111. 手探凉热定症歌

儿心若热跳，定然是着惊。热而不跳者，虽凉又翻眼，应看是惊风。

112. 看小儿被惊法歌

囟门八字病非常，筋度三关命必忘。初关乍入易进退，次节相侵犹未妨。

赤筋必是因食伤，筋青端是水风伤。筋连大指是阴症，筋若生花主不祥。

筋带悬针必吐泻，筋向关外命难当。鱼口鸦声并气急，犬吠人骇自惊张。

二十四惊推早好，若教迟缓命必亡。病急可将灯火灸，轻时只用手推良。

天仙留下真方法，后学精传第一强。

113. 小儿变蒸歌

三十二日一变，生癸水，肾脏气，属足少阴经。

歌曰：唇中白泡起如珠，蒸变居常自有殊。壮热时来还有退，儿经初度长肌肤。

六十四日二变一蒸，生任水，膀胱腑气，属足太阳经。

歌曰：二蒸睨乳或多嗔，寒热来时嚏喷频。毛发立时生血脉，过期七日有精神。

十六日三变，生丁火，心脏气，属手少阴经。

歌曰：婴儿体热动心神，汗出虚惊又畏人。变蒸有期增骨髓，渐能辗转自反身。

一百二十八日四变二蒸，生丙火，小肠腑气，属手太阳经。

歌曰：四变才过体安康，食乳甘甜觉异常。各食暗增添意志，虽能学坐未能行。

一百六十五日变，生乙木，肝脏气，属足厥阴经。

歌曰：经络通流第五蒸，今时增志日时增。

形神未定多娇态，掌骨生而匍匐行。

一百九十二日六变三蒸，生甲木，胆腑气，属足少阳经。

歌曰：睛昏气倦色更移，或自喜欢或自悲。盖自阴阳当连合，滋荣气血更相宜。

二百二十四日七变，生辛金，肺脏气，属手太阴经。

歌曰：七变憔悴昏儿目，情思恓惶爱多哭。近则五朝三日散，远过七日方平复。

二百五十六日八变四蒸，生庚金，大肠腑气，属手阳明经。

歌曰：四蒸惊苦要嗟煎，变易肌肤气血坚。微利肠鸣更旧态，精神充悦洵堪怜。

二百八十八日九变，生己土，脾脏气，属足太阴经。

歌曰：九变筋骨始能完，气血相攻不肯眠。变过自然生意志，肌肤润泽脸如莲。

三百二十日十变五蒸，生戊土，胃腑气，属足阳明经。

歌曰：十变学语几般声，竚立亭亭又怕惊。扶步堪怜犹未稳，三焦通利气清明。

114. 五脏气脱诀歌

摇头直视心气绝，青共唇胎肝气绝，雨汗大喘肺气绝，

唇缩脐翻脾气绝，目瞑遗尿肾气绝。

（十三）《儿科推拿摘要辨证指南》

115. 关纹辨色歌

紫色红伤寒，青惊白色疳。黑纹因中恶，黄色困脾端。

二、手法类

（一）《按摩经》

1. 手法歌

心经有热作痰迷，天河水过作洪池，肝经有病儿多闷，推动脾土病即除。

脾经有病食不进，推动脾土效必应，肺经受风咳嗽多，即在肺经久按摩。

肾经有病小便涩，推动肾水即救得，小肠有病气来攻，板门横门推可通。

用心记此精宁穴，看来危症快如风。胆经有病口作苦，好将妙法推脾土。

大肠有病泄泻多，脾土大肠久搓摩。膀胱有病作淋疴，肾水八卦运天河。

胃经有病呕逆多，脾土肺经推即和。三焦有病寒热魔，天河过水莫蹉跎。

命门有病元气亏，脾土大肠八卦推，仙师授我真口诀，愿把婴儿寿命培。

五脏六腑受病源，须凭手法推即痊，俱有下数不可乱，肺经病掐肺经边。

心经病掐天河水，泻掐大肠脾土全，呕掐肺经推三关，目昏须掐肾水添。

再有横纹数十次，天河兼之功必完，头痛推取三关穴，再掐横纹天河连。

又将天心揉数次，其功效在片时间，齿痛须揉肾水穴，颊车推之自然安。

鼻塞伤风天心穴，总筋脾土推七百，耳聋多因肾水亏，掐取肾水天河穴。

阳池兼行九百功，后掐耳珠旁下侧。咳嗽频频受风寒，先要汗出沾手边。

次掐肺经横纹内，乾位须要运周环。心经有热运天河，六腑有热推本科。

饮食不进推脾土，小水短少掐肾多。大肠作泻运多移，大肠脾土病即除。

次取天门入虎口，揉脐龟尾七百奇。肚痛多因寒气攻，多推三关运横纹。

脐中可揉数十下，天门虎口法皆同。一去火眼推三关，一百二十数相连。

六腑退之四百下，再推肾水四百完，兼取天河五百遍，终补脾土一百全。

口传笔记推摩诀，付与人间用意参。

2. 要诀

三关出汗行经络，发汗行气此为先，倒推大肠到虎口，止泻止痢断根源。

脾土曲补直为推，饮食不进此为尪，疟痢疲羸并水泻，心胸痞痛也能祛。

掐肺一节与离经，推离往干中间轻，冒风咳嗽并吐逆，此经神效抵千金。

肾水一纹是后溪，推下为补上清之，小便秘涩清之妙，肾虚便补为经奇。

六经专治脾肺热，遍身潮热大便结，人事昏沉总可推，去病浑如汤泼雪。

总经天河水除热，口中热气并拈舌，心经积热火眼攻，推之方知真妙诀。

四横纹和上下气，吼气腹疼皆可止，五经纹动脏腑气，八卦开胸化痰最。

阴阳能除寒与热，二便不通并水泻，人事昏沉痢疾攻，救人要诀须当竭。

天门虎口揉肿肘，生血顺气皆妙手，一摇五指爪节时，有风被吓宜须究。

小心天能生肾水，肾水虚少须用意，板门专治气促攻，膈门发热汗宜通。

一窝风能除肚痛，阳池专一止头疼，精宁穴能治气吼，小肠诸病快如风。

（二）《小儿推拿方脉活婴秘旨全书》

3. 掌上诸穴拿法歌

三关出汗行经络，发汗行气是为先，大肠侧推到虎口，止泻止痢断根源。

脾土曲补直为清，饮食不进此为尪，泄痢羸瘦并水泻，心胸痞满也能开。

掐心经络节与离，推离往乾中要轻，胃风咳嗽并吐逆，此经推效抵千金。

肾水一纹是后溪，推上为补下为清，小便闭塞清之妙，肾经虚便补为奇。

六腑专治脏腑热，遍身潮热大便结，人事昏沉总可推，去病犹如汤泼雪。

总筋天河水除热，口中热气并括舌，心经积热火眼攻，推之即好真秘诀。

四横纹和上下气，吼气肚痛皆可止，五经能通脏腑热，八卦开胸化痰逆。

胸膈痞满最为先，不是知音莫可传，水火能除寒与热，二便不通并水湿。

人事昏沉痢疾攻，疾忙须救要口诀，天门虎口须当竭，肿肘生血顺是妙。

一指五指节与推，惊风被唬要须知，小天心能生肾水，肾水虚少须用意。

板门专治气发攻，扇门发汗热宜通，一窝风能治肚痛，阳池专一治头疼。

二人上马清补肾，威灵卒死可回生，外劳宫治泻用之，拿此又可止头疼。

精灵穴能医吼气，小肠诸气快如风。

4. 掌面推法歌

一掐心经二劳宫，推推三关汗即通，如若不来加二扇，黄蜂入洞助其功。

侧掐大肠推虎口，螺蛳穴用助生功，内伤泄痢兼寒症，肚胀痰吼气可攻。

一掐脾经屈指补，艮震重揉肚胀宜，肌瘦面若带黄色，饮食随时而进之。

肾经一掐二横纹，推上为清下补盈，上马穴清同此看，双龙摆尾助其功。

肺经一掐二为离，离乾二穴重按之，中风咳嗽兼痰积，起死回生便响时。

一掐肾水下一节，便须二掐小横纹，退之六腑凉将至，肚膨闭塞一时宁。

总筋一掐天河水，潮热周身退似水，再加水底捞明月，终夜孩啼即住声。

运行八卦开胸膈，气喘痰多即便轻，板门重揉君记取，即时饮食进安宁。

眼翻即掐小天心，望上须当掐下平，望下即宜将上掐，左边掐右右当明。

运土入水身羸瘦，土衰水盛肚青筋，运水入土膨胀止，水衰土盛眼将睁。

阴阳二穴分轻重，寒热相攻疟疾生，痰热气喘阴重解，无吼无热用阳轻。

运动五经驱脏腑，随时急用四横纹。

（三）《万育仙书》

5. 马郎手掌歌

婴儿发汗有神诀，只在三关用手法。（三关，即寸关尺，从此推至曲池止。）再掐心经与劳宫，大汗立至何愁雪。（心经，系中指梢节，劳宫在掌中心。）不然重掐二扇门，汗出如雨便休歇。（二扇门，在手背中指，根节高骨两边。）若患痢疾并水泻，重掐大肠经一节。（大肠经，在食指根节。）（以上穴俱宜先掐，后久久揉之。）侧推虎口见功夫，再推阴阳分寒热。（虎口，在大指食指之叉，推自食指梢止。）要知婴儿咳嗽多，肺经一节须掐捏。（肺经，在名指梢节，先掐后揉。）再运八卦开胸膈，中间却应轻些些。（四横纹，推之和气。四横纹，在四指根节，以大指往来推之。）五脏六腑气不和，运动五经开其塞。（五经，在五指中节。）饮食不进儿着吓，推动脾土便吃得。（脾土，在大指梢节，从稍推至三关，谓之清。）饮食若进人事瘦，只补脾土功即奏。（将大指屈了，从三关推至大指尖，谓之补。）若是小便赤兼涩，小横纹与肾水节。（小横纹，在小指根节。肾水，在小指梢节。）往上推而谓之清，往下推而谓之补。（即五指表节。）（小指节推至中指根，谓之上。六腑下推至小指曲处，谓之下。）（小儿若被风水吓，掐运两手五指节，即五指表节。）大便闭塞久不通，盖因六腑有积热。横纹肚脐施功用，更掐肾水下一节。（小指根节，即膀胱穴。先掐后揉，大便自通。）口出热气心经热，只用天河水清切。（天河，在三关六腑，□□正□中指。）总筋上掐往上推，万病之中都用得。（往上推者，将中指中节背屈，转从天河上推至曲池。儿大，推至肩井。）若是遍身不退热，外劳宫掐多揉些。（外劳宫，在掌背中心。）不论大热与大潮，更加水里捞明月。（小指根下，上马穴，系膀胱水经，在正中手心内运旋，故曰"水里捞明月"，手法详后。）天门虎口肚肘穴，重掐顺气又生血。（天门，在大指尖侧。肚肘，在手肘外曲转处。）黄蜂入沿治阴症，冷气冷痰俱灵应。（黄蜂穴，在中指根两国，将大指掐而揉之。）阳池穴能治头痛，一窝风治肚痛积。（阳池，在手肘背螺蛳骨右，曲手自有一窝。一窝风，在阳池之上，掌背尽正中，有一虚穴。）威灵可救卒暴亡，精宁穴治打逆呃。（威灵，在小指侧下掌尽处。精宁，在虎口下掌尽处。）男女眼若往下撑，重掐大小天心穴。（小天心，在劳宫下，坎宫上。大天心，在眉心中。）二人上马补肾水，即时主见轻些些。（上马穴，在名指小指根下，对人中。）饮食不思并咳嗽，九转三回有口诀。（手面八卦上运之。）运动八卦分阴阳，离坎乾震有分别。（阳在大指边，阴在小指边。）男左三关推发热，退下六腑冷如铁。（三关，在手肘大指边。六腑，在小指边。）女右六腑退下热，推上三关为凉汔。马郎留下救婴孩，后学殷勤参妙诀。

6. 马郎手掌歌又歌

口中插舌心经热，退下六腑捞明月。更有天河水要清，此是神仙真妙诀。

虚来面白与唇红，气吼加之虚热逢。潮热遍身伤乳食，补脾推肾一般同。

哭声不出清心经，分阴阳兮掐威灵。或然推肺四横擦，此是仙家又一说。

口唇俱白气血虚，妙法千金只补脾。四肢冷弱推三关，更补脾土四横纹。

（四）《小儿推拿广意》

7. 拿法

太阳二穴属阳明，起手拿之定醒神，耳背穴原从肾管，惊风痰吐一齐行。

肩井肺经能发汗，脱肛痔漏总能遵，及至奶旁尤属胃，去风止吐力非轻。

曲池脾经能定搐，有风有积也相应，肚痛太阴脾胃络，肚疼泄泻任拿停。

下部四肢百虫穴，调积手足止诸惊，肩上琵琶肝脏络，本宫壮热又清神。

合谷穴原连虎口，通关开窍解昏沉，鱼肚脚胫抽骨处，醒神止泻少阳经。

莫道膀胱无大助，两般闭结要他清，十二三阴交穴尽，疏通血脉自均匀。

记得急惊从上起，慢惊从下上而行，此是神仙真妙诀，须教配合要知音。

天吊眼唇都向上，琵琶穴上配三阴，先走百虫穴走马，通关之后降痰行。

角弓反张人惊怕，十二惊中急早针，肩井颊车施莫夺，荆汤调水服千金。

此后男人从左刺，女人反此右边针，生死入门何处断，指头中甲掐知音。

此是小儿真妙诀，更于三部看何惊。

8. 又拿法

要他发汗如何说，只在三关用手诀，要掐心经与劳宫，热汗立至何愁些。

不然重掐二扇门，大如霖雨无休歇，右治弥盛并水泻，重掐大肠经一节。

侧推虎口见工夫，再推阴阳分寒热，若问男女咳嗽多，要知肺经多推说。

离宫推起干宫止，中间只许轻轻捏，一运八卦开胸膈，四推横纹和气血。

五脏六腑气来闭，运动五经开其塞，饮食不进人着吓，推展脾土即吃得。

饮食若减人瘦弱，该补脾土何须说，若还小便兼赤白，小横纹与肾水节。

往上而推为之凉，往下而推为之热，小儿如着风水吓，推展五经手指节。

先运八卦后揉之，自然平息风关脉，大便闭塞久不通，皆因六腑多受热。

小横纹上用手工，揉掐肾水下一节，口吐热气心经热，只要天河水清切。

总上掐到往下推，万病之中都用得，若还遍身不退热，外劳宫揉掐多些。

不问大热与大潮，只消水里捞明月，天河虎口肘肘穴，重揉顺气又生血。

黄蜂入洞寒阴症，冷痰冷咳都治得，阳池穴上止头疼，一窝风治肚痛疾。

威灵穴救卒暴死，精宁穴治咳哕逆，男女眼若睁上去，重揉大小天心穴。

二人上马补肾水，管教苏醒在顷刻，饮食不进并咳嗽，九转三回有定穴。

运动八卦分阴阳，离坎乾震有分别，肾水一纹是后溪，推上为补下为泄。

小便闭塞清之妙，肾经虚便补为捷，六腑专治脏腑热，遍身寒热大便结。

人事昏沉总可推，去病浑如汤沃雪，总筋天河水除热，口中热气并弄舌。

心经积热眼赤红，推之即好真口诀，四横纹和上下气，吼气肚痛皆可止。

五经能通脏腑热，八卦开胸化痰逆，胸膈痞满最为先，不是知音莫与诀。

阴阳能除寒与热，二便不通并水泄，人为昏沉痫疾攻，足见神功在顷刻。

板门专治气促攻，小肠诸气快如风，男左三关推发汗，退下六腑冷如铁。

女右六腑推上凉，退下三关谓之热，仙师留下救孩童，后学之人休轻泄。

9. 脏腑歌

心经有热作痴迷，天河水过作洪池，心若有病补上膈，三关离火莫延迟，（退心经热病，掐总筋，以天河水为主，推肾经，退六腑，推脾土，推肺经，运八卦，分阴阳，揉小天心，二人上马，掐五指节。）肝经有病患闭目，推动脾土效最速，脾若热时食不进，再加六腑病除速，（退肝之病，以脾土为主，运八卦坎重，推大肠，运五经，清天河水，飞经走气，凤凰单展翅，按弦走搓摩。）脾经有病食不进，推展脾土效必应，心哕还应胃口凉，略推温热即相称，（退脾土之病，以脾土为主，推三关，运八卦艮宫宜重，推肺经，分阴阳，推四横纹，天门入虎口，揉肺肘。）肾经有病小便涩，推动肾水即清澈，肾脉经传小指尖，根据方推掐无差忒，（退肾经之病，以肾经为主，推三关，退六腑，二人上马，运八卦兑重，分阴阳，运水入土，打马过天河，猿猴摘果，赤凤摇头，天门入虎口，揉肺肘。）胃经有病食不消，脾土大肠八卦调，妙诀神仙传世上，千金手段不须饶，（退胃经之病，以脾土肺经为主，其法与脾经法同，加运八卦艮巽重。）大肠有病泄泻多，可把大肠久按摩，调理阴阳皆顺息，此身何处着沉疴，（退大肠之病，以大肠为主，运土入水，推脾土，运八卦艮干重离轻，揉龟尾，脐，推肺经，推外间使，分阴阳，按弦搓摩。）小肠有病气来攻，横纹板门推可通，用心记取精灵穴，管教却病快如风，（退小肠之病，以横纹板门为主，掐精宁穴，推肺经、推脾土。）命门有病元气亏，脾土大肠八卦推，再推命门何所止，推临干位免灾危，（退命门之病，以脾土大肠八卦为主，推三关，分阴阳，推肺经，运土入水，天门入虎口，揉肘肘，飞经走气。）三焦有病生寒热，天河六腑神仙说，能知气水解炎蒸，分别阴阳真妙诀。（退三焦之病，以天河六腑为主，揉小天心，推脾土，运八卦，运五经，掐五指节，按弦搓摩，天门入虎口，揉肘肘。）

（五）《幼科推拿秘书》

10. 推拿小儿总诀歌

推拿小儿如何说，只在三关用手诀。掐在心经与劳宫，热汗立至何愁雪，
不然重掐二扇门，大汗如雨便休歇。若治痢疾并水泻，重推大肠经一节，
侧推虎口见工夫，再推阴阳分寒热。若问男女咳嗽诀，多推肺经是法则，
八卦离起到乾宫，中间宜手轻些些。凡运八卦开胸膈，四横纹掐和气血，
五脏六腑气候闭，运动五经开其塞。饮食不进儿着吓，推动脾土就吃得。
饮食若进人事瘦，曲指补脾何须歇。直指推之便为清，曲指推之为补诀。
小儿若作风火吓，多推五指指之节。大便闭塞久不通，盖因六腑有积热，
小横肚角要施工，更掐肾水下一节。口出臭气心经热，只要天河水清彻，
上入洪池下入掌，万病之中都去得。若是遍身不退热，外劳宫上多揉些。
不问大热与小炎，更有水底捞明月。天门虎口肐肘诀，重揉顺气又生血。
黄蜂入洞医阴病，冷气冷痰俱治得。阳池穴掐心头痛，一窝风掐肚痛绝。
威灵总心救暴亡，精宁穴治打逆嗳。男女眼若往上翻，重掐小天心一穴。
二人上马补肾经，治得下来就醒些。男左女右三关推，上热退下冷如铁。
寒者温之热者清，虚者补之实者泄。

11. 三关六腑秘旨歌

小儿元气胜三关，推展三关真火然，真火熏蒸来五脏，小儿百脉皆和畅，
元气既足邪气退，热极不退六腑推，若非极热退愈寒，不如不退较为安，
六腑愈寒疾愈盛，水火相交方吉庆。

按：推三关取热，退六腑取凉，犹医家大寒大热之剂，若非大寒大热，必二法交用，取水火相济之义也。

12. 各穴用法总歌

心经一掐外劳宫，三关之上慢从容（从容者、慢缓则周到有力、取汗要法。），汗若不来揉二扇，黄蜂入洞有奇功。

肝经有病人多痹（痹者、昏睡、眼昏沉迷、人事不知以补脾土运八卦为主。），推补脾土病即除，八卦大肠应有用，飞金走气亦相随。

咳嗽痰涎呕吐时（咳者、肺管有风、久咳肺系四垂不收、推肺肾为主，久者不易治。），一经清肺次掐离，离宫推至乾宫止，两头重实中轻虚。（以补脾为主。）

饮食不进补脾土，人事瘦弱可为之，屈为补兮清直泄，妙中之妙有玄机。（以肾水为主。）

小水赤黄亦可清，但推肾水掐横纹，短少之时宜用补，赤热清之得安宁。

大肠有病泄泻多，侧推大肠久按摩，分理阴阳皆顺息，补脾方得远沉疴，

小肠有病气来攻，横纹板门推可通，用心记取精灵穴，管教却病快如风，

命门有病元气亏，脾土大肠八卦为，侧推三关真火足，天门肟肘免灾危，

三焦有病生寒热，天河六腑神仙诀，能知取水解炎蒸，分别阴阳掐指节，

膀胱有病作淋病，补水八卦运天河，胆经有病口作苦，重推脾土莫蹉跎，

肾经有病小便涩，推展肾水即清澈，肾脉经传小指尖，依方推掐无差忒，

胃经有病食不消，脾土大肠八卦调，胃口凉时心作哕，板门温热始为高，

心经有热发迷痴，天河水过作洪池，心若有病补上膈，三关离火莫推迟，

肝经有病患闭目，推动脾土效最速，脾若热时食不进，再加六腑病除速。

13. 手法同异多寡宜忌辨明秘旨歌

小儿周身穴道，推拿左右相同，三关六腑要通融，上下男女变通。（男左手、女右手；男从左手外往里推为补，从里往外推为泄；推女相反，在右手。）

脾土男左为补，女补右转为功，阴阳各别见天工，除此俱该同用。

急惊推拿宜泄，痰火一时相攻，自内而外莫从容，攻去痰火有用。

慢惊推拿须补，自外而内相从，一切补泄法皆同，男女关腑异弄。

法虽一定不易，变通总在人心，本缓标急重与轻，虚实参乎病症。

初生轻指点穴，二三用力方凭，五七十岁推渐深，医家次第神明。

一岁定须二百，二周六百何疑，月家赤子轻为之，寒火多寡再议。

年逾二八长大，推拿费力支持，七日十日病方离，虚诳医家谁治。

禁用三关手法，足热二便难通，渴甚腮赤眼珠红，脉数气喘舌弄。

忌用六腑手法，泄青面㿠白容，脉微呕吐腹膨空，足冷眼青休用。

小儿可下病症，实热面赤眼红，腹膨胁满积难通，浮肿疟腮疼痛。（下者六腑也。）

小便赤黄壮热，气喘食积宜攻，遍身疮疥血淋漓，腹硬肚疼合用。

不可下有数症，囟陷肢冷无神，不时自汗泄频频，气虚干呕难忍。

面白食不消化，虚疾潮热肠鸣，毛焦神困脉微沉，烦燥鼻塞咳甚。

（六）《小儿推拿直录》

14. 大拿歌诀

太阳二穴属阳明。起手拿之是醒神。耳后穴原从肾管。惊风痰吐一徐行。

肩井肺金能出汗。脱肛痔漏亦能医。及至奶旁尤属胃。去风止吐力非轻。

曲池脾经能定搐。有风有热便相应。肚角大肠脾胃经。腹痛泄泻任擎行。

下部四肢百虫穴。调和手足止诸经。肩上琵琶肝脏络。本宫脉热又清神。

合谷穴相连虎口。通闭开窍解昏沉。鱼肚脚控抽骨处。醒神止泄少阴经。

莫道旁光无火助。两关秘结要他清。十二三阴交穴内。疏通气血自均匀。

记得急惊从上取。慢惊必从下面行。此是神仙真妙诀。须教配合要知音。

天吊眼唇都望上。琵琶穴去配三阴。先是百虫穴走马。通闭之后降痰行。

角弓反张人惊怕。十二经中急早针。肩井夹车旋莫夺。荆汤调水服千金。

此法男人从左刺。女人反此从右针。生死入门何处断。指头中甲掐知音。

此是小儿真秘诀。更将三部看何惊。

15. 马郎捷径手法歌诀

若问发汗如何说，只在三关用手诀。一捏心经与劳宫，大汗立至何愁结。

不则又捏二扇门，大如淋雨无休歇。若治痢疾并水泻，重捏大肠经一节。

倒推虎口见工夫，再推阴阳分寒热。若问男女咳嗽诀，须推肺经真妙法。

离上推起至乾宫，中间只宜轻轻捻。一运八卦开胸膈，四推横纹和气血。

五脏六腑气候秘，运动五经开其塞。饮食不进人着吓，推动脾土便吃得。

饮食若进身体瘦，应补脾土何须说。若还小水赤与涩，小横纹与肾水节。

往上推而为之补，往下推而为之泻。若见小儿水风吓，恰要当运五指节。

口出热气心经热，只要天河水清切。总上捏倒往下推，万病之中多用得。

若是遍神不退热，外劳宫上多揉些。不问大热与大炎，只消水里捞明月。

天河虎口肸肘穴，重揉和气又生血。黄蜂入洞医阴症，冷气冷痰多治得。

阳池穴上治头痛，一窝风愈肚痛绝。威宁穴治卒暴死，精灵穴治饱胀疾。

二人上马补肾经，合谷能医眼翻白。饮食不进兼咳嗽，九轻三重有口诀。

推动八卦分阴阳，离乾艮震有分别。男左三关推上热，退下六腑冷如铁。

女右三关退下凉，推上六腑却为热。马郎由下救孩童，后学殷勤休要泄。

（七）《小儿推拿辑要》

16. 三关六腑秘旨歌

小儿元气胜三关，推动三关真火然。真火熏蒸来五脏，小儿百脉皆和畅。

元气既足邪气退，极热不退六腑推。若非极热退愈寒，不如不退较为安。

六腑愈寒疾愈盛，水火相交方吉庆。推三关取热，退六腑取凉。

犹医家大寒大热之剂，若非大寒大热必二法交用，取水火相济。

17. 手法治病诀歌

水底捞月最为凉，清心止热此为强。飞经走气能行气，赤风摇头助气长。

黄蜂入洞最为热，阴症白痢并水泻。发汗不出后用之，顿教孔窍皆通洩。

大肠侧推到虎口，止吐止泻断根源。疟痢羸瘦并水泻，心中痞满也能痊。

掐肺经络节与离，推离往乾中轻虚。胃气咳嗽并吐逆，比筋推掐抵千金。

肾水一纹是后溪，推下为补上清之。小便闭塞清之妙，肾经虚损补为奇。

六腑专治脏腑热，遍身潮热大便结。人事昏迷总可推，去火浑如汤泼雪。

总筋天水皆余热，口中热气并刮舌。心惊积热火眼攻，推之即好真妙诀。

五经运通脏腑塞，八卦开胸化痰噎。胸膈痞满最为先，不是知音莫与洩。

四横纹和上下气，吼气肚痛掐可止。二人上马清补肾，小肠诸病俱能理。

阴阳能除寒与热，二便不通并水泻。诸病此处先动手，带绕天心坎水穴。

人事昏迷痢疾攻，病忙急救要口诀。天门双掐到虎口，肸肘重揉又生血。

一掐五指节与离，有风被嚇你须知。小天心能生肾水，肾水虚少掐莫迟。

板门专治气促攻，扇门发热汗宜通。一窝风能治肚痛，阳池穴上治头痛。

外劳宫能治水泄，拿此又可治头痛。精宁穴能治吼气，威灵猝死可回生。

18. 推拿手法总诀

究其发汗如何说，须在三关用手诀。只掐心经与内劳，发热汗来何愁些。

不然重掐二扇门，大汗如雨无休歇。若治疟痢并水泄，重推大肠经一节。

侧推虎口见工夫，再分阴阳定寒热。若问男女咳嗽诀，多推肺经是法则。

离宫推起乾宫止，中间只许轻虚些。凡推八卦开胸膈，四横纹掐和气血。

五脏六腑气候闭，运动五经开其塞。饮食不进儿作嗽，推动脾土便吃得。

饮食若减人瘦弱，该补脾土何须说。直指推之便为清，曲指推之为补诀。

小儿若作风水嗽，多掐五指之根节。大便闭塞久不通，盖因六腑有积热。

小横肚角要用工，更掐肾水下一节。口出臭气心经热，只要天河水清澈。

上入洪池下入掌，万病之中都去得。若是遍身不退热，外劳宫揉掐多些。

不问大热与小炎，更有水底捞明月。天门虎口𦙄肘穴，重揉顺气又生血。

黄蜂入洞医阴症，冷气冷痰都治得。阳池穴掐止头痛，掐一窝风肚痛绝。

威灵总心救暴亡，精宁穴治打逆咽。男女眼若往上翻，重掐小天心一穴。

二人上马补肾经，管教立刻即醒些。（男左女右）三关推上热，退下六腑冷如铁。

寒者温之热者凉，虚者补之实者泻。仙人留下救儿诀，后学殷勤谨慎些。

三、治疗类

（一）《按摩经》

1. 诸症治法

胎寒：孩儿百日胎寒后，足屈难伸两手拳，口冷腹胀身战栗，昼啼不已夜嗷煎。

胎热：三朝旬外月余儿，目闭泡浮症百推，常作呻吟火燥起，此为胎热定无疑。

脐风：风邪早受入脐时，七日之间验吉凶，若见肚脐口中色，恶声口气是为凶。

脐突：孩儿生下旬余日，脐突先浮非大疾，秽水停中自所因，徐徐用药令消释。

夜啼：夜啼四症惊为一，无泪见灯心热烦，面莹夹青脐下寒，睡中顿哭是神干。

急惊：面红卒中浑身热，唇黑牙关气如绝，目翻搐搦喉有痰，此是急惊容易决。

急惊：急惊之后传如疟，外感风邪为气虚，略表气和脾与胃，然后寒热得消除。

慢惊：阴盛阳虚病已深，吐泻后睡扬撑睛，神昏按缓涎流甚，此症分明是慢惊。

搐症：搐症须分急慢惊，亦由气郁致昏沉，良医亦治宜宽气，气下之时搐自停。

诸风：诸风夹热引皮肤，凝结难为预顿除，颊肿须防喉舌内，要除风热外宜涂。

伤积：头疼身热腹微胀，足冷神昏只爱眠，因食所伤脾气弱，不宜迟缓表为先。

吐泻：脾虚胃弱病源根，食谷水和运化行，清浊邪干成吐泻，久传虚弱便生风。

伤寒：伤寒之候有多般，一概相推便救难，两目见红时喷嚏，气粗身热是伤寒。

伤风：伤风发热头应痛，两颊微红鼻涕多，汗出遍身兼咳嗽，此伤风症易调和。

夹食：鼻涕头疼时吐逆，面红面白变不一，此因夹食又伤寒，发表有功方下积。

夹惊：身微有热生烦躁，睡不安兮神不清，此是伤风感寒症，亦宜先表次宁心。

赤白：小儿之痢细寻推，不独成之积所为，冷热数般虽各异，宽肠调胃在明医。

五痢：痢成五色岂堪闻，日久传来神气昏，头痛肚疼苦为最，便知小儿命难存。

五疳：五疳之脏五般看，治法推详事不难，若见面黄肌肉瘦，齿焦发落即为疳。

走马疳：走马疳似伤寒毒，面色光浮气喘胸，若见牙焦腮有血，马疳如此是真形。

脱肛：肛门脱露久难收，再成风伤是可忧，沉自先传脾胃得，更详冷热易为瘳。

诸疝：诸疝原来各有名，盖因伤热气侵成，始分芍药乌梅散，匀气金铃与五灵。

咳嗽：咳嗽虽然分冷热，连风因肺感风寒，眼浮痰盛喉中响，戏水多因汗未干。

齁䶎：小儿齁䶎为声啼，吃以酸咸又乱之，或自肺风伤水湿，风冷热聚为良医。

腹痛：大凡腹痛初非一，不独癥瘕与痃癖，分条析类症多般，看此语中最详悉。

口疮：心脾胃热蒸于上，舌与牙根肉腐伤，口臭承浆分两处，有疮虽易治四方。

目症：生下余旬目见红，盖因腹受热兼风，凉肝心药最为妙，疝气痘疮宜别攻。

重舌：孩儿受胎诸邪热，热壅三焦作重舌，或成鹅口症堪忧，用药更须针刺裂。

（二）《小儿推拿方脉活婴秘旨全书》

2. 掌背穴治病歌

掌背三节驱风水，靠山剿疟少商同，内外间使兼三穴，一窝风止头疼功。
头疼肚痛外劳宫，潮热孩啼不出声，单掐阳池头痛止，威灵穴掐死还生。
一掐精灵穴便苏，口歪气喘疾皆除，内间外使平吐泻，外揉八卦遍身疏。

3. 二十四惊推法歌

菟丝惊主口括舌，四肢冷软心家热，推上三关二十通，清肾天河五十歇。
运卦分阴亦三十，二十水底捞明月，葱水推之蛤粉擦，手足中心太阳穴。

洗口米泔仍忌乳，顷刻其惊潜咸灭。　马蹄惊主肢向上，四肢乱舞威风吓，
推上三关五十通，三次掐手五指节。　补脾运卦四横纹，各加五十无差迭，
走磨摇头三十遭，天门入虎神仙诀。　姜水推之生冷忌，上马揉之汗不歇。
水泻惊主肚中响，遍身软弱嘴唇白，　眼翻寒热不调匀，推上三关加半百，
补脾运卦五十遭，天门入虎一次诀，　横纹四十斗揉十，大蒜细研重纸隔，
敷脐太久小片时，风乳饮食皆忌得。　鲫鱼惊主吐白沫，肢摇眼白因寒唬，
十三关上好追求，肺经走磨五十歇，　八卦四十横纹二，四次掐手五指节，
上马三遭茶洗口，蛤粉涂顶惊自灭。　乌纱惊主唇肢黑，面有青筋肚作膨，
食后感寒风里唬，三关五十逞奇能。　运卦补脾并补肾，半百还揉二扇门，
分阴二十横四十，二十黄龙入洞增。　麝香推罢忌乳风，虚汗来多补土行。
乌鸦惊大声即死，眼闭口开手足舞，　此是痰多被唬惊，三关二十应无苦，
推肺运卦分阴阳，补肾横纹五十主，　按弦走磨只三次，天心一掐葱姜补，
细茶洗口取微汗，蛤粉涂顶忌乳风。　肚胀惊气喘不宁，青筋裹肚眼翻睛，
此子只缘伤乳食，二十三关即效灵，　大肠阴阳并八卦，补脾补肾半百匀，
天门虎口只三次，五十横文最有情，　二十水底捞明月，葱姜推取汗频频，
捣葱用纸重包裹，敷向胸前忌乳风。　潮热惊多生气喘，口渴昏迷食感寒，
推关六腑各六十，河水阴阳四十完，　八卦横文须半百，三次天门入虎看，
姜葱推汗泔洗口，茱萸灯草脚心安。　一哭一死惊夜啼，四肢掣跳起登时，
有痰伤食仍伤热，八卦三关二十施。　分阴阳清天河水，六腑清凉半百奇，
横文四十推盐水，薄荷煎汤口洗之。　生冷乳时须禁忌，搽胸用蛤更敷脐。
缩纱惊至晚昏沉，人事不知口眼掣，　痰证三关四十推，八卦三十肾二百，
虎口阴阳五十匀，指节一百为真诀，　揉脐一十麝香推，蛤搽手足风忌得，
研茶作饼内间敷，洗口还须汤滚白。　脐惊风主口吐沫，四肢掣跳手拿拳，
眼翻偏视哭不止，三关一十问根源，　运卦清金并补肾，龙戏珠皆五十圆，
指节数番姜水抹，米泔须用洗丹田。　慢惊咬牙眼不开，四肢掣跳脾虚是，
八卦三关五十通，天门指节数番治，　补肾五十十走磨，天心揉之风乳忌。
急惊掐拳四肢掣，口歪惊主感风寒，　一十三关五十腑，补肾推横五十完，
运卦走磨加二十，威灵掐穴汗漫漫，　推时更用葱姜水，洗口灯心忌乳寒。
弯弓惊主肢向后，肚仰上哭不出声，　痰积三关推二十，五十须当把肺清，
入水走磨加数次，一十天门入虎真，　麝香水推荷洗口，百草霜敷治嗾声。

眼睛向上天吊惊，　哭声大叫鼻流清，　清肺推关并运卦，　推横补土又分阴。
各加五十无差别，　走磨二十掐天心，　推用葱姜尤忌乳，　宗因水唬致惊深。
内吊咬牙苦寒战，　掐不知疼食后寒，　推关清肾仍清肺，　补土五十一般般。
天门虎口加二十，　摘果猿猴半百完，　推用麝香甘草洗，　忌风生冷乳兼寒。
胎惊落地或头软，　口噤无声哑子形，　胎毒推关兼补肾，　补土清金半百勤，
横文二十威灵掐，　虎口天门数次灵，　灯火顶头烧一焦，　涌泉一焦便安宁，
葱姜推后应须退，　不退应知是死形。　月家惊撮口拿拳，　眼红不响抹三关，
横文阴阳皆二十，　运卦清金半百玄，　取土入水运数次，　指节数次二人连，
葱姜推后灯心洗，　蛤粉敷两太阳边。　盘肠气喘作膨胀，　人形瘦弱肚筋青，
脏寒运卦推关上，　指节横文补肾经，　补脾五十天心掐，　外劳揉之立便轻，
艾饼敷脐葱水抹，　麝香搽向脚中心。　锁心惊主鼻流血，　四肢冷软火相侵，
推关补肾天河水，　运卦天门五十真，　清肺分阴各二十，　米泔洗口麝香淋，
蛤粉细研搽两额，　还敷手足两中心。　鹰爪掐人眼向上，　哭时寒战眼时光，
肺风被吓仍伤食，　二十三关分阴阳，　清金补土横文等，　各推五十用生姜，
走磨入土皆数次，　取肝灯心洗口汤。　吐逆四肢冷肚响，　吐乳须知胃有寒，
三关阴阳各二十，　清金清肾四横文，　八卦各皆加半百，　数次天门虎口完，
十揉胕肘椒葱汁，　茱萸蛤粉脚心安。　撒手惊主手足掣，　咬牙歪口被风吓，
心热推关二十通，　运卦资脾加半百，　横文指节及天门，　各加数次为准则，
走磨一十葱姜推，　取汗微微惊惝歇，　仍将蛤粉搽手心，　洗口茱萸须记得。
袒手惊主手袒下，　眼黄口面黑紫青，　舌动只因寒水唬，　五十三关把肺清。
补肾横文入虎口，　八卦天河半百经，　入水数次姜推汗，　麝香敷向涌泉真，
洗口细茶忌风乳，　却能起死致安宁。　看地惊主眼看地，　手掐拳时心热真，
八卦横文皆五十，　三关一十掐天心，　虎口板门皆数次，　葱姜洗口用灯心。
肚痛三关推一十，　补脾二十掐窝风，　运卦分阴并补肾，　揉脐入虎口中心，
各加五十掐指节，　胕肘当揉二十工，　艾敷小肚须臾止，　虎口推完忌乳风。
火眼三关把肺清，　五经入土捞明月，　各加二十胕肘十，　清河退腑阴阳穴，
五十横文十戏珠，　两次天河五指节。　气肿天门是本宗，　横文水肿次详阅，
虚肿肚膨用补脾，　此是神仙真妙诀。　黄肿三关并走磨，　补肾皆将二十加，
补土横文皆五十，　精灵一掐服山楂，　推时须用葱姜水，　殷勤脐上麝香搽。
走马疳从关上推，　赤凤阴阳一十归，　清河运卦兼捞月，　各加五十麝香推，

烧过倍子同炉底，等分黄连作一推。头痛一十响三关，清土分阴并运卦，

横文及肾天河水，太阳各安五十下，阳池一掐用葱姜，取汗艾叶敷顶他。

痰疟来时多战盛，不知人事极昏沉，阴阳清肾并脾土，五十麝香水可寻，

走磨横文各二十，桃叶将来敷脚心。邪疟无时早晚间，不调饮食致脾寒，

上马三关归一十，补脾补肾掐横文，五十推之加肘肘，威灵三次劝君看，

阴阳二关须详审，走气天门数次攒。白痢推关兼补脾，各加五十掌揉脐，

阴阳虎口仍揉肘，二十清肠取汗微，葱姜少用揉龟尾，肚痛军姜贴肚皮。

赤痢三关推一十，分阴退腑及天河，横文五十皆相等，揉掌清肠龟尾摩，

半百各加姜水抹，黄连甘草起沉疴。痢兼赤白抹三关，阴阳八卦四横文，

龟尾大肠揉掌心，揉脐五十各相安，葱姜推罢忌生冷，起死回生力不难。

痞痢推关补脾土，五节横文二十连，退腑一百盐揉否，螺蛳艾叶及车前，

细研敷向丹田上，白及将同牛肉煎。热泻推肠退六腑，八卦横文及掌心，

揉脐五十同清肾，姜水推之立便轻。冷泻推关及大肠，运卦分阴补肾乡，

各加五十推姜水，走磨指节并脐旁，掌心数次同龟尾，此是先贤治泻方。

伤寒潮热抹三关，六腑阴阳八卦看，食疟原因人瘦弱，不思饮食后门开，

一十三关兼走磨，补土横文五十回，肘肘一十威灵掐，上马天门数次归。

清肾天河加五十，数次天门入虎钻，五指节当施五次，葱姜推罢立时安。

泄法天河捞明月，数番六腑五指节，螺蛳茎苣贴丹田，大泻大肠真妙诀，

小便不通用蜜葱，作饼敷囊淋自泄，若将捣烂贴丹田，此法能通大便结。

（三）《小儿推拿秘诀》

4.治法捷要歌诀

人间发汗如何说，只在三关用手诀。再掐心经与劳宫，热汗立止何愁雪。

不然重掐二扇门，大汗如雨便休歇。若治痢疾并水污，重推大肠经一节，

侧推虎口见工夫，再推阴阳分寒热。若问男女咳嗽诀，多推肺经是法则，

八卦离起到乾宫，中间适乎轻些些。凡运八卦开胸膈，四横纹掐和气血，

五脏六腑气候闭，运动五经开其塞。饮食不进儿着吓，推动脾土就吃得，

饮食若进人事瘦，曲指补脾何须怯。若还小便兼赤短，小横纹与肾水节。

（即廑云先生清膀胱五十下是也）

往上推去为之清，往下退来为补诀。小儿若着风水吓，多推五指指之节。

大便闭塞久不通，盖因六腑有积热，小横肚角要施工，更掐肾水下一节。

口出臭气心经热，只要天河水清彻，上人洪池下人掌，万病之中多去得。

若是遍身不退热，外劳宫上多探擦，不问大热与大炎，更有水里捞明月。

天门虎口肿肘诀，重揉顺气又生血。黄蜂入洞医阴症，冷气冷痰俱治得。

阳池穴掐止头疼，一窝风掐肚痛绝。威灵总心救暴亡，精宁穴治打逆咽。

男女眼若往上撑，重重多揉小心穴。二人上马补肾经，即时下来就醒豁。

男左三关推发热，退下六腑冷如铁。女右三关退下凉，推上六腑又是热。

（此四句已辨在前男女左右说下，大约男女既分左右手，则三关、六腑亦相同，用者细心更参之，莫误）

病症虚实在眼功，面部详观声与色。寒者温之热者清，虚者补之实者泄。

仙人传下救孩童，后学殷勤当切切。古谓哑科治法难，惟有望闻并问切。

我今校订无差讹，穴道手法细分别。画图字眼用心详，参究其中真实说。

非我多言苦叮咛，总欲精详保婴诀。更述一篇于末简，愿人熟诵为口诀。

诸人留意免哭儿，医士用心有阴德。

（四）《万育仙书》

5. 按摩症候诀

头向上时运八卦，多补脾土痰即化，两眼翻白何时歇，即推三关五指节。

四肢乱舞儿着惊，五指节完再清心，口渴饮热元气虚，大推天河水即除。

肚响气虚分阴阳，再推脾土身自强，不言如哑是痰迷，吐法脾经不等闲。

四肢掣跳遍寒热，分阴阳掐五指节，眼睛不开气血虚，正是医家补肾时。

小儿眼白推肾经，八卦运来即时轻，眼偏左右频番白，二人上马天心穴。

头偏左右是有风，阴阳五指节加工，肚胀气血亦血弱，补脾莫把阴阳错。

青筋环肚属有风，补脾土掐五指同，吐乳之儿胃有寒，阴阳脾土最相干。

饮食瘦弱缘火盛，六腑天河两相应，眼向上时分阴阳，运水入土推肾强。

哭声不止儿号叫，推过心经阴阳妙，鼻流清涕肺经推，到晚昏迷亦可治。

四肢向后推脾土，再按肺经兼摆尾，眼黄有痰清肺经，脾土推来最有灵。

大小便少退六腑，清却肾经儿不苦，口歪不正是风邪，肺经五指两相谐。

咬牙补肾分阴阳，脸青三关推肺良，遍身俱掣因风至，五节补脾展凤翅。

或然儿手扒人苦，快推心经退六腑。儿身寒掣法何便，推过心经阴阳妙。

鼻流清涕肺经推，到晚昏迷亦可治，四肢向后推脾土，再按肺经兼摆尾。

眼黄有痰清肺经，脾土推来最有灵，大小便少退六腑，急按三关揉涌泉。

一声叫处三关诀，合骨天河捞明月。肚痛揉擦一窝风，更有单拿肚角穴。

夜啼心热天河清，干呕妙法掐精宁，鼻流鲜血五心热，六腑天河与明月。

一掣一跳推心经，五节补脾加精宁。两眼看地补脾法，肾水推分四横擦。

急惊吊颈卒中风，拿合骨掐威灵同。

（五）《幼科推拿秘书》

6. 推五脏虚实病源治法歌

心实叫哭兼发热，饮水惊搐唇破裂，天河六腑并阴阳，飞金水底捞明月；

虚则困卧睡不安，补脾便是神仙诀，左转心经与劳宫，再分阴阳三五百。

肝实顿闷并呵欠，目直项急叫多惊，右转心经退六腑，天河明月两相亲；

虚则咬牙迷多欠，补肾三关掐大陵，揉按中指单展翅，再把阴阳着意分。

脾实困睡频频饮，身中有热觉沉疴，推脾推肺退六腑，运水入土并天河；

虚则有伤多吐泻，左转心经热气疴，赤凤摇头并运卦，阴阳外间使宜多。

肺实闷乱兼喘促，或饮不饮或啼哭，泄肺阴阳六腑河，八卦飞金与合骨；

虚则气短喘必多，哽气长出气来速，补脾运卦分阴阳，离轻乾重三百足。

肾主瞳人目畏明，又无光彩少精神，解颅死症头下窜，白精多过黑瞳睛；

面皮㿠白宜推肺，肾脾兼补要均停，重耳中诸揉百次，尿黄清肾却通淋。

7. 咳嗽歌

咳嗽连声风入肺，重则喘急热不退，肺伤于寒咳嗽多，肺经受热声壅滞，

寒宜取汗热宜清，实当泄之虚当补，嗽而不止便成痫，痰盛不已惊风至，

眼眶紫黑必伤损，嗽而有血难调治。（总法宜分阴阳，运八卦）

肺经热清寒补，心经热凉寒补。

（六）《幼科铁镜》

8. 卓溪家传口诀

（前辈相传不效者，删之。两代经验过者，补之。亦有诀传不明者，出己见以阐发之。）

婴儿十指冷如冰，便是惊风体不安。十指梢头热似火，定是夹食又伤寒。（握之恐不真，再以儿手指贴吾面试之，不爽。）

以吾三指按儿额，感受风邪三指热。三指按兮三指冷，内伤饮食风邪入。（以上探病法）

一年之气二十四，开额天门亦此义。自古阴阳数有九，额上分推义无异。天庭逐掐至承浆，（卓溪）以掐代针行血气。（此乃开首推法）

伤寒推法上三关，脏热专推六腑间，（卓溪）六腑推三关应一，三关推十腑应三。推多应少（如只推不应，恐发热则动火，过凉又有滞。）为调燮，血气之中始不偏。

啼哭声从肺里来，无声肺绝实哀哉。（卓溪）若因痰蔽声难出，此在医家用妙裁。

（卓溪）病在膏肓不可攻，我知肺俞穴能通。不愁痰筑无声息，艾灸通神胜化工。

（卓溪）百会由来在顶心，此中一穴管通身。扑前仰后歪斜癎，艾灸三丸抵万金，腹痛难禁还泻血。亦将灸法此中寻。

张口摇头并反折，速将艾灸鬼眼穴。更把脐中壮一艾，却是神仙最妙诀。

（卓溪）肩井穴是大关津，掐此开通血气行，各处推完将此掐，不愁气血不周身。

病在脾家食不进，重揉艮宫妙似圣。再加大指面旋（旋字不可忽略）推。脾若初伤推即应。头疼肚痛外劳宫，揉外劳宫即见功。疼痛医家何处识。

（卓溪）眉头蹙蹙哭声雄。（古人只曰头疼肚痛，非此辨法，何以知之。）

心经热盛作痴迷，天河引水上洪池，掌中水底捞明月，六腑生凉那怕痴。

婴儿脏腑有寒风，试问医人何处攻，揉动外劳将指屈，此曰黄蜂入洞中。

揉掐五指爪节时，有风惊吓必须知，若还人事难苏醒，精威二穴对拿之。

胆经有病口作苦，只将妙法推脾土，（卓溪）口苦医人何处知，合口频频左右扭。（古人只曰口苦。非此辨法。何以知其口苦耶）

大肠侧（侧字不可忽）推到虎口，止泻止痢断根源，（卓溪）不从指面斜推入。任教骨碎与皮穿，揉脐兼要揉龟尾，更用推揉到涌泉。

肾水小指与后溪，推上为清下补之，小便闭赤清之妙，肾虚便少补为宜。（小指正面属肾水）

（卓溪）小儿初诞月中啼，气滞盘肠不用疑，脐轮胸口宜灯火，木香用下勿迟迟。（身不烧热。啼声雄壮。）

有肝风，鼻破生疮肺热攻，（卓溪）祛风却用祛风散，指头泻肺效与同。

鼻准微黄紫庶几，（卓溪）奇红带燥热居脾，大指面将脾土泻，灶土（灶土即灶心焦土。名伏龙肝。）煎汤却亦宜。

太阳发汗来如雨，身弱兼揉太阴止，太阴发汗女儿家，太阳止汗单属女。

眼翻即掐小天心，望上须将下掐平，若是双眸低看地，天心上掐即回睛。

（卓溪）口眼相邀扯右边，肝风动极趁风牵。若还口眼频牵左，定是脾家动却痰。肾水居唇之上下，风来焉不作波澜。双眸原属肝家木，枝动因风理必然。右扯将儿左耳坠，左去扯回右耳边。（将耳垂下扯）

（卓溪）三朝七日眼边黄，便是脐风肝受伤，急将灯火十三点，此是医仙第一方。

（卓溪）效见推拿是病轻，重时莫道药无灵，疗惊定要元宵火，非火何能定得惊。若用推拿须下午。

推拿切莫在清晨，任君能火还能药，烧热常多退五更。叮咛寄语无他意，恐笑先生诀不真。

9. 推拿代药赋

前人忽略推拿，（卓溪）今来一赋。寒热温平，药之四性。推拿揉掐，性与药同。用推即是用药，不明何可乱推。推上三关，代却麻黄肉桂。退下六腑，替来滑石羚羊。水底捞月，便是黄连犀角。天河引水，还同芩柏连翘。大指脾面旋推，味似人参白术；泻之则为灶土石膏。大肠侧推虎口，何殊诃子炮姜；反之则为大黄枳实。涌泉右转不揉，朴硝何异；一推一揉右转，参术无差。食指泻肺，功并桑皮桔梗，旋推止嗽，效争五味冬花。精威拿紧，岂羡牛黄贝母。肺俞重揉，漫夸半夏南星。黄蜂入洞，超出防风羌活。捧耳摇头，远过生地木香。五指节上轮揉，乃祛风之苍术。足拿大敦鞋带，实定掣之钩藤。后溪推上，不减猪苓泽泻。小指补肾，焉差杜仲地黄。涌泉左揉，类夫砂仁藿叶。重揉手背，同乎白芍川芎。脐风灯火十三，恩符再造，定惊元宵十五，不啻仙丹。病知表里虚实，推合重症能生。不谙推拿揉掐，乱用便添一死。代药五十八言，自古无人道及，虽无格致之功，却亦透宗之赋。

10. 分补泄左右详细秘旨歌

补泄分明寒与热，左转补兮右转泄。

男女不同上下推，午前午后须分别。

寒者温之热者凉，虚则补之实者泄。

手足温和顺可言，冷厥四肢凶莫测。

十二经中看病源，穴真去病汤泼雪。

11. 急慢惊风歌

急惊推拿宜泻，痰火一时相攻。自内而外莫从客，攻去痰火有用。

慢惊推拿须补，自外而内相从。一切补泄法皆同，男女关腑异弄。

急风父母慌恐，慢惊医者担心。不语口闭眼翻睛，下手便掐威灵。

两手大指齐掐，手嫩隔绢方经。一声响叫得欢欣，不醒还须法应。

口鼻业已无气，心窝尚觉微温。人中一煜四肢心，后煜承山有准。囟陷不跳必死，开而跳者还生。再掐中冲要知音，知痛声音动听。

太溪眼可掐动，肾头掐亦苏醒。两乳穴下探死生，舍此何须又论。慢因吐泻已久，食积脾伤而成。先止吐泻补脾经，莫使慢惊成症。

脾虚饮食不消，胃冷饮食难进。眼转气虚吐弱甚，慢脾惊候一定。面上已无气色，痰又满在咽喉。慢惊风症使人愁，补脾清痰速救。

慢惊诸法无效，用艾果粒为形。百会三壮煜星星，久咳又煜乳根。

12. 推五脏虚实病源治法歌括

心实叫哭兼发热，饮水惊搐唇破裂。天河六腑并阴阳，飞金水底捞明月。

虚则困卧睡不安，补脾便是神仙诀。左转心惊与劳宫，再分阴阳三五百。

肝实顿闷兼呵欠，目直项急叫多惊。右转心惊推六腑，天河明月两相亲。

虚则咬牙迷多欠，补肾三关掐大陵。揉按中指单展翅，再把阴阳着意分。

脾实困睡频频饮，身上有热绝沉疴。推脾推肺推六腑，运水入土并天河。

虚则有伤多吐泻，左转心经热气呵。赤凤摇头并运卦，阴阳外间史宜多。

肺实闷乱兼喘促，或饮不饮或啼哭。泻肺阴阳六腑河，八卦飞金与合骨。

虚则气短喘必多，哽气长出气来速。补脾运卦分阴阳，离清乾重三百足，

肾主瞳人目畏明，又无光彩少精神。解颅死症头不窜。白睛过多黑瞳睛，

面皮黄白宜推肺。肾脾兼补要均停，重耳中渚揉百次。尿黄清肾却通淋。

（八）《推拿三字经》

13. 推拿三字经

小婴儿，看印堂，五色纹，细心详。色红者，

心肺恙，俱热症，清则良。清何处，心肺当，

退六腑，即去恙。色青者，肝风张，清则补，

自无恙。平肝木，补肾脏。色黑者，风肾寒，

揉二马，清补良，列缺穴，亦相当。色白者，

肺有痰，揉二马，合阴阳，天河水，立愈恙。

色黄者，脾胃伤，若泻肚，推大肠，一穴愈，

来往忙。言五色，兼脾良，曲大指，补脾方，

内推补，外泻详。大便闭，外泻良，泻大肠，

立去恙。兼补脾，愈无恙。若腹疼，窝风良，

数在万，立无恙。流清涕，风感伤，蜂入洞，

鼻孔强。若洗皂，鼻两旁，向下推，和五脏。

女不用，八卦良。若泻痢，推大肠，食指侧，

上节上。来回推，数万良。牙疼者，骨髓伤，

揉二马，补肾水，推二穴，数万良。治伤寒，

拿列缺，出大汗，立无恙。受惊吓，拿此良。

不醒事，亦此方。或感冒，急慢恙，非此穴，

不能良。凡出汗，忌风扬。霍乱病，暑秋伤，

若止吐，清胃良。大指根，震艮连，黄百皮，

真穴详。凡吐者，俱此方。向外推，立愈恙。

倘肚泻，仍大肠。吐并泻，板门良，揉数万，

立愈恙。进饮食，亦称良。瘟疫者，肿脖项，

上午重，六腑当；下午重，二马良，兼六腑，

立消亡。分男女，左右手。男六腑，女三关。

此二穴，俱属凉。男女逆，左右详。脱肛者，

肺虚恙，补脾土，二马良，补肾水，推大肠，

来回推，久去恙。或疹痘，肿脖项，仍照上，午别恙。诸疮肿，明此详。虚喘嗽，二马良，兼清肺，兼脾良。小便闭，清膀胱，补肾水，清小肠。食指侧，推大肠，尤来回，轻重当。

倘生疮，辨阴阳，阴者补，阳清当。紫陷阴，红高阳。虚歉者，先补强。诸疮症，兼清良。疮初起，揉患上，左右旋，立消亡。胸膈闷，八卦详。男女逆，左右手，运八卦，离宫轻。

痰壅喘，横纹上，左右揉，久去恙，治歉症，并痨伤。歉弱者，气血伤，辨此症，在衣裳。人着裕，伊着棉，亦咳嗽，名七伤，补要多，清少良。人穿裕，他穿单，名五痨，肾水伤，分何脏，清补良。在学者，细心详。眼翻者，上下僵，揉二马，捣天心。翻上者，捣下良。

翻下者，捣上强。左捣右，右捣左。阳池穴，头痛良。风头痛，蜂入洞，左旋右，立无恙。天河水，口生疮，遍身热，多推良。中气风，男女逆，右六腑，男用良；左三关，女用强。

独穴疗，数三万，多穴推，约三万，遵此法，无不良。遍身潮，分阴阳，拿列缺，汗出良。五经穴，肚胀良。水入土，不化谷；土入水，肝木旺。小腹寒，外劳宫，左右旋，久揉良。

嘴唇裂，脾火伤，眼泡肿。脾胃恙，清补脾，俱去恙。向内补，向外清。来回推，清补双。天门口，顺气血。五指节，惊吓伤。不计次，揉必良。腹痞积，时摄良。一百日，即无恙。

上有火，下有寒，外劳宫，下寒良。六腑穴，去火良。左三关，去寒恙。右六腑，亦去恙。虚补母，实泻子。曰五行，生克当。生我母，我生子。穴不误，治无恙。古推书，身手足，

执治婴，无老方。皆气血，何两样，数多寡，

轻重当。吾载穴，不相商，老少女，无不当。

遵古推，男女分，俱左手，男女同，余尝试，

并去恙。凡学者，意会方，加减推，身歉壮，

病新久，细思详，推应症，无苦恙。

（九）《推拿指南》

14. 哑口噤口治法歌

哑口落地即无声，心塞气闭胎毒攻，中指内节用指掐，速服延寿丹有灵[1]，

噤风口噤不能啼，胎中热毒入心脾，清心掐心清脾经，少与延寿丹即愈。

注：[1]小儿落地不叫不食将中指掐二三十下即叫即食。

15. 胎惊推拿治病歌

面青搐搦背强硬，口噤身热是胎惊，目直鼠视最难治，精威封拿昆仑中，

手背五节掐即揉，重揉外劳用火攻[1]。

注：[1]以灯火于囟门、眉心、合骨、少商、鞋带、脐心 各一燋，脐轮六燋，
共十五燋即安。

16. 脐风治法歌

三朝七日眼边黄，便是脐风肝受伤，急将灯火十三点，此是医仙第一方。

鼻黄口黄皆可治，舌强唇撮命必亡[1]。

注：[1]脐风初发吸乳必后前稍松，两眼角挨眉心处有黄色宜急治之，治之最
　　　易，黄色到鼻治之仍易，到人中承浆治之稍难。口不撮而微有吹嘘，犹
　　　可治也。至唇口收束锁紧，舌头强直，不必治矣。一见眼角鼻及人中承
　　　浆有黄色，而唇不撮紧者，用儿小指重揉外劳宫推三关出汗，即用灯火
　　　于囟门、眉心、人中、承浆、两手大指少商，各穴一燋，脐轮六燋，未
　　　落带于带口火燃既落于落处一燋，共十三燋，风便止，而黄即退矣。

17. 马牙治法歌

　小儿月内打喷嚏，心火上攻马牙生，遍口牙齿皆白色，针刺青布湛水灵，

　洗后即用金墨搽，延寿丹服不复生。

18. 鹅口推法歌

　口内白膜鹅口疮，胎毒攻心实难当，乳食不进声不出，分运清心明月强，

再服延寿丹少许，乳食即进声即彰。

19. 重舌木舌推法歌

重舌木舌卷缩长，肿满风热乳食妨，心肝脾经实热病，四肢壮热又生疮，

分运天河捞明月，清心清脾清肝脏。

20. 胎寒推法歌

昏迷不乳是胎寒，通面皆青如靛染，重揉外劳与板门，补脾二扇推三关，

附子理中汤宜用，砂仁藿香加之安。

21. 胎热推法歌

小儿生下胎受热，面红目赤大便结，多啼不乳口气篡，小便淋漓或见血，

分运天河推五经，清肠六腑捞明月，药用宣利使气通，大连翘饮不虚设。

22. 胎毒发丹推法歌

丹发头面四肢上，赤色游走不定方，分运天河捞明月，四横五经六腑当，

先用天保采薇汤，次服连翘饮最良。

23. 胎黄推治法歌

面目通身黄似金，壮热便秘胎毒熏，分运八五揉艮震，四横利水补脾神，

推毕之后再用药，地黄汤中加茵陈。

24. 急惊风认症并推拿法歌

急惊必是手足拳，四肢掣跳口眼偏，面青发厥猝欲死，口撮吐沫咬牙关，

安神先掐威灵穴，掐心中冲四横间，阴阳八卦五经运，捞月清河摘果参，

清心清肺走搓摩，手背五节掐风痰，总筋用手宜拿紧，再拿大敦与仆参，

前扑委中承山掐，后仰解溪与鬼眼，推毕方用田螺蛳，拨开三厘冰片填，

放入化水匙入脐，虽死亦许阳世还。

25. 慢惊风认症并推拿法歌

慢惊眼翻四肢软，不吃乳食拽气短，露睛昏睡如漂死，手足厥冷喉内痰。

内伤已久胃渐脱，宜补脾土为主管，分（阴阳）运（八卦）补肺推大肠，赤凤摇头推三关，掐小天心一窝风，重揉外劳不可减，汤用理中加附子，先投四味丁香丸，若能依此为施治，起死回生有何难。

26. 实热推法歌

实热头昏面颊赤，口热小便红涩滞。大便闭结宜用下，泻去脏腑火即是。

阴阳八卦清大肠，清肾上马捞月续。要以退六腑为主，信是推拿真妙事。

27. 虚热推法歌

虚热病后血气软，四肢瘦弱时发热，二便清利面舌白，宜补其虚调气血，

分运八五推三关，天门入虎肘肘穴，飞金走气捞明月，其热自退无差别。

28. 潮热往来推法歌

依时而发依时退，热发于外如潮水，伏热大便黄气臭，宿寒便白酸臭哕，

分（阴阳）运（八卦）入水捞明月，宿寒再把三关推，

气血壅盛气又促，天门虎口肘肘为。

29. 惊热推法歌

身发微热出自汗，梦寐虚惊心躁烦，颠叫恍惚气不顺，清心清肺分（阴阳）

运（八卦）先，天河水底捞明月，二人上马不须减，后言分运者仿此。

30. 五疳热推法歌

疳热积滞因过餐，脾脏不清成五疳，发热骨蒸出盗汗，脾家病去除脏安，

阴阳八卦推大肠，运土入水脾中脘，捞月虎口揉肘肘，多退六腑少三关，

还有一法不可减，掐罢总筋揉涌泉。

31. 壮热推法歌

一向不止卧不安，大便黄臭发惊烦，阴阳八卦捞明月，清肾清肠五经连，

清河天门入虎口，退腑逐服延寿丹。

32. 烦热推法歌

气血两盛烦热症，表里俱热不安宁，阴阳八卦五经运，四横六腑心经清，

清肺天河捞明月，涌泉揉之烦热定。

33. 积热推法歌

积热面黄眼胞肿，足冷上热肚腹疼，呕吐恶心恶食气，分运大肠运五经，

清心入水捞明月，退腑天虎走气灵（上热者从头至肚愈甚）。

34. 风热推法歌

汗出身热口亦热，不时烦叫二便结，阴阳八卦掐心经，清肺清河上马诀，

四肢掣跳龙戏珠，运水入土捞明月，便结用双龙摆尾，退腑延寿丹可截。

35. 表热推法歌

喜人怀抱畏风寒，感邪不欲露头面，面恦不渴热在表，三关入洞掐二扇。

36. 里热推法歌

恶人怀抱欲饮水，扬手掷足揭衣被，大便闭结小便赤，吃乳不休热在里，

阴阳八卦捞明月，涌泉揉脐及鸠尾。

37. 血热推法歌

辰巳时发夜则凉，非虚非疳血热狂，阴阳八卦五经运，清肾上马捞月强，

涌泉䐜肘皆宜揉，少推三关多腑当。

38. 湿热推法歌

白眼黄红为湿热，面暗唇晦或水泻，阴阳八卦推大肠，清河补土捞明月，

方用苍术与白术，苓半陈皮甘草节。

39. 内热外寒推法歌

内热外寒口气热，昏迷无知掐肾节，捞月打马过天河，揉上天心火自灭。

40. 内寒外热推法歌

内寒外热假热病，面㤵气冷二便清，推上三关掐阳池，附子理中汤对症。

41. 骨蒸热推法歌

过食煎炒生冷硬，耗散津液成骨蒸，阴阳八卦清天河，四横捞月运五经，

运水入土再用药，延寿丹服晨效灵。

42. 心经实热推法歌

面红狂躁舌红紫，口气簇簇小便赤，啼哭泪多口狂言，睡中牙如磋锯齿，

阴阳八卦清心经，捞月退腑天河使，药用犀角解毒汤，连翘木通生地赤

（芍）。

43. 心经虚热推法歌

面白舌淡口气微，小便清利发惊悸，左转心经推三关，赤凤摇头重补脾。

44. 肝经实热推法歌

面青目勇或多怒，两手寻衣又捻物，发惊转筋分阴阳，清河捞月退六腑。

45. 肝经虚热推法歌

肝虚咬牙好食酸，手足不仁目不明，瘰疬血燥爪甲枯，五心虚热又多惊，

阴阳凤凰单展翅，补肾三关掐大陵。

46. 脾经实热推法歌

鼻必红燥唇红紫，眼皮红肿不欲食，精神疲倦四肢肿，口渴气簇大便赤，

阴阳八卦清脾肺，清肠退腑即饮食，药用石膏皂心土，黄芩甘草凉将至。

47. 脾经虚热推法歌

面唇㤭淡多吐泻，口气微弱身微热，赤凤摇头外关史，侧推大肠补脾诀。

48. 肺经实热推法歌

右腮红盛身发热，鼻门干燥大便结，咳嗽不已壅如飞，口渴气篡或便血，
阴阳八卦清天河，飞金走气合骨捏，清肺清肠退六腑，重推去热无休歇。

49. 肺经虚热推法歌

面白气短咳嗽喘，虚劳红痰当补元，阴阳八卦推大肠，重补脾肺立时安。

50. 血虚发热推法歌

唇口白淡面无容，下午至夜烧热重，大便常滞而不出，出则溏泄分运笼，
补脾天门入虎口，重揉肐肘血自生。

51. 诸吐推拿治法歌

热吐夏日红唇面，五心烦躁黄乳片，吐少出多兼呕逆，烦渴溺赤口气炎，
阴阳八卦清肺经，板至横纹补脾间，捞月乾离重揉是，赤凤摇头涌泉按，
冷吐冬天寒入胃，乳片不化恶寒味，吐次虽多出实少，分运三关补脾肺，
犹然板门至横纹，亦要重按在乾离，伤食而吐必酸臭，恶食胃痛潮热候，
分运中脘搓摩走，揉脐龟尾补脾救，虚吐胃弱食不留，阴阳八卦三关揉，
多补脾土五经运，运土入水板横救，霍乱而吐吐不出，手足厥冷脐腹疼，
滚水冷水各一碗，相和饮下即效灵，身热眼烧神疲倦，风嗽吐逆离往乾，
大指推去离乾重，掐肺指节后必添，止吐总诀掐心经，左转重揉外劳宫，
推关补脾四横纹，阴阳八卦乾离重，板门推到大横纹，左揉涌泉清肺经。

52. 诸泻并吐泻推法歌

暴注下迫便赤黄，口气蒸手烦渴张，面红唇燥手足温，阴阳八卦捞月良，
清河退腑清五经，右揉涌泉利小肠，五苓散中加山栀，水煎一服便安康，
伤食不化泻白色，水液澄清如糟粕，手足厥冷面神疲，唇口惨淡舌色白，
阴阳八卦宜少推，以补脾土为主宰，大肠外劳三关推，横纹推至板门格，
宜服附子理中汤，六君子汤亦可代，食积胀满嗳气酸，一痛即泻泻后减，
阴阳八卦揉艮震，侧推大肠搓摩揽，赤凤摇头运五经，补脾退腑推三关，
木香槟榔大腹皮，神曲麦芽白术山（楂），水泻身软白眼唇，因伤乳食补脾神，
三关阴阳推大肠，天门虎口肐肘轮，揉脐龟尾推七节，方用抱龙丸如珍，
麻痘首尾并食积，此丸亦能去病沉，吐泻推法分阴阳，八卦艮震推大肠，

板门推至大横纹，反转板门补脾良，推时须用葱姜水，此是先贤治泻方。

53. 痰喘推法歌

痰喘宜吐老难治，肺虚声短实长迟，

虚补实泻分（阴阳）运（八卦）五（经），四横补脾乾离推，

便赤清（天）河退（六）腑（飞金）走（气），嘴红搓摩脐（肩）井（曲）池，

气喘合阴入总河（天河），又有气吼发热时，

承山天虎肫肘穴，飞金走气赤凤随，

痰盛鼠眼头仰上，掐两乳下一指期（门），

痰迷清心肺外劳，揉精（灵）掐（五指）节天肘施。

四、复式操作法类

（一）《按摩经》

1. 手法治病诀

水底捞月最为良，止热清心此是强，飞经走气能通气，赤凤摇头助气长。

黄蜂出洞最为热，阴症白痢并水泻，发汗不出后用之，顿教孔窍皆通泄。

按弦走搓摩，动气化痰多，二龙戏珠法，温和可用他。

凤凰单展翅，虚浮热能除，猿猴摘果势，化痰能动气。

（二）《万育仙书》

2. 诸名色手法治病诀

水底捞明月最凉，清心止热实为强，飞经走气能行气，

赤凤摇头助气长，黄蜂出洞最为热，阴症白痢水泻良，

按弦走搓摩，动气化痰多，二龙戏珠法，温和可用他，

凤凰单展翅，浮虚热能除，猿猴摘果热，化痰消食多。

（三）《幼科推拿秘书》

3. 手法治病歌

水底明月最为凉，清心止热此为强，飞金走气能行气，赤凤摇头助气良，

黄蜂入洞最为热，阴症白痢并水泻，发汗不出后用之，顿教孔窍皆通泄，

大肠侧推到虎口，止吐止泻断根源，疟痢羸瘦并水泻，心胸痞满也能痊，

掐肺经络节与离，推离往乾中要轻，冒风咳嗽并吐逆，此筋推掐抵千金，

肾水一纹是后溪，推下为补上为清，小便闭塞清之妙，肾经虚损补为能，

六腑专治脏腑热，遍身潮热大便结，人事昏沉总可推，去火浑如汤泼雪，

总筋天水皆除热，口中热气并刮舌，心惊积热火眼攻，推之即好真妙诀，

五经运通脏腑塞，八卦开胸化痰逆，胸膈痞满最为先，不是知音莫与泄，

四横纹和上下气，吼气肚痛掐可止，二人上马清补肾，小肠诸病俱能理，

阴阳能除寒与热，二便不通并水泻，诸病医家先下手，带绕天心坎水诀，

人事昏迷痢疾攻，疾忙急救要口诀，天门双捏到虎口，肘肘重揉又生血，

一掐五指节与离，行风被喝要须知，小天心能生肾水，肾水虚少推莫迟，

板门专治气促攻，扇门发热汗宜通，一窝风能治肚痛，阳池穴上治头疼，

外劳治泻亦可用，拿此又可止头疼，精灵穴能医吼气，威灵促死可回生。

（四）《小儿推拿辑要》

4. 十三手法歌

齐拿天门虎口，重揉肘肘。并作麻木，关节要通活，打马须过天河。黄蜂入洞热汗，水底捞月寒凉，飞经走气化风痰。按弦搓摩，积散，积痰，积食，搓走。二龙戏珠温和，双龙摆尾解结疴，截疟猿猴摘果。欲止小儿痢泻，揉脐并及龟尾。赤凤摇头喘胀，为清噎展翅单飞，拿儿无名指，伸摇尽力用功。左食先掐肩井中，总收久病宜用。永除小儿惯疾，要将百穴全拿。若有一二法少差，未及年余又发。十三手法却病，仙传留救儿童。医者深思神会通，浮气粗心休用。

五、药物治疗类

（一）《小儿推拿方脉活婴秘旨全书》

1. 寒门总括歌

百日胎寒与脏寒，中寒内吊疝同看，停伤食积留中脘，吐泻频啼呢乳干。

小腹痛攻心与胃，虚膨满闷两眉攒，吐涎面白啼声细，寒战唇青手足拳。

吐出不消纯下白，四肢厥逆夜滋煎，如斯已上皆寒证，万勿因循变病端。

汤则理中加减用，或投七服七香丸，若能依此为施治，起死回生是不难。

2. 热门总括歌

小儿生下胎受热，目秘胞浮大便结，湿热熏蒸遍体黄，小便淋漓或见血。

满口或疳或赤游，发喘咽痛重木舌，胎毒疮疡痛莫言，多啼不乳呻吟剧。

诸证皆由壅热为，大连翘饮不虚设，三黄化毒丹可兼，顿命慈母生欢悦。

3. 急惊歌

热甚生风作急惊，卒然目剁有痰鸣，面青脸赤频牵引，实热凉惊与利惊。

金箔镇心羌活散，稀涎更下滚痰轻，搐而不已头多汗，生死还期自晓明。

4. 慢惊歌

过服寒凉大病余，或因吐泻久成之，脾虚胃弱风邪入，眼慢腾腾搐四肢。

面色白青身厥冷，痰涎额汗露睛微，或兼下痢终难治，药用温脾与补脾。

5. 胎惊歌

壮热腮红心不宁，四肢抽掣又疼生，时时呕吐身僵直，半岁不由胎受惊。

又或项间生大块，此名惊风积而成，消痰清热先须理，定魄安神用镇惊。

6. 脾风惊歌

脾风之候面额青，舌短头低又露睛，睡里摇头频吐舌，呕腥口噤咬牙龈。

手足搐而兼冷厥，十中九死没痊平，身冷身温脉沉细，醒脾一服见安宁。

7. 盘肠惊歌

盘肠气痛腰背曲，干啼额汗冷双足，多因生下感风寒，降气沉香为可服。

8. 惊痫证歌

牛马猪羊鸡五痫，须识惊风食与痰，角弓反张目直视，

目瞪吐沫闭牙关，五形五脏须分晓，牛黄丸可取风痰。

9. 伤风门总括歌

伤风贪睡面青黄，呵欠频频热似汤，口吐气来浑似火，鼻流清涕嗽生痰。

法当解表消痰嗽，加减参苏饮正当，便用抱龙兼锭子，霎时云散日回光。

10. 吐泻门总括歌

小儿吐泻何以分，伤食冷热风所因，肚热脚冷不饮食，日晡潮热往来生。

面黄腹痛馊酸吐，泻而不化兼臭腥，急须消导香棱剂，七香丸子效通灵。

冷吐乳片不消化，多吐少出泻痢清，木香豆蔻还须服，五苓汤散服当轻。

夏月暑湿唇脸红，吐少出多泻如筒，心烦口渴小便赤，不须加减多神功。

11. 疟疾证歌

小儿疟疾多因食，邪正交攻寒热逼，

截之太早反不良，初及清脾饮清释，

次进截疟不二饮，神功一服如金石。

12. 痢门总括歌

向因积久多成痢，温热肥甘滞所为，或赤或黄或下白，要分气血属何之。

从前导气汤先用，次后香连养脏施，噤口刮肠当介意，平调脏腑治须知。

13. 伤积总括歌

积因停滞在胸中，乳食虚惊气所钟，腹痛面黄晡作热，尪羸烦渴泻流通。

饮食不化酸腥吐，复以滋煎两目红，急用香棱消积剂，莫教日久积成凶。

14. 脾胃门总括歌

脾属阴兮胃属阳，一身墙壁在中央，土生万物须和畅，一有亏兮杂病干。

或吐或膨时泄泻，或烦或渴不加飧，常吞助胃温脾药，生冷休贪便见安。

15. 解颅总括歌

肾经主髓脑为海，头缝开时肾气亏，面多识色睛多白，长而少笑瘦而羸，

须服地黄丸补肾，柏子三辛救此危。

（二）《小儿推拿辑要》

16. 用汤时宜歌

春夏汤宜薄荷，秋冬宜用木香，咳嗽痰（吼）加葱姜，麝尤通窍为良，加油少许皮润，四六分作留余，试病加减不难知，如此见功易。

按：凡推用葱姜汤多，惟推热症，则用凉水。

六、调护类

（一）《小儿推拿广意》

1. 调护歌

养子须调护，看承莫纵驰。乳多终损胃，食壅即伤脾。

衾厚非为益，衣单正所宜。无风频见日，寒暑顺天时。

（二）《幼科推拿秘书》

2. 保婴赋

人禀天地，全而最灵，原无夭札，善养则存，

始生为幼，三四为小，七龆八龀，九童十稚，

惊痫疳癖，伤食中寒，汤剂为难，推拿较易，

以其手足，联系脏腑，内应外通，察识详备，

男左女右，为主看之，先辨形色，次观虚实，

认定标本，手法祛之，寒热温凉，取效指掌，

四十余穴，有阴有阳，十三手法，至微至妙，

审症欲明，认穴欲确，百治百灵，万不失一。

3. 保生歌

要得小儿安，常带饥与寒，肉多必滞气，生冷定成疳，

胎前防辛热，乳后忌风参，保养常如法，灾病自无干。

主要参考书目

《新刊太乙秘传急救小儿推拿法》

《推拿保幼全书》

《补要袖珍小儿方论·秘传看惊掐筋口授手法论》

《医门秘旨》

《按摩经》

《小儿推拿方脉活婴秘旨全书》

《小儿推拿秘诀》

《万育仙书》

《医学研悦·附刻小儿推拿》

《味义根斋偶钞·推拿秘旨》

《新刻幼科百效全书》

《小儿推拿广意》

《幼科推拿秘书》

《幼科铁镜》

《小儿推拿直录》

《小儿推拿辑要》

《理瀹骈文》

《儿科推拿摘要辨证指南》

《推拿三字经》

《保赤推拿法》

《推拿述略》

《保赤指南车》

《秘传推拿妙诀》

《增图考释推拿法》

《推拿秘法》

《厘正按摩要术》

《推拿指南》